Gabriele Schünke, Dirk Kuhlmann
und Werner Lau

Arbeitsbuch Orthomolekulare Medizin
Bestandteile unserer Nahrung
zur Prophylaxe und in der Therapie

Arbeitsbuch Orthomolekulare Medizin

Bestandteile unserer Nahrung
zur Prophylaxe und in der Therapie

Gabriele Schünke, Dirk Kuhlmann
und Werner Lau

 Hippokrates Verlag Stuttgart

Die Deutsche Bibliothek – CIP-Einheitsaufnahme

Schünke, Gabriele:
Orthomolekulare Medizin : Bestandteile unserer Nahrung zur
Prophylaxe und in der Therapie / Gabriele Schünke, Dirk
Kuhlmann und Werner Lau. – Stuttgart : Hippokrates-Verl.,
1997
   ISBN 3-7773-1237-1
NE: Kuhlmann, Dirk:; Lau, Werner:

Anschrift der Autoren

Dipl.-Biol. Gabriele Schünke	Dr. rer. nat. Dirk Kuhlmann	Apotheker Werner Lau
Holländerey 6	Am See 12	Schubystr. 89 b
24119 Kronshagen	24850 Lürschau	24873 Schleswig
Tel. (0431) 58 27 78	Tel. (0 46 21) 9 59 70	Tel. (0 46 21) 9 61 10
	Fax (0 46 21) 95 97 40	Fax (0 46 21) 2 99 67

Wichtiger Hinweis
Wie jede Wissenschaft ist die Medizin ständigen Entwicklungen unterworfen. Forschung und klinische Erfahrung erweitern unsere Erkenntnisse, insbesondere was Behandlung und medikamentöse Therapie anbelangt. Soweit in diesem Werk eine Dosierung oder eine Applikation erwähnt wird, darf der Leser zwar darauf vertrauen, daß Autoren, Herausgeber und Verlag große Sorgfalt darauf verwandt haben, daß diese Angabe dem Wissensstand bei Fertigstellung des Werkes entspricht. Für Angaben über Dosierungsanweisungen und Applikationsformen kann vom Verlag jedoch keine Gewähr übernommen werden. Jede Dosierung oder Applikation erfolgt auf eigene Gefahr des Benutzers, Autoren und Verlag appellieren an jeden Benutzer, ihm etwa auffallende Ungenauigkeiten dem Verlag mitzuteilen.
Geschützte Warennamen (Warenzeichen) werden nicht besonders kenntlich gemacht. Aus dem Fehlen eines solchen Hinweises kann also nicht geschlossen werden, daß es sich um einen freien Warennamen handele.

ISBN 3-7773-1237-1

© Hippokrates Verlag GmbH, Stuttgart 1997
Jeder Nachdruck, jede Wiedergabe, Vervielfältigung und Verbreitung, auch von Teilen des Werkes oder von Abbildungen, jede Abschrift, auch auf fotomechanischem Wege oder im Magnettonverfahren, in Vortrag, Funk, Fernsehsendung, Telefonübertragung sowie Speicherung in Datenverarbeitungsanlagen, bedarf der ausdrücklichen Genehmigung des Verlages.
Printed in Germany
Satz: Fotosatz Sauter GmbH, 73072 Donzdorf
Druck: W. Kohlhammer Druckerei GmbH + Co., 70329 Stuttgart
Grundschrift: 10 p Times New Roman

Inhalt

A. Allgemeiner Teil: Rezept für gute Gesundheit

1. Definition, Wirkprinzip und Entstehung der orthomolekularen Medizin 3
2. Allgemeines zu den Nährstoffen und einige Beispiele für Wirkmechanismen 5
   - 2.1 Vitamine 5
   - 2.2 Mineralstoffe und Spurenelemente 7
   - 2.3 Aminosäuren 9
   - 2.4 Fettsäuren 10
3. Freie Radikale – Mikronährstoffe als Radikalfänger zum Schutz gegen Arteriosklerose und Krebs? 12
4. Der Einfluß der Ernährung auf das Immunsystem 19
5. Das Problem der modernen Ernährung 21
6. Pflanzenwirkstoffe in Obst und Gemüse 23
7. Methoden zur Bestimmung des Nährstoffstatus 27

B. Spezieller Teil: Nährstoffe und ihre Indikationen

1. Vitamine 31
   - 1.1 Fettlösliche Vitamine 31
     - Vitamin A (Retinol) und β-Carotin 31
     - Vitamin D 33
     - Vitamin E 35
     - Vitamin K 38
   - 1.2 Wasserlösliche Vitamine 40
     - Vitamin C (Ascorbinsäure) 40
     - Vitamin-B-Komplex 43
     - Vitamin B_1 (Thiamin) 44
     - Vitamin B_2 (Riboflavin) 46
     - Vitamin B_3 (Niacin) 48
     - Pantothensäure (Vitamin B_5) ... 51
     - Vitamin B_6 (Pyridoxin) 53
     - Folsäure (Vitamin B_9) 55
     - Vitamin B_{12} (Cobalamin) 58
     - Pangamsäure (Vitamin B_{15}) 61
     - Biotin (Vitamin H) 61
   - 1.3 Vitaminähnliche Wirkstoffe 63
     - α-Liponsäure 63
     - Coenzym Q_{10} (Ubichinon) 64
     - Flavonoide 65
     - Cholin 67
     - Inositol 68
     - p-Aminobenzoesäure (PABA) .. 68
     - Carnitin (Trimethylamino-β-hydroxybuttersäure, Vitamin T) . 69
2. Mineralstoffe 70
   - Calcium 70
   - Magnesium 72
   - Phosphor 74
   - Natrium, Kalium, Chlor 75
   - Schwefel 77
3. Die Spurenelemente 79
   - Chrom 79
   - Eisen 80
   - Fluor 81
   - Germanium 82
   - Jod 83
   - Kobalt 84
   - Kupfer 85
   - Mangan 86
   - Molybdän 87
   - Nickel 88
   - Selen 89
   - Silicium 92
   - Vanadium 93
   - Zink 93
   - Zinn 96
4. Aminosäuren 97
   - 4.1 Essentielle Aminosäuren 97
     - Isoleucin 97
     - Leucin 97
     - Lysin 97
     - Methionin 98
     - Phenylalanin 98
     - Threonin 99
     - Tryptophan 99
     - Valin 99

4.2 Nichtessentielle Aminosäuren
und Derivate 100
    Aginin 100
    Histidin 100
    Cystein, Cystin 100
    Taurin 101
    Glutamin 101

5. **Die essentiellen Fettsäuren** 103
    Linolsäure 103
    α-Linolensäure 103

Lexikon 107

Literatur 125

A.
Allgemeiner Teil: Rezept für gute Gesundheit

1. Definition, Wirkprinzip und Entstehung der orthomolekularen Medizin

Ein neues Naturheilverfahren gewinnt immer mehr an Bedeutung: die orthomolekulare Medizin. Das Prinzip dieser Methode ist so beeindruckend einfach und logisch, daß man sich wundert, warum sie bei uns in Europa erst jetzt stärker an Bedeutung gewinnt, in den USA ist sie bereits seit 1978 als offizielles Heilverfahren anerkannt. Der Begriff »orthomolekular« ist griechisch-lateinischer Herkunft und bedeutet soviel wie »richtige Moleküle«. Der amerikanische Nobelpreisträger Linus Pauling, der seit vielen Jahren als Vitaminforscher bekannt ist, prägte diesen Ausdruck und definierte ihn 1968 in einem Artikel in der Zeitschrift »Science« folgendermaßen: »Orthomolekulare Medizin ist die Erhaltung guter Gesundheit und die Behandlung von Krankheiten durch Veränderung der Konzentration von Substanzen im menschlichen Körper, die normalerweise im Körper vorhanden und für die Gesundheit erforderlich sind.«

Die richtigen Moleküle in der richtigen Menge sind also das Rezept für optimale Gesundheit. Mit diesen Molekülen sind Vitamine, Mineralstoffe, Spurenelemente, Aminosäuren und Fettsäuren gemeint, körpereigene Stoffe also, ohne die die vielen komplizierten Stoffwechselvorgänge in unserem Organismus nicht ablaufen können. Jetzt fragt man sich natürlich, wie man mit diesen Nährstoffen, die ja wesentliche Bestandteile unserer Nahrung darstellen, Krankheiten heilen will. Das Problem ist, daß die Therapien der Schulmedizin so fest etabliert sind, daß man sich gar keine Gedanken darüber macht, ob der Körper bei permanenten Kopfschmerzen wirklich nach dem körperfremden Stoff Acetylsalicylsäure (Aspirin) verlangt. Was hier geschieht ist eine reine Symptombehandlung, die Ursache wird damit nicht behoben. Die orthomolekulare Medizin, die Dr. Bernhard Rimland (1979) etwas zu drastisch der toxikomolekularen (konventionellen) Medizin gegenüberstellt, legt den Schwerpunkt auf die Heilbehandlung mit Nährstoffen. Für diese Art von Arzneimitteln sind keine grausamen Tierversuche nötig, denn sie haben, da sie körpereigene Substanzen darstellen, so gut wie keine schädlichen Nebenwirkungen. Die Verdienste der Schulmedizin sind unbestritten sehr groß. Bei vielen Infektionskrankheiten zum Beispiel ist der Einsatz von Antibiotika unerläßlich, nicht umsonst ist die Lebenserwartung der Menschen so enorm gestiegen. Warum wird das körpereigene Immunsystem aber mit diesen Infektionen nicht fertig? Orthomolekularmediziner gehen davon aus, daß die Ursachen vieler Krankheiten in Nährstoffmängeln oder -ungleichgewichten zu suchen sind. Diese gilt es zu erkennen und durch Gaben entsprechender Nährstoffsupplemente (Nährstoffsupplemente stellen Arzneiformen dar, welche einen Nährstoff oder bestimmte Nährstoffkombinationen enthalten) zu behandeln, bzw. zu heilen.

Die Orthomolekularmedizin ist sicher nicht in jedem Fall eine Alternative zur Schulmedizin, auf jeden Fall kann man sie aber als sinnvolle Ergänzung betrachten.

Die Gründe für ihre Entstehung in den USA und Kanada liegen auf verschiedenen Ebenen. Schon früh erkannten Wissenschaftler, daß die schlechte Lebensmittelqualität in den USA und in anderen sogenannten zivilisierten Ländern sowie in Ländern, in denen schlechte Lebensmittelqualität mit der Zivilisation eingeführt wurde, die Gesundheit schwer schädigt. Massenherstellung von Nahrungsmitteln mit möglichst langer Haltbarkeit ist von der Lebensmitteltechnik auf billigste Art meist am leichtesten zu lösen, wenn große Nährstoffverluste in Kauf genommen und danach bestimmte Stoffe wieder hinzugefügt werden. Dies geschieht in den USA. Heute gehört ein Teil der amerikanischen Bevölkerung zu den qualitativ am schlechtesten ernährten Menschen auf der Erde. Die Folge ist eine rasante Zunahme der Zivilisationskrankheiten, auch bereits in jungen Jahrgängen, deren Behandlung Milliarden verschlingt. Das hat Forschungen nach den Ursachen dieser Krankheiten gefördert, so auch die Entstehung der Nährstoffwissenschaft: An gesunden, gut ernährten Versuchstieren haben Biochemiker künstlich Nährstoffmängel erzeugt und die dadurch entstehenden Krankheitsbilder durch Zugabe der entsprechenden Nährstoffe wieder geheilt. Diese Ergebnisse wurden laufend in Fachzeitschriften veröffentlicht, aber zunächst wenig beachtet. Erst als Ärzte diese Versuche an Menschen durchführten und Erfolge erzielten, wurde das Interesse zunehmend größer. Diesbezügliche Literatur geht bis in die 30er Jahre zurück. In den 40er Jahren war die Referenzliteratur schon sehr umfangreich, und danach nahm sie laufend zu.

1975 gründete Linus Pauling mit einer Gruppe orthomolekular interessierter Ärzte in San Diego die »California Orthomolecular Medical Society«. Bei der Konferenz der »International Academy of Preventive Medicine« in Kansas City, Missouri, wurde schließlich ein Gesetz unterzeichnet, wonach die Krankenversicherungen neben Schulmedizin auch Orthomolekularmedizin-Behandlungen vergüten müssen. Damit waren die Methoden offiziell anerkannt.

Der Schweizer Industrielle Lothar Burgerstein, der sich aus persönlichen Gründen seit mehr als 20 Jahren intensiv mit der Orthomolekularmedizin beschäftigt, hat bereits 1982 das erste deutschsprachige Buch zu diesem Thema auf den Markt gebracht. 1989 waren es in Deutschland trotzdem nicht mehr als ca. 300 Ärzte, die mit diesen Methoden arbeiteten. Inzwischen gibt es ein »Europäisches Institut für Orthomolekulare Wissenschaft« mit Sitz in Düsseldorf unter der Leitung von Diana Evans von Metternich, ein Informationszentrum, das sich zur Aufgabe gemacht hat, interessierten Personen die orthomolekularen Methoden näherzubringen.

2. Allgemeines zu den Nährstoffen und einige Beispiele für Wirkmechanismen

2.1 Vitamine

Vitamine sind für den Stoffwechsel von Mensch und Tier unentbehrliche (essentielle) organische Verbindungen, die vom Organismus nicht oder nur in ungenügendem Maße synthetisiert werden können. Deshalb müssen sie regelmäßig mit der Nahrung oder in Form von Zusätzen aufgenommen werden. In unseren Lebensmitteln sind sie in sehr unterschiedlicher Menge enthalten, und zwar als Vitamine oder als Vorstufe, sogenannte Provitamine, die im Körper in die entsprechenden Vitamine umgewandelt werden. Das bekannteste Beispiel ist das β-Carotin, das auch als Provitamin A bezeichnet wird. Vitamin D_3 dagegen kann in der Haut unter Einwirkung der UV-Strahlen des Sonnenlichts aus dem Provitamin Dehydrocholesterin, einem Stoffwechselzwischenprodukt, synthetisiert werden.

Vitamine spielen weder als Energielieferanten noch als Baumaterial für Körpersubstanzen eine Rolle, sondern erfüllen im Organismus vor allem katalytische oder steuernde Funktionen.

Die Einteilung der Vitamine erfolgt aufgrund ihrer unterschiedlichen Lösungseigenschaften: Zu den fettlöslichen Vitaminen gehören die Vitamine A, D, E und K. Wasserlösliche Vitamine sind Vitamin C (Ascorbinsäure), Vitamin B_1 (Thiamin), Vitamin B_2 (Riboflavin), Vitamin B_3 (Niacin), Pantothensäure (Vitamin B_5), Vitamin B_6 (Pyridoxin), Folsäure (Vitamin B_9), Vitamin B_{12} (Cobalamin), Biotin (Vitamin H, dem B-Komplex zugerechnet) und Pangamsäure (Vitamin B_{15}). Als vitaminähnliche Wirkstoffe werden Alpha-Liponsäure, Coenzym Q_{10}, Flavonoide, Cholin, Inositol, Para-Aminobenzoesäure (PABA) sowie Carnitin (Trimethylamino-β-hydroxybuttersäure, Vitamin T) bezeichnet.

Wasserlösliche Vitamine können im Körper so gut wie gar nicht gespeichert werden. Sie zirkulieren im Blut, sofern sie nicht zu Reaktionen in den Körperzellen gebraucht werden.

Fettlösliche Vitamine sind vorwiegend in fettreichen Nahrungsmitteln enthalten, werden nur bei intakter Fettverdauung und Fettresorption in ausreichender Menge aufgenommen und können im Körper in der Leber und im Fettgewebe gespeichert werden. Aufgrund dieser Eigenschaften wurden die fettlöslichen Vitamine lange mit Vorsicht genossen, weil man Angst vor Schäden durch Überdosierungen hatte. Tatsächlich sind solche Schäden durch Vitamin E gar nicht bekannt, das Vitamin D ist nur als Vitamin D_2 toxisch, das allerdings lange als Supplement verschrieben wurde. Es fördert nicht nur die Mineralisation des Knochengewebes, es entstehen auch gefährliche Calciumablagerungen in lebenswichtigen Organen (z. B. Nephrocalcinose), die in schweren Fällen zum Tode führen können. Das im menschlichen Körper und in den Nahrungsmitteln vorkommende D-Vitamin ist in der Hauptsache das Vitamin D_3 (Cholecalciferol), bzw. seine Vorstufe, das 7-Dehydrocholesterin in der Leber und in der Niere wird das Vitamin dann hydrolysiert zu 1,25-Dihydroxycholecalciferol, der wirkungsstärksten Form von Vitamin D. Heute ist in Nährstoffsupplementen und Vitaminpräparaten ausschließlich das Vitamin D_3 enthalten, das als nichttoxisch bezeichnet werden kann. Bei Vitamin A kündigen sich Überdosierungen durch Kopfschmerzen an, das Provitamin β-Carotin ist dagegen nichttoxisch, darum wird für hohe Dosierungen meistens das Provitamin verwendet.

Chemisch gehören die Vitamine zu verschiedenen Stoffgruppen und werden durch ihre Wirkung definiert. Nach ihren Funktionen lassen sie sich in zwei große Gruppen unterteilen: Die B-Vitamine und Vitamin K katalysieren als Bestandteile von Coenzymen den Metabolismus der Kohlenhydrate, Fette und Proteine, sie sind damit für jede lebende Zelle unentbehrlich, weil sie in grundlegende Vorgänge des intermediären Stoffwechsels eingreifen. Die Vitamine A, D, E und C hingegen sind erst auf einer höheren Differenzierungsstufe nachweisbar, wo die Erhaltung spezifischer Organfunktionen notwendig ist. Diese Vitamine sind hochspezialisierte Wirkstoffe, die an bestimmte Zell- und Organsysteme gekoppelt sind. Sie sind, außer Vitamin A, nicht Bestandteile von Coenzymen. Die Abhängigkeit von diesen Vitaminen findet sich in der Phylogenese erst im Bereich der höheren Wirbellosen, Vitamin D wird sogar nur von Wirbeltieren benötigt.

Folgende schwere Krankheitsbilder sind Vitaminmangel-bedingt: Skorbut (Mangel an Vitamin C), Beriberi (Mangel an Vitamin B_1), Pellagra (Mangel an Vitamin B_3) und Rachitis (Mangel an Vitamin D).

Die »Recommanded Dietary Allowances« (RDA), die wünschenswerten täglichen Dosen der einzelnen Vitamine (festgelegt vom »Food and Nutrition Board« der »National Academy of Sciences« in den USA, 1980) sind Durchschnittswerte, bei deren Aufnahme spezifische Mangelkrankheiten für die entsprechenden Vitamine verhindert werden sollen, die individuellen Unterschiede im Vitaminbedarf (biochemische Individualität) sind dabei nicht berücksichtigt. Für jedes Vitamin sind bestimmte RDA-Mengen festgelegt, nach denen in der Regel die Multivitaminpräparate zusammengesetzt sind. Wie die Untersuchungsergebnisse von Hoffer und Osmond (1960) zeigen – sie behandelten bislang unbehandelbare schizophrene Patienten mit Niacin (Vitamin B_3) in Megadosen, also sehr großen Mengen – eignen sich dieselben Vitamine zur Behandlung ganz anderer Krankheiten, wenn sie in Megadosen verabreicht werden. Die Anwendung hoher Dosen von Vitaminen, die sogenannte Megavitamintherapie ist ein wichtiges Verfahren in der orthomolekularen Medizin, zum Beispiel lassen sich viele Krankheiten mit hohen Vitamin C-Dosen behandeln oder vermeiden (4 – 12 g/Tag statt 75 mg RDA, in extremen Krankheitsfällen bis 200 g). Die Primaten (Menschen, Menschenaffen), Meerschweinchen, Elefanten und einige Vogelarten sind übrigens die einzigen Wirbeltiere, die Vitamin C nicht selbst produzieren können. Vitamin C (Ascorbinsäure) ist an zahlreichen wichtigen biochemischen Reaktionen beteiligt, so zum Beispiel an der Antikörperbildung, und es ist u. a. Bestandteil der Leukozyten. Da Ascorbinsäure auch an der Kollagensynthese beteiligt ist, beschleunigt es die Wundheilung und wird gebraucht, um die Gewebe elastisch zu erhalten. Nicht nur Erkältungen lassen sich mit hohen Vitamin-C-Dosen erfolgreich behandeln (oder sogar verhindern), sondern auch schwere Virusinfektionen, wie Grippe, Masern, Hepatitis, Herpes simplex und Gürtelrose. Auf jeden Fall ist der Krankheitsverlauf nicht so schwerwiegend und die Krankheitsdauer herabgesetzt.

Vitamin C ist, ebenso wie die Vitamine A (β-Carotin) und E, die Spurenelemente Selen, Mangan, Zink, Eisen, Kupfer und Molybdän sowie bestimmte schwefelhaltige Aminosäuren, ein wirksames Antioxidans. Die antioxidativen Vitamine C, E und β-Carotin wirken als sogenannte exogene, nichtenzymatische Radikalfänger. Sie unterstützen so die körpereigenen (endogenen) antioxidativen Enzyme, die auf zellulärer Ebene arbeiten (Glutathion-Peroxidase, Superoxid-Dismutasen, Katalase) und für deren Funktion die Spurenelemente Selen, Mangan, Zink, Eisen und Kupfer unentbehrlich sind (mehr dazu: Kapitel A.3.»Freie Radikale – Mikronährstoffe als Radikalfänger...«). Auf diese Weise werden die Zellen vor freien Radikalen geschützt, denen beispielsweise bei der Entstehung von Krebs eine entscheidende Bedeutung zukommt. Aufgrund der bereits angesprochenen Mangelernährung und aufgrund der in der heutigen Zeit erhöhten Schadstoffzufuhr ist es ratsam, die körpereigenen Radikalfänger durch hochdosierte Einnahme der Vitamine C, E, und β-Carotin zu unterstützen.

Außer zur Prophylaxe eignen sich die Vitamine E und β-Carotin, ebenso wie das Vitamin C, für die Therapie unterschiedlicher Krankheiten. Die Palette der Anwendungsmöglichkeiten des »Augenvitamins« A, bzw. des β-Carotins, ist sehr vielfältig, zum Beispiel bei der Therapie einiger Krebsarten (1 Mio. I.E. = Internationale Einheiten, die RDA liegt bei 5000 I.E.), bei Akne (30 000 – 100 000 I.E., unter Umständen in Kombination mit Zink), bei Magen-Darm-Erkrankungen usw.

Vitamin E wird unter anderem bei der Behandlung von Schwermetallintoxikationen und primären Bindegewebserkrankungen eingesetzt. Bei der Dupuytrenschen Kontraktur (Atrophie des Bindegewebes an der Handinnenfläche) zum Beispiel kann so manche Operation auf diese Weise vermieden werden (Steinberg 1951). Topische Anwendung ist angezeigt zur Vermeidung unregelmäßiger Narben- oder Keloidbildung nach Verbrennungen, Verletzungen und chirurgischen Eingriffen.

Mit B-Vitaminen in Megadosen, entweder einzeln oder als B-Komplex, behandelt der Orthomolekularmediziner spezifische Stoffwechselstörungen, denn als Bestandteile von Coenzymen katalysieren die B-Vitamine wichtige biochemische Reaktionen im intermediären Stoffwechsel. Nach A. Davis (»Let's Eat Right to Keep Fit«, 1971) sollen im allgemeinen die Vitamine des B-Komplexes in dem Verhältnis zueinander genommen werden, wie sie im Körper vorhanden sind. Das sollte bei der Megadosentherapie unter Umständen berücksichtigt werden.

2.2 Mineralstoffe und Spurenelemente

Die meisten Vitamine sind schon länger erforscht, während mit der genaueren Untersuchung der Mineralstoffe und besonders der Spurenelemente erst in den letzten Jahren begonnen wurde. Es sind chemische Elemente, die für lebenswichtige Stoffwechselvorgänge im Organismus unentbehrlich sind und daher ständig zugeführt werden müssen, die aber nicht metabolisiert werden. Der Unterschied zwischen Mineralstoffen und Spurenelementen besteht im mengenmäßigen Vorkommen im Körper. Als Spurenelemente bezeichnet man die Mineralien, deren erforderliche Zufuhr unter 100 mg/Tag liegt. Alle Spurenelemente zusammen (Chrom, Eisen, Fluor, Germanium, Jod, Kobalt, Kupfer, Mangan, Molybdän, Nickel, Selen, Silizium, Vanadium, Zink und Zinn; die Bedeutung einiger anderer, wie z. B. Aluminium, Arsen, Barium, Gold, Rubidium, die im Blut ebenfalls nachweisbar sind, ist noch gar nicht erforscht) wiegen im Körper zusammen nur 8–9 g. Die Mineralstoffe Calcium, Magnesium, Phosphor, Natrium, Kalium, Chlor und Schwefel werden auch Mengenelemente genannt, wobei Calcium mit ca. 1,5 kg (99% im Skelett und 1% in den Körperflüssigkeiten und Geweben) den größten Anteil hat. Im Organismus haben sie keine einheitliche biologische Funktion. Sie dienen dem Aufbau, der Erhaltung und der ständigen Erneuerung von Knochen und Zähnen, sind u. a. an der Aktivierung von Enzymen beteiligt und sie sind verantwortlich für die Erregungsleitung im Nervensystem, für die Muskelfunktion, für eine konstante ionale Zusammensetzung der Körperflüssigkeiten und für die Regulation des Wasserhaushaltes sowie als Elektrolyte für die Aufrechterhaltung eines konstanten osmotischen Druckes und pH-Wertes im Blut und den übrigen Körperflüssigkeiten.

Eisen, das von den Spurenelementen mengenmäßig mit 4–5 g den größten Anteil im Körper hat, ist in erster Linie Bestandteil von Hämo- und Myoglobin, Jod ist beim Aufbau des Schilddrüsenhormons, Fluor bei der Remineralisierung der Zahnoberfläche beteiligt. Die anderen Spurenelemente sind in erster Linie Bestandteile wichtiger Enzyme.

Unsere Versorgung mit Mineralien und Spurenelementen ist abhängig von deren Gehalt im Boden, da sie von dort über die Nahrungskette in unseren Körper gelangen. Durch die Überdüngung der Äcker werden allerdings die schwerer löslichen Elemente aus dem Boden ausgewaschen, da die Mineralien des Kunstdüngers die Bodenfeuchtigkeit an sich binden. Diese Verarmung der Äcker ist unter anderem ein Grund für unsere orthomolekulare Unterernährung. Ein weiterer Grund ist die ungleiche Verteilung der Mineralstoffe und Spurenelemente auf der Erde. Dies gilt besonders für die Spurenelemente, deren Wirksamkeit vielfach erst in den letzten Jahren bekannt geworden ist. Die Bundesrepublik gehört zum Beispiel zu den Regionen, die besonders selenarm sind, ähnliches gilt für Teile Chinas und der ehemaligen UdSSR. Das dort endemisch auftretende »Kashin-Beck-Syndrom«, die spezielle Form einer degenerativen Gelenkerkrankung, die bereits Kinder und Jugendliche befällt, und die Keshan-Krankheit, eine Kardiomyopathie (Erkrankung des Herzmuskels), sind im wesentlichen auf Selenmangel zurückzuführen.

Paracelsus' Satz: »Es ist die Dosis, die das Gift ausmacht« gilt für viele Spurenelemente, so auch für Selen. Es ist eines der giftigsten Elemente auf der Erde. In einigen Regionen der USA starben ganze Herden von Weidevieh, weil sie Gras von Böden gefressen hatten, die zuviel Selen enthielten. Erst in den 50er Jahren wurde langsam klar, daß Selen in winzigen Dosen eine ungeheure Bedeutung für unsere Gesundheit hat. So ist es erwiesen, daß es der Krebsprophylaxe dient, weil es die körperliche Abwehr stärkt, indem es am Aufbau der Glutathion-Peroxidase, einem wichtigen »Radikalfänger«-Enzym in nahezu allen Zellen, beteiligt ist. Bei der Synthese anderer Enzyme vom Typ der Radikalfänger sind übrigens auch Spurenelemente beteiligt: Superoxid-Dismutasen (SOD), die sowohl im intra- als auch im extrazellulären Raum vorkommen, enthalten Kupfer und Zink, SOD in den Mitochondrien enthält Mangan, das Enzym Katalase Eisen.

Auch Zink ist ein Spurenelement von großer orthomolekularer Bedeutung. Es ist Bestandteil von über 200 Enzymen. Durch die Ausmahlung des Getreides zu weißem Mehl gehen bis 78 % Zink verloren (Kobalt 89 %, Mangan 86 %, Magnesium 85 %, Kalium 77 %, Phosphor 71 %, Eisen 76 %, Kupfer 68 %, Calcium 60 %, Molybdän 48 %, Chrom 40 %). Durch Zinksupplementierung werden Fehlgeburten und Mißbildungen vermindert, die toxische Wirkung vieler Umweltgifte wird herabgesetzt, die Wundheilung beschleunigt und das Immunsystem gestärkt, um nur einige Punkte zu nennen. In Kombination mit den Vitaminen A und E und Selen oder nur in Kombination mit Vitamin A ist es ein wirksames Mittel gegen Akne. Zinksalbe wurde bei Hauterkrankungen schon von unseren Großmüttern erfolgreich eingesetzt.

Ein interessantes »neues« Spurenelement ist Germanium, das bislang nur in der Elektronik eine Bedeutung gehabt hat. Der Japaner Dr. Asai weckte in den 50er Jahren mit seiner Entdeckung, daß Germanium in fast allen Nahrungsmitteln, in vielen Heilpflanzen und Heilwässern enthalten ist, das Interesse alternativer Krebstherapeuten, als bekannt wurde, daß auch ein bei der Therapie verwendeter Pilz (Trametes cinnabarina) besonders hohe Germaniumkonzentrationen aufweist. In vielen europäischen Kliniken wird seitdem Germanium bei der Krebsbehandlung eingesetzt, da es die Metastasierungsneigung von Krebszellen herabsetzen kann. Es stimuliert die körpereigene Interferonbildung und aktiviert das Immunsystem. Es bindet Wasserstoffionen im Blut und sorgt durch die Erniedrigung des pH-Wertes dafür, daß das Hämoglobin den Sauerstoff im Gewebe leichter abgibt. Germanium ist in der Lage, Schwermetalle wie Cadmium und Quecksilber schneller aus dem Körper (Fettgewebe) zu eliminieren, und es besitzt einen natürlichen schmerzstillenden Effekt.

2.3 Aminosäuren

Die Aminosäuren sind die Bausteine der Proteine, die am Aufbau aller Gewebe und unentbehrlicher Wirkstoffe (z. B. Enzyme, Hormone) beteiligt sind. Die Unterschiede zwischen den vielen tausend Proteinen liegen darin, daß sie aus verschiedenen Kombinationen der Aminosäuren, 22 an der Zahl, zusammengesetzt sind. Wir nehmen die Aminosäuren in Form von Nahrungsproteinen zu uns, die im Magen-Darm-Trakt in Aminosäuren zerlegt werden, die ihrerseits in den Zellen zu körpereigenen Proteinen synthetisiert werden. Der ständige Wechsel von Anabolismus und Katabolismus erfordert eine regelmäßige Zufuhr von Proteinen. 14 der 22 Aminosäuren kann der Körper selbst aus anderen Aminosäuren, Fetten und Zucker aufbauen, 8 von ihnen sind essentiell, sie müssen mit der Nahrung aufgenommen werden. Um relativ sicher zu sein, daß mit der Nahrung alle essentiellen Aminosäuren aufgenommen werden, wird pro kg Körpergewicht $\frac{1}{2}$ g reines Protein benötigt. Die 8 essentiellen Aminosäuren sind Leucin, Isoleucin, Lysin, Methionin, Phenylalanin, Threonin, Tryptophan und Valin. Sie gewinnen als Heilmittel immer größere Bedeutung. In den USA gibt es sie als Nährstoffsupplemente schon lange in Reformhäusern zu kaufen. Tryptophan ist zum Beispiel bei Einschlafstörungen zu empfehlen, Methionin gilt als natürliches Antihistaminikum, Lysin wirkt bei Herpes-Virusinfektionen, Phenylalanin ist ein natürliches Schmerzmittel, indem es den Abbau von Endorphinen vermindert, um nur jeweils eine Indikation zu nennen. Die meisten essentiellen Aminosäuren verfügen über ein mehr oder weniger großes Wirkspektrum.

Neben den essentiellen sind auch viele nichtessentielle Aminosäuren oder Derivate nichtessentieller Aminosäuren von orthomolekularer Bedeutung: Arginin beschleunigt die Wundheilung und besitzt immunmodulierende Wirkung, Cystein kann bei Veränderungen von Haut, Haaren und Nägeln helfen, Glutamin, ein Säureamid der Aminosäure Glutaminsäure, hat sich bei der Therapie von Alkoholismus bewährt und Taurin, das beim Abbau von Cystein entsteht, setzt man u. a. bei hohem Blutdruck und bei Herzrhythmusstörungen ein*.

2.4 Fettsäuren

Das Fett, das wir zu uns nehmen, wird ebenfalls im Darm in seine Bestandteile zerlegt, in Glycerin und Fettsäuren. Im Blut werden die Fettsäuren wieder mit dem Glycerin verbunden und zu den Bestimmungsorten transportiert. Fettsäuren sind wichtige Energielieferanten und wesentliche Bestandteile von zellulären Membranen.

Es gibt zwei Fettsäuren, die der Körper nicht selbst herstellen kann. Diese essentiellen Fettsäuren heißen Linolsäure (18:2) und Alpha-Linolensäure (18:3) und sind zwei mehrfach ungesättigte Fettsäuren mit je 18 C-Atomen und zwei bzw. drei Doppelbindungen. Diese beiden Verbindungen stellen die Ausgangsfettsäuren für zwei große Fettsäurefamilien dar: die Omega-6- und die Omega-3-Fettsäuren, die sich nicht nur durch die Position der Doppelbindung unterscheiden, sondern die in unserem Stoffwechsel vollkommen unterschiedlich metabolisiert werden.

Die Omega-6-Fettsäuren sind überwiegend in pflanzlichen Ölen enthalten. Aus der Linolsäure (18:2) wird im Körper über die Gamma-Linolensäure (18:3) durch das Enzym Desaturase sowie durch Kettenverlängerung die Arachidonsäure (20:4) synthetisiert, die unter anderem bei der Prostaglandinsynthese beteiligt ist. Prostaglandine sind beispielsweise die initialen Substanzen, um im Körper eine Entzündungsreaktion zu starten, d.h. die körperliche Abwehr zu aktivieren.

---

* nähere Informationen über die Heilwirkung der Aminosäuren in: »The healing nutrients within« von E. R. Braverman

Die Omega-3-Fettsäuren sind überwiegend in Kaltwasserfischen enthalten (z.B. Lachs, Makrele, Hering). Obwohl unser Körper die beiden hochungesättigten Fettsäuren, die Docosahexaensäure (22:6) und die Eicosapentaensäure (20:5) aus der gemeinsamen Vorstufe Alpha-Linolensäure (18:3) herstellen kann, werden jedoch in Konkurrenz zu den Omega-6-Fettsäuren Omega-3-Säuren kaum desaturiert. Daher ist es notwendig, die bereits desaturierten Endglieder aufzunehmen. Die in Kaltwasserfischen in hohen Konzentrationen enthaltene Eicosapentaensäure (20:5) wird als Supplement bereits schon länger im Handel angeboten.

Die Omega-3-Fettsäuren erhöhen die Flexibilität der Zellmembranen und vermindern die Blutviskosität. Die Folgen sind eine bessere Sauerstoffversorgung der Gewebe und eine Verminderung der Thrombosegefahr (Verminderung des Herzinfarktrisikos).

3. Freie Radikale – Mikronährstoffe als Radikalfänger zum Schutz gegen Arteriosklerose und Krebs?

Die Vitamine C, E und β-Carotin sowie die Spurenelemente Selen, Zink, Mangan, Eisen und Kupfer schützen aufgrund ihrer antioxidativen Eigenschaften oder als Bestandteil antioxidativ wirksamer Enzyme die Zellstrukturen vor freien Radikalen, denen bei der Entstehung bedeutender Zivilisationskrankheiten wie Arteriosklerose und Krebs eine wichtige Rolle zukommt.

Wie entstehen freie Radikale?

Die Funktionen unseres Organismus werden durch einen Verbrennungsstoffwechsel aufrechterhalten. Die Stoffe, deren Ab- und Umbau die notwendige Energie für die vielfältigen Stoffwechselvorgänge liefert, werden dem Körper in Form von Fetten, Kohlenhydraten und Proteinen mit der Nahrung zugeführt. In diesem Zusammenhang ist der Luftsauerstoff zu einem entscheidenden Reaktionspartner geworden. In den Mitochondrien verbindet sich Sauerstoff mit Wasserstoff zu Wasser, die eigentliche energieliefernde Reaktion bei der Oxidation von Nährstoffen. Damit nicht in Form einer Knallgasreaktion plötzlich ein hoher, die Zelle schädigender Energiebetrag freigesetzt wird, wird der Oxidationsvorgang verzögert, vergleichbar mit einem Bergbach, der über mehrere Staustufen abwärts fließt. Dabei wird der Wasserstoff in mehreren chemischen Reaktionen an eine Kette von Trägersubstanzen abgegeben und währenddessen in Protonen und Elektronen aufgespalten. Die dabei freiwerdende Energie wird schrittweise in biologisch verwertbaren energiereichen Verbindungen (z. B. ATP) festgelegt. Die Elektronen (e^-) werden auf Sauerstoff (O_2) übertragen, der mit den Protonen (H^+) zu Wasser reagiert:

$$O_2 + 4e^- + 4H^+ \rightarrow 2H_2O$$

Die in dieser Reaktionsfolge (Atmungskette) stattfindende Sauerstoffreduktion ist möglich durch die hohe chemische Reaktivität des Sauerstoffmoleküls. Ursache hierfür sind seine beiden ungepaarten reaktiven Elektronen. Damit ist der molekulare Sauerstoff bereits ein Radikal, denn als Radikale bezeichnet man instabile, hochreaktive Atome oder Moleküle mit einem oder mehreren ungepaarten Elektronen. Während der Sauerstoffreduktion entstehen jedoch Radikale bzw. reaktive nichtradikalische Sauerstoffspezies (z. B. Wasserstoffperoxid H_2O_2), die noch viel reaktiver und so aggressiv sind, daß sie Elektronen aus anderen Molekülen heraussprengen können *(Tabelle 1)*. Auf diese Weise entstehen neue Radikale, die im Sinne einer Kettenreaktion Schäden an Zellstrukturen hervorrufen, die so ihre lebenswichtigen Eigenschaften einbüßen (oxidativer Streß).

Tabelle 1:	Freie Radikale und reaktive Sauerstoffspezies, die bei der Sauerstoffreduktion entstehen und Kettenreaktionen auslösen
$O_2 + e^- \rightarrow O_2^-\bullet$ (Superoxidanion)	entsteht in der Atmungskette
$O_2^-\bullet + H^+ \rightarrow HO_2\bullet$ (Hydroperoxylradikal)	entsteht aus ungesätt. Fettsäuren und aus Basen der DNS
$O_2^-\bullet + R \rightarrow RO_2\bullet$ (Peroxylradikal)	entsteht aus ungesätt. Fettsäuren und aus Basen der DNS
$RH + O_2^-\bullet \rightarrow OH^- + RO\bullet$ (Alkoxyradikal)	Zwischenprodukt bei Peroxidation von Membranlipiden

Bildung von Hydroxylradikalen (OH•):

$O_2^-\bullet + Fe^{3+} \rightarrow O_2 + Fe^{2+}$	entsteht im Stoffwechsel in Gegenwart freier Eisen- bzw. Kupferionen
$H_2O_2 + Fe^{2+} \rightarrow Fe^{3+} + OH^- + OH\bullet$	(Fenton-Reaktion)

Bildung von Singulett-Sauerstoff ($^1O_2$):

exogener Entstehungsmechanismus

$^3O_2$ (normaler Sauerstoff) $\rightarrow$ photochemische Anregung $\rightarrow$ $^1O_2$

O_3 (Ozon) $\rightarrow$ Photolyse $\rightarrow$ $^1O_2 + (O)$

endogener Entstehungsmechanismus

$O_2^-\bullet + H_2O_2 \rightarrow OH^- + OH\bullet + {}^1O_2$

Eine Schlüsselstellung nimmt das Superoxidanion ein, das in allen sauerstoffversorgten Geweben entsteht. Es bildet das Ausgangsprodukt für Wasserstoffperoxid, für die Peroxyl- und Hydroxylradikale sowie für Singulett-Sauerstoff, der eine energetisch höhere und sehr reaktive Form des Sauerstoffmoleküls darstellt.

In Gegenwart von zweiwertigen Eisen- aber auch Kupferionen entstehen aus Wasserstoffperoxid (H_2O_2) Hydroxylradikale *(Tabelle 1)*, die zu den aggressivsten Radikalen zählen und vor allem bei der Lipidperoxidation eine wichtige Rolle spielen. Eine entscheidende antioxidative Verteidigungsstrategie ist es daher, die Menge frei verfügbarer Eisen- und Kupferionen möglichst niedrig zu halten. So werden die Ionen im Blut mit Hilfe von Transferrin, der Serumtransportform des Eisens, und Ceruloplasmin, der Transportform des Kupfers, als Fe^{3+} bzw. als Cu^{2+} transportiert. Superoxidanionen wiederum können die drei- bzw. zweiwertigen Metallionen leicht reduzieren und in Gegenwart von Wasserstoffperoxid (H_2O_2) erneut die Bildung von Hydroxylradikalen induzieren *(Tabelle 1)*.

Solange die Menge der im Stoffwechsel produzierten freien Radikale im physiologischen Rahmen bleibt, haben diese hochreaktiven Teilchen sowie Wasserstoffperoxid und Singulett-Sauerstoff die Aufgabe, Bakterien und Viren abzutöten. Singulett-Sauerstoff vernichtet zum Beispiel die Bakterien, indem er die sie umgebende Hülle zerstört.

Als weitere endogene Entstehungsquellen sind akute Entzündungen zu nennen, bei denen es durch aktivierte Granulozyten und Makrophagen zur massiven Freisetzung von Sauerstoffradikalen mit der Folge einer ausgeprägten Gewebszerstörung kommt.

Durch exogene Faktoren wird die Bildung freier Radikale in den Zellen zusätzlich begünstigt. Zu diesen Faktoren zählen hochreaktive Substanzen wie Ozon und Stickoxide sowie UV- und radioaktive Strahlung, aber auch körperliche Höchstleistungen führen zu einer erhöhten oxidativen Belastung im Zellstoffwechsel. Freie Radikale sind im Zigarettenrauch enthalten und entstehen verstärkt beim Metabolisieren von Pestiziden und bestimmten Arzneimitteln.

Da all diese Faktoren in irgendeiner Form täglich auf uns einwirken, kann man davon ausgehen, daß in unserem Organismus eine Menge freier Radikale produziert wird, die über das physiologische Maß hinausgeht.

Pathogenetische Bedeutung freier Radikale

Die Zellmembran ist ein bevorzugtes Ziel radikalischer Angriffe, wobei die ungesättigten Fettsäuren der Phospholipidstrukturen (u. a. Linol-, Linolen-, Arachidon-, Docosahexaensäure) oxidiert werden und in Peroxide übergehen. Der Fettsäurerest wird bei diesem Vorgang vorübergehend selbst zum Radikal (Alkoxyradikal, *Tabelle 1)*. Die Membranintegrität wird durch die Lipidperoxidation zerstört, und die Zellen gehen zugrunde. Davon können alle Körperzellen betroffen sein, so auch die Lymphozyten, was eine allgemeine Schwächung des Immunsystems zur Folge hätte.

Bei der Pathogenese einer Reihe von Erkrankungen spielen Oxidationsschäden an Zellmembranen eine hervorragende Rolle. Zum Beispiel fördern oxidierte ungesättigte Fettsäuren der im Blut enthaltenen LDL-Partikel die Ansammlung von Monozyten/Makrophagen im Subendothelium der Arterienwände. Die festsitzenden Makrophagen phagozytieren die Lipidperoxide, wobei ein bestimmter Rezeptor die Anlagerung von oxidiertem LDL beschleunigt. Auf diese Weise entstehen die sogenannten Schaumzellen. Chirurgisch entfernte arteriosklerotische Plaques enthalten genau dieses oxidativ veränderte, mit Makrophagen durchsetzte LDL. Man kann also davon ausgehen, daß oxidierte Lipoproteine bei der Initiation und Fortentwicklung der Arteriosklerose eine wichtige Rolle spielen. Lipidperoxide wirken zudem zytotoxisch, so daß Endothel- und Herzmuskelzellen geschädigt werden können.

Auch die DNS des Zellkerns ist radikalischen Angriffen ausgesetzt, wodurch der genetische Code verändert werden kann. Es ist nachgewiesen, daß bei erhöhtem oxidativen Streß durch die Einwirkung mutagener Faktoren, wie UV-, radioaktive Strahlung, Chemikalien usw., vermehrt oxidierte Metabolite von Nucleinsäuren mit dem Urin ausgeschieden werden. Dies ist ein Zeichen erhöhter Umwandlungsraten, bei denen der Informationstransfer, so auch das Zellteilungsprogramm, gestört werden kann. Als mögliche Konsequenz droht hier Krebs.

Proteine werden durch Radikale genauso verändert wie Membranlipide und Nucleinsäuren. So könnten zum Beispiel bei der rheumatischen Arthritis neben den Angriffen freier Radikale auf Chondrozyten auch gestörte Enzymfunktionen die Ursache für den massiven Abbau des Gelenkknorpels sein.

Letztendlich ist auch der Alterungsprozeß das Ergebnis jahre- und jahrzehntelanger Einwirkung freier Radikale auf die Körperzellen. Dabei ist die Lipidperoxidation als Schlüsselmechanismus der Zellschädigung anzusehen. Die Peroxidwerte im Blutserum steigen beispielsweise mit zunehmendem Alter an. Die Zellmembranen werden durch die oxidativ veränderten Lipide durchlässig für Inhaltsstoffe, so daß die einzelnen Organellen ihren metabolischen Funktionen nicht mehr gerecht werden können und die Nekrose der Zelle die Folge ist. In Epithelzellen und in Zellen mesenchymaler Herkunft kommt es in fortschreitendem Maße zu Ablagerungen von Oxidationsprodukten, die nicht mehr abgebaut werden können. Diese Lipofuscingranula, auch als Alterspigment bekannt, sind sichtbare Zeichen langdauernder oxidativer Angriffe auf das Gewebe. Die Ablagerungen sind auch in Zellen des ZNS zu finden und sind unter Umständen die Ursache einer Reihe neuro-geriatrischer Erkrankungen (z.B. Alzheimer Erkrankung, senile Demenz).

Schutz gegen freie Radikale durch körpereigene Antioxidantien

Der Organismus ist den Angriffen der Sauerstoffradikale und der anderen reaktiven Sauerstoffderivate keinesfalls schutzlos ausgeliefert. Sofern ihre Produktion gering und im physiologischen Rahmen bleibt, sind körpereigene antioxidative Schutzfaktoren in der Lage, die anfallenden Radikale abzufangen. Im Vordergrund stehen dabei drei Enzyme, die sowohl intra- als auch extrazellulär die Radikale unschädlich machen:

(1) die Superoxiddismutasen, die das Superoxidanion abbauen,
(2) die Katalase, die das Wasserstoffperoxid unschädlich macht,
(3) die Peroxidasen, hier besonders die Glutathion-Peroxidase, die mit Wasserstoffperoxid und organischen Peroxiden (R-O-OH), u.a. den Lipidperoxiden, reagieren.

(1)	$2O_2^-\cdot + 2H^+$	Superoxiddismutase	$H_2O_2 + O_2$
(2)	$2H_2O_2$	Katalase	$O_2 + 2H_2O$
(3)	$R\text{-}O\text{-}OH + 2(H)$	Glutathionperoxidase	$R\text{-}OH + H_2O$

Die Funktionstüchtigkeit dieser Radikalfängerenzyme ist allerdings nur gewährleistet, wenn eine ausreichende Versorgung des Organismus mit bestimmten Spurenelementen gesichert ist. Die Superoxiddismutase im Cytosol enthält in ihrem aktiven Zentrum Kupfer und Zink, die mitochondriale jedoch Mangan. Katalase enthält Eisen und Glutathion-Peroxidase Selen. Insbesondere Zink, Mangan und Selen gehören aber zu den Spurenelementen, an denen unsere Böden aufgrund der Mineraldüngerbewirtschaftung verarmt sind. Wegen der ungleichen Verteilung der Mineralstoffe und Spurenelemente auf der Erde kommt hinzu, daß

Deutschland ein Selenmangelgebiet ist. Man sollte dem Organismus daher diese Elemente in Form geeigneter Präparate zuführen, um die Funktion der körpereigenen Radikalfänger zu gewährleisten.

Ferner haben Metabolite wie Urat (Salz der Harnsäure), Bilirubin (Abbauprodukt von Hämoglobin) und Ubichinon (Coenzym Q_{10}, in der Atmungskette) antioxidativen Charakter.

Da der Körper unter erhöhter oxidativer Belastung durch exogene Noxen, wie Zigarettenrauch, ozonhaltiger Smog, Stickoxide, Strahlen, Pestizide, Medikamente, zu leiden hat, sind die körpereigenen Antioxidantien häufig nicht mehr in der Lage, alle im Stoffwechsel anfallenden freien Radikale abzufangen. Daher ist es ratsam, zusätzliche Antioxidantien von außen zuzuführen. Diese Funktion erfüllen in entscheidender Weise die Vitamine C, E und β-Carotin (Tabelle 2). Sie unterstützen die körpereigenen Radikalfänger und dienen wie diese dem Schutz gegen die, teilweise bereits genannten, Erkrankungen, bei denen eine Beteiligung von Radikalen und Oxidantien am Entstehungsmechanismus nachgewiesen ist.

Tabelle 2:	Im Körper wirksame antioxidative Verbindungen
Körpereigene (endogene) Radikalfänger	
Superoxid-Dismutasen (enthalten Mangan bzw. Kupfer und Zink)	Abbau von $O_2^{-}\bullet$ (Superoxidanion)
Katalase (enthält Eisen)	Abbau von H_2O_2 (Wasserstoffperoxid)
Glutathion-Peroxidase (enthält Selen)	Abbau von H_2O_2, bzw. Peroxiden
Urat	Abbau von $O_2^{-}\bullet$, $OH\bullet$, $^1O_2$
Ubichinon	
Bilirubin	
Vitamine als exogene Radikalfänger	
β-Carotin:	◆ Oxidationsschutz der Membranlipide durch Anreicherung in Zellmembranen 　◇ Singulett-Sauerstoff-Fänger ($^1O_2$) 　◇ Reaktion mit freien Radikalen, besonders Alkoxyradikalen ($RO\bullet$)
Vitamin E:	◆ Oxidationsschutz der Membranlipide durch Anreicherung zwischen den Lipidstrukturen der Zellmembranen 　◇ Reaktion mit Peroxylradikalen ($RO_2\bullet$) 　◇ Wirkungssynergismus mit Vitamin C
Vitamin C:	◆ Oxidationsschutz im Zytoplasma 　◇ Regeneration von Vitamin E 　◇ Reaktion mit Superoxidanion 　◇ Reaktion mit Hydroxylradikalen 　◇ Singulett-Sauerstoff-Fänger 　◇ Oxidationsschutz der LDL (Verhinderung der Bildung von Schaumzellen

Vitamine als Radikalfänger

Vitamin A und β-Carotin

Vitamin A und auch seine in großen Mengen nichttoxische Vorstufe (β-Carotin) üben einen Schutz auf die Membranlipide aus, indem sie sich als fettlösliche Antioxidantien in den lipidreichen Zellmembranen anreichern. Dort reagiert das β-Carotin in erster Linie mit elektronisch angeregten Sauerstoff-Formen, insbesondere mit dem Singulett-Sauerstoff ($^1O_2$), der besonders reaktionsfreudig ist und starke oxidierende Eigenschaften besitzt, die zu Zellschädigungen führen können. Singulett-Sauerstoff kann außer aus Wasserstoffperoxid und dem Superoxidanion (intrazellulärer Entstehungsmechanismus, *Tabelle 1*) durch Licht- oder chemische Anregung entstehen, wenn bestimmte angeregte Akzeptormoleküle Energie auf Sauerstoffmoleküle übertragen. β-Carotin übernimmt die Energie des Singulett-Sauerstoffs, der wieder in normalen Sauerstoff übergeht, und strahlt sie als Wärme ab. Das β-Carotin kann auch mit freien Radikalen reagieren, besonders mit Alkoxyradikalen (RO•).

Darüber hinaus ist β-Carotin wie Vitamin A ein epithelialer Schutzfaktor, da es bei der Synthese von Glycoproteinen beteiligt ist. Glycoproteine sind Bestandteile sowohl der Zellmembran als auch des Zytoplasmas und daher für die Integrität aller Epithelien unentbehrlich.

Somit schützt β-Carotin in doppelter Weise: Es bewahrt die Membranlipide vor Oxidation und es fördert Aufbau und Regeneration von Gewebe. So wird das Risiko der Entstehung von Arteriosklerose und ihren Folgeerkrankungen (Angina pectoris, Herzinfarkt) genauso herabgesetzt wie das Risiko, an Krebs zu erkranken.

Vitamin E

Hinter dem Begriff Vitamin E verbirgt sich eine Gruppe strukturverwandter Tocopherol-Moleküle, die aus einem hydrophilen Anteil und einer lipophilen gesättigten Seitenkette bestehen. Allen gemeinsam ist die Eigenschaft, antioxidativ zu wirken, wobei das D-alpha-Tocopherol die höchste Wirksamkeit besitzt. Die Tocopherole können sich mit ihrer lipophilen Seitenkette zwischen die Lipidstrukturen der Doppelschicht in der Zellmembran schieben und dort ihre antioxidative Schutzwirkung entfalten. Vitamin E vermag mit aggressiven Peroxylradikalen zu reagieren und auf diese Weise gefährliche Radikalkettenreaktionen abzubrechen:

ROO• + Vit.E-OH → ROOH + Vit.E-O•
Peroxylradikal Tocopherol Hydroperoxid Chromanoxylradikal

Bei dieser Reaktion ist entscheidend, daß das entstehende Chromanoxylradikal wieder zu Tocopherol reduziert wird. Hierzu stehen im wäßrigen Milieu der Zelle, im Zytoplasma, Reduktionsmittel zur Verfügung, z. B. Glutathion, aber auch die Ascorbinsäure, die als wasserlösliches Antioxidans ihre Wirksamkeit im Zytoplasma entfaltet. Die Vitamine E und C ergänzen sich also in ihrer Wirkung und sollten daher in jedem Falle gemeinsam verabreicht werden. Sie verhindern ferner die endogene Bildung von Nitrosaminen, denen als Karzinogene eine entscheidende Bedeutung zukommt.

Vitamin C

Ascorbinsäure regeneriert das Chromanoxylradikal zu Tocopherol und wirkt somit synergistisch zu Vitamin E. Auch bezogen auf den Wirkungsort ergänzen sich die beiden Vitamine: Das wasserlösliche Vitamin C entfaltet seine antioxidative Wirkung im Zytoplasma, das fettlösliche Vitamin E wirkt in der Zellmembran. Vitamin C verhindert auch die Oxidation der LDL im Blut. Oxidiertes LDL wird von Makrophagen phagozytiert, die an den Endothelienwänden sitzen. Auf diese Weise bilden sich sogenannte Schaumzellen, die Hauptbestandteile arteriosklerotischer Plaques.

Im Zytoplasma gehören zu den wichtigsten Aufgaben der Ascorbinsäure die Reaktionen mit Singulett-Sauerstoff, dem Superoxidanion und dem Hydroxylradikal:

Reaktion mit dem Superoxidanion:

$$O_2^- \bullet + H^+ + AH_2 \rightarrow H_2O_2 + AH\bullet$$

(AH_2 = Ascorbinsäure, $AH\bullet$ = Monodehydroascorbinsäure)

Bei dieser Reaktion kann das Vitamin C teilweise durch Disproportionierung regeneriert werden.

Reaktion mit dem Hydroxylradikal:

$$OH\bullet + AH_2 \rightarrow H_2O + AH\bullet$$

Die Vitamine C und E sowie β-Carotin sind als hochwirksame Radikalfänger in der Lage, die körpereigenen antioxidativen Enzyme zu unterstützen. Auf diese Hilfe sind sie auch angewiesen, denn durch die zunehmenden Umweltbelastungen werden freie Radikale in einem Umfang gebildet, der weit über das physiologische Maß hinausgeht. Darüber hinaus sind wir durch unsere moderne Ernährung mit viel Weißmehl- und Zuckerprodukten mit Vitaminen, Mineralstoffen und Spurenelementen unterversorgt. Gerade die Spurenelemente Zink, Selen und Mangan sind jedoch für die Funktion der körpereigenen Radikalfänger unentbehrlich. Es sollten daher sowohl diese Spurenelemente als auch die Vitamine C, E und A bzw. β-Carotin substituiert werden. Auf diese Weise wird das Risiko der Entstehung von Krankheiten, bei deren Pathogenese freie Radikale beteiligt sind, herabgesetzt. Hierzu gehören in erster Linie Arteriosklerose, Krebs, Krankheiten des rheumatischen Formenkreises, aber auch bei der Kataraktgenese und bei einer Reihe neuro-geriatrischer Erkrankungen spielen Radikale eine Rolle. Darüber hinaus wird die Beteiligung freier Radikale bei der Entstehung der Parkinsonschen Erkrankung, essentieller Hypertonie, Pankreatitis und Autoimmunerkrankungen wie Lupus erythematodes diskutiert.

4. Der Einfluß der Ernährung auf das Immunsystem

Ein reibungsloses Funktionieren der vielfältigen Stoffwechselvorgänge im Organismus ist in erster Linie abhängig von der ausgewogenen Zufuhr energieliefernder (Aminosäuren, Fettsäuren) und nicht-energieliefernder (Vitamine, Mineralstoffe, Spurenelemente) essentieller Nährstoffe, wobei die mangelnde Zufuhr der einzelnen Bestandteile bekanntlich zu spezifischen Mangelerkrankungen führt. Einige essentielle Nährstoffe haben jedoch zusätzlich die Funktion, den Organismus vor der Einwirkung schädigender Einflüsse aus der Umwelt abzuschirmen. In diesem Zusammenhang wurde der Wirkmechanismus der antioxidativen Vitamine A bzw. β-Carotin, E und C sowie der Spurenelemente Zink, Mangan, Eisen, Kupfer und besonders Selen als Bestandteile der körpereigenen antioxidativen Metalloenzyme bereits im Kapitel 2.1 (»Vitamine«) bzw. 2.2 (»Mineralstoffe und Spurenelemente«) beschrieben. Die Zellmembranen werden vor dem Angriff freier Radikale geschützt. Dieser Zellschutz steigert die körpereigene Abwehr, denn die Integrität der Körperzellen ist für den ungestörten Ablauf der Reaktionen im intermediären Stoffwechsel unerläßlich.

Auch die Funktion der eigentlichen körperlichen Abwehr, des Immunsystems, das den Organismus vor dem Eindringen z. B. von Bakterien und Viren schützt, ist von der Anwesenheit essentieller Nährstoffe abhängig. Man unterscheidet hierbei ein in seinen Mechanismen relativ einfaches unspezifisches Abwehrsystem und ein hochentwickeltes spezifisches Abwehrsystem. Unspezifisches und spezifisches Immunsystem werden jeweils von Zellen (zellvermittelte Immunität) als auch von löslichen Molekülen (humorale Immunität) getragen.

Die zellulären Elemente des unspezifischen Abwehrsystems bilden vor allem die neutrophilen und eosinophilen Granulozyten sowie die Monozyten und die Gewebsmakrophagen, die eingedrungene Krankheitserreger (Fremdkörper) durch Phagozytose und intrazellulären enzymatischen Abbau unschädlich machen.

Das spezifische Abwehrsystem, das eigentliche Immunsystem, wirkt im Gegensatz zum unspezifischen Abwehrsystem auf sehr differenzierte Weise. Es versetzt den Organismus in die Lage, körpereigene von körperfremden Substanzen (Antigene) zu unterscheiden und gegen diese spezifische Abwehrstoffe (Antikörper bzw. Immunglobuline) und Abwehrzellen (B- und T-Lymphozyten) zu bilden. In den Körper eingedrungene Antigene und vom Körper gebildete Antikörper reagieren miteinander in Form einer Antigen-Antikörper-Reaktion. Diese Reaktion ist spezifisch, da jedes Antigen die Bildung eines ihm eigenen Antikörpers erzeugt, der lange Zeit, mitunter jahrzehntelang, im Körper wieder gebildet werden kann. Er verleiht dem Organismus Immunität gegen das betreffende Antigen.

Die Zellen des spezifischen Abwehrsystems sind immunologisch kompetente B- und T-Lymphozyten, die im Knochenmark gebildet werden und sich anschließend in den lymphatischen Organen (z. B. Lymphknoten,

Milz, Thymus) ansiedeln. Während die B-Lymphozyten nach neueren Vorstellungen bereits unter dem differenzierenden Einfluß des Knochenmarks (»B« wie bone marrow) geprägt werden, erlangen die T-Lymphozyten ihre Immunkompetenz im Verlauf ihrer Wanderung durch den Thymus, darum T-Lymphozyten.

B- und T-Lymphozyten tragen an ihrer Zelloberfläche Rezeptorproteine, mit denen sie Antigene hochspezifisch erkennen und binden können. Sie unterscheiden sich jedoch in ihrer Immunantwort. Während die B-Lymphozyten Vorläufer der Zellen sind, die Antikörper (Immunglobuline M, A, G, D und E) bilden und sezernieren, wirken die T-Lymphozyten innerhalb der zellulären Immunantwort in Form von Regulatorzellen (Helfer- und Suppressorzellen) oder als zytotoxische Zellen, die fremde Zellen (z. B. Transplantatzellen), Tumorzellen oder virusinfizierte Zellen in direktem Kontakt zerstören.

Vitamin C wirkt z. B. auf Antikörperproduktion und Lymphozytenfunktion. Vitamin B_6 beeinflußt sowohl die zellvermittelte als auch die humorale Immunität und Pantothensäure die Antikörperproduktion. Folsäure und Vitamin B_{12} sind an der Transformation von T- und B-Lymphozyten beteiligt. Vitamin A und β-Carotin spielen eine Rolle bei der Funktion sowohl der Makrophagen als auch der Lymphozyten, Vitamin E und Selen stimulieren die Antikörperproduktion, Eisen scheint einen Einfluß auf die Proliferationsrate der Lymphozyten auszuüben und Zink besitzt eine Wirkung auf die Aktivität der Makrophagen. Einige Wechselbeziehungen zwischen Nährstoffen und Immunsystem stützen sich allerdings zunächst auf Ergebnisse aus Tierversuchen.

Auch die ausreichende Zufuhr essentieller Aminosäuren ist zur Aufrechterhaltung der humoralen und zellulären Abwehr notwendig, da die Regulation der immunologischen Funktion letztlich von der Verfügbarkeit freier Aminosäuren für die Proteinbiosynthese abhängt.

5. Das Problem der modernen Ernährung

Unsere Vorfahren waren vorwiegend Jäger und Sammler, wahrscheinlich vorwiegend Sammler, wenn man davon ausgeht, daß sich das Jagen, in Ermangelung effektiver Waffen, ungleich schwieriger gestaltete. Noch zu Cäsars Zeiten ernährte man sich auf diese natürliche und ausgewogene Art und Weise: viel pflanzliche Kost, wenig Fleisch. Der Stoffwechsel hatte sich schließlich in einem langen, mehr als 1 Mio. Jahre dauernden phylogenetischen Prozeß auf diese Art der Ernährung eingestellt. Erst mit der industriellen Revolution begann das Ernährungsdesaster: Raffinierter Zucker und weißes Mehl konnten nun industriell und billig hergestellt werden. Sie wurden Symbole für gutes Leben und Wohlstand, denn vorher waren sie, aufgrund der hohen Preise, den Reichen vorbehalten. Kein Tier würde sich freiwillig so viele leere Kalorien zuführen, wie wir es seitdem tun. Unser Organismus kann sich in einem entwicklungsgeschichtlich so kurzen Zeitraum auf derartig veränderte Ernährungsgewohnheiten noch gar nicht eingestellt haben, denn Veränderungen der Erbsubstanz vollziehen sich in winzigen Schritten in Jahrtausenden. Der Stoffwechsel wird sich auch kaum auf die Zufuhr großer Mengen von Leerkalorien einstellen können, denn durch sie wird die Aufnahme der für die Erhaltung der Körperfunktionen wichtigen hochwertigen Nährstoffe – Vitamine, Mineralstoffe, Spurenelemente, Amino- und Fettsäuren – zwangsläufig reduziert.

Durch die Ausmahlung des Getreides werden Keime und Schalen und mit ihnen fast alle B-Vitamine, Vitamin E, viele Mineralstoffe und Spurenelemente (Kobalt, Mangan, Magnesium, Zink, Kalium, Phosphor, Eisen, Kupfer, Calcium, Molybdän und Chrom), wichtige Amino- und Fettsäuren entfernt. Was übrigbleibt ist reine Stärke, ein Energiespender zwar, aber ohne ernährungsphysiologischen Wert.

Mit dem Zucker verhält es sich noch etwas anders, denn auf große Zuckermengen ist unser Stoffwechsel nicht eingestellt. Die Hauptkohlenhydratquelle ist Stärke, die aufgrund ihrer Molekülstruktur (Polysaccharide) nur langsam abgebaut wird. Zucker (Saccharose) hingegen wird viel schneller abgebaut, weil die Moleküle wesentlich kleiner sind (Disaccharide). Wir konsumieren also zuviel Saccharose, die zu schnell, in Form von Glucose und Fructose, im Blut verfügbar ist. Als Folge davon produziert die Bauchspeicheldrüse viel zuviel Insulin auf einmal, um den Blutzuckerspiegel zu senken und auf diese Weise die Umwandlung von Zucker in Fett, bzw. in Glycogen einzuleiten. Im Blut aber herrscht akuter Zuckermangel, der Abgeschlagenheit und Gereiztheit zur Folge hat. Kurzfristige Abhilfe schafft in dem Falle erneute Zuckerzufuhr, langfristig erreicht man damit jedoch einen Zustand permanenter Hypoglykämie, ein Krankheitsbild mit chronischem Blutunterzucker. Orthomolekular läßt sich dieser Status fürs erste mit gezielten Gaben bestimmter Mineralien und Spurenelemente sowie Vitaminen, besonders des B-Komplexes, behandeln, die beim Zuckerstoffwechsel eine wichtige Rolle spielen und an denen es uns, aufgrund unserer Mangelernährung, sowieso fehlt. Langfristig sollte man natürlich an eine sinnvolle Umstellung der Ernährung denken.

Ein weiteres Problem im Zuckerstoffwechsel bringt eine andere Eigenart des Saccharosemoleküls: Das Disaccharid Saccharose ist aus 2 Monosacchariden zusammengesetzt, aus Glucose und Fructose. Die ursprüngliche Kohlenhydratquelle ist aber Stärke, und die besteht aus Glucosemolekülen. Wir können zwar geringe Mengen Fructose verwerten, denn Saccharose ist ja auch Bestandteil von Früchten und Honig, aber durch die großen Zuckermengen, die heute aufgenommen werden, hat sich der Fructoseanteil um das ca. 10fache erhöht. Man nimmt an, daß hier der Schlüssel zu vielen Krankheiten liegt (Linus Paulings Vitaminprogramm, Bertelsmann). So hat der Japaner Yudkin in seinem Buch »Sweet and Dangerous« (1972) die Ergebnisse langjähriger Untersuchungen zusammengefaßt, die sich unter anderem mit dem Zusammenhang zwischen Zuckerkonsum und koronarer Herzerkrankung befassen. Danach ist nicht der reichliche Verzehr tierischen Fettes für einen hohen Cholesterinspiegel verantwortlich, sondern der übermäßige Saccharosegenuß. Es ist eine Tatsache, die immer noch nicht zur Kenntnis genommen wird, denn sie widerspricht der öffentlichen Meinung.

Zucker verbirgt sich überall, nicht nur in Süßigkeiten und Cola, sondern auch z. B. in Ketchup (30%), Salatsoßen und sogar in Wurst.

Diese Art von Ernährung, zusammen mit dem steigenden Konsum minderwertigen, massenhaft produzierten Fleisches von zwangsläufig kranken Tieren und die ständig wachsende Schadstoffbelastung sind wesentliche Gründe für die Aktualität der orthomolekularen Medizin.

6. Pflanzenwirkstoffe in Obst und Gemüse

Der steigende Umsatz an Vitaminpräparaten ist Ausdruck eines steigenden Gesundheitsbewußtseins in der Bevölkerung. Immer mehr Menschen wird bewußt, daß ihre Ernährung in der Hektik des Alltags nicht immer vernünftig und gesund ist. Industrielle Fertigprodukte sowie Fleisch stehen meist ganz oben auf dem Speisezettel, wohingegen naturbelassene Nahrungsmittel eher unbeliebt sind. Statt Obst wird zwischendurch lieber etwas aus dem Süßigkeitenregal der Supermärkte gewählt. Gemüse ist allenfalls langweilige Beilage der Fleischhauptmahlzeit, und Salate essen meist nur Frauen ihrer Figur zuliebe. Da heute allgemein bekannt ist, daß Obst und Gemüse viele Vitamine, Mineralstoffe und Spurenelemente enthält, ist die tägliche Einnahme von Pillen mit diesen Inhaltsstoffen bereits vielfach schon zur Selbstverständlichkeit geworden.

Wie es heute aussieht, kann diese Art der Ernährung fatale Folgen haben. Die Wirksamkeit der Vitamine, Mineralstoffe und Spurenelemente ist unbestritten, besonders die der Radikalfängersubstanzen (u. a. Vitamine C, E, β-Carotin, Selen) bei der Krebsprophylaxe. Darum geht es an dieser Stelle jedoch nicht.

Schon 1933 bewies eine britische Studie, daß der regelmäßige Genuß bestimmter Obst- und Gemüsesorten mit einem deutlich verminderten Risiko verbunden ist, an Darm- oder Gebärmutterkrebs zu erkranken. Wir sollten einfach nur auf unsere Mütter und Großmütter hören, die Obst und Gemüse seit langem als wahre Wunderwaffen gegen Krankheiten preisen. Diese Eigenschaft schrieben wir lange den Vitaminen zu, von denen die meisten strapaziöse Zubereitungsprozesse im Kochtopf sowieso nicht überstehen. Kein Multivitamin/Mineralstoffpräparat der Welt kann jedoch die häufig so ungeliebte Pflanzenkost ersetzen, denn Obst und Gemüse enthält außer Vitaminen, Mineralstoffen, Spurenelementen und Ballaststoffen gleich eine ganze Palette von Substanzen, von denen bislang nicht einmal die Wissenschaftler wußten, daß sie existieren. Diese Pflanzenwirkstoffe, auch Phytochemikalien genannt, haben die Aufgabe, die Pflanze vor den gefährlichen Anteilen des Sonnenlichts, vor Schädlingen und negativen Umwelteinflüssen zu schützen, und sie sind auf dem besten Wege, den Vitaminen den Rang abzulaufen. Denn wie die Natur so spielt, sind diese Moleküle auch in der Lage, den Menschen wirksam vor bestimmten Erkrankungen zu schützen. Unter den vielen tausend chemischen Verbindungen, die jede Obst- und Gemüseart enthält, sind derzeit diejenigen besonders interessant, die bei der Tumorprävention eine Rolle spielen. Das nationale Krebsinstitut der USA startete schon 1990 ein Multimillionen-Dollar-Projekt zur Erforschung der Pflanzenwirkstoffe. Die Entstehung hormonabhängiger Tumoren und epithelialer Tumoren des Atmungs- und Verdauungstraktes wird durch sie auf verschiedene Weise gehemmt. Bisher wurde der Radikalforschung sehr viel Bedeutung zugemessen, und die Bedeutung der Radikalfängermoleküle Vitamin C und E, β-Carotin und Selen für den Zellschutz ist unbestritten. Ein absoluter Schutz ist jedoch nicht möglich; daher sollte das Ziel weiterer Untersuchungen einerseits sein, Stoffe zu finden, die bereits die Entstehung karzinogener Substanzen verhindern. Da die Entstehung maligner Tumoren einen multiplen, komplexen Prozeß darstellt, der sich aus vielen biochemischen Reaktionen zusammensetzt, ist es andererseits sinnvoll, nach Substanzen zu suchen, die solche Reaktionen verhindern. Mittlerweile werden u. a. auch in Deutschland und England Obst und Gemüse analysiert und Testpersonen untersucht. Dabei wurden bereits mehrere Wirkstoffe entdeckt, die die Entstehung karzinogener Substanzen im Körper verhindern, z. B.:

Das u. a. in Tomaten, Karotten, Peperonis, Erdbeeren und Ananas enthaltene **p-Cumarin** hemmt die Bildung karzinogener Nitrosamine, die während des Verdauungsvorganges aus den im Speichel enthaltenen Nitriten und aus im Magensaft vorkommenden sekundären Aminen entstehen. Verstärkt wird die Nitrosaminbildung durch die Aufnahme nitrithaltiger Lebensmittel (z. B. Nitritpökelsalz in Wurstwaren), die mit bestimmten biogenen Aminen (z. B. in Käse, Rotwein) Nitrosamine bilden, sowie bestimmter nitrosierbarer Arzneimittel (z. B. Chlordiazepoxid in Antidepressiva). p-Cumarin verbindet sich mit Nitrit und verhindert so die unheilvolle Verbindung mit den Aminen.

Dieselbe Wirkung übt die zu den Phenolen gehörende **Chlorogensäure** aus, die bisher immer in den Obst- und Gemüsesorten gefunden wurde, in denen auch p-Cumarin vorkommt.

Indole, die besonders in Brokkoli, Blumenkohl und anderen Kohlarten wie Rosen-, Weiß- und Grünkohl enthalten sind, mindern das Risiko der Entstehung hormonbedingter Karzinome, wie z. B. Brustkrebs, der Östrogen-abhängig ist. Indol-3-Carbinol beeinflußt den Östrogen-Metabolismus, indem es die hepatische Östradiol-16-Hydroxylation in eine Östradiol-2-Hydroxylation umwandelt. So wird die Synthese des Östrogens aus Cholesterin unterdrückt, und es entsteht eine harmlose Variante des Hormons.

Indole haben noch einen anderen antikarzinogenen Effekt: Indol-3-Carbinol steigert die Aktivität der misch-funktionellen Oxidasen in den Lebermikrosomen. Diese Entgiftungsenzyme bauen auch karzinogene Substanzen ab.

Knoblauch, Zwiebeln, Porree, Schnittlauch und andere Arten der Pflanzengattung Allium enthalten **Allicin**, das antibakteriell, also auch antikarzinogen wirkt. Zum Beispiel kann der bakterielle Umbau von Nitrat zu Nitrit im Magen gehemmt werden. Zudem enthalten die Allium-Arten organische Schwefelverbindungen (Diallyl-Sulfid, Allyl-Methyl-Trisulfid), die enzymatische Entgiftungssysteme aktivieren. Hierzu gehören die mikrosomalen Monooxygenase-Enzyme und die Glutathion-S-Transferase.

Indole und Allicin verhindern nicht nur die Entstehung karzinogener Substanzen, sie sind auch wirksame Entgifter, die bereits in die Körperzellen eingedrungene Karzinogene unschädlich machen. Entgiftende Funktionen besitzen auch andere bisher untersuchte Pflanzenwirkstoffe.

Von den in sämtlichen Kohlarten vorkommenden **Isothiocyanaten** sind insbesondere zwei sehr wirksame Entgifter bekannt. Es handelt sich hierbei um Sulforaphan und Phenäthyl-Isothiocyanat, die so stabil sind, daß sie selbst die Verarbeitung zum Sauerkraut überstehen. **Sulforaphan** ist einer von ganz wenigen Wirkstoffen, dessen isolierte Wirkung schon sehr gut untersucht und der sogar synthetisch herstellbar ist. Versuche an Laborratten belegen, daß Sulforaphan die Tiere davor bewahrt, an Brustkrebs zu erkranken. Den Ratten wurde ein karzinogenes Gift gespritzt, und sie erkrankten zu fast 70% an Brustkrebs. Bekamen sie zusätzlich hochdosiertes Sulforaphan verabreicht, erkrankten nur 25% der Tiere. Experimente an menschlichen Zellkulturen zeigten, daß der Pflanzenwirkstoff die Enzyme der Phase-II-Reaktionen aktiviert. Diese Enzyme (Transferasen) entgiften Karzinogene, aber auch andere Toxine, z. B. Pharmaka, indem sie sie an sehr polare, negativ geladene Moleküle koppeln und aus der Zelle schleusen.

Phenäthyl-Isothiocyanat (PEITC) hat eine ganz besondere antikarzinogene Wirkung: Es verhindert DNA-Methylierungsreaktionen, durch die Gene verändert werden können, ein entscheidender Schritt in der Karzinogenese. PEITC inaktiviert Enzyme der Cytochrom-P-450-Gruppe, die bei bestimmten Entgiftungsreaktionen (Phase-I-Reaktionen) Toxine in Bruchstücke spalten, die sich wiederum an die DNA binden können.

Auch die zu den Phenolen zählende **Ellagsäure**, die in Erdbeeren, Himbeeren und Weintrauben enthalten ist, neutralisiert Karzinogene, bevor sie die DNA verändern können.

Von den **Flavonoiden** und **Isoflavonoiden**, die in fast jedem Obst und Gemüse enthalten sind, haben viele antioxidative Eigenschaften. Einige Flavonoide, wie z. B. Quercetin und Kaempferol, verhindern ebenfalls DNA-Methylierungsreaktionen, indem sie die Cytochrom-c-Reduktase, ein Enzym des Cytochrom-P-450-Systems (s. o.), hemmen. Besonders Isoflavonoide sind in der Lage, karzinogen wirkende Hormone wie das Östrogen zu inaktivieren. Sie binden sich an bestimmte zelluläre Östrogenrezeptoren, ohne eine östrogene Wirkung auszulösen. Als sogenannte Phytoöstrogene besitzen sie auf diese Weise bei Hormon-abhängigen Tumoren eine antikarzinogene Wirkung. Isoflavonoide stimulieren auch die Produktion Geschlechtshormon-bindender Globuline in der Leber, so daß die Menge biologisch aktiven Östrogens im Blut herabgesetzt wird.

Genistein ist derzeit das am intensivsten untersuchte Isoflavonoid. Der besonders in Sojabohnen und Sojaprodukten enthaltene Wirkstoff vermag in Zellkultur die Teilung von Gefäßwandzellen zu blockieren. Bei Ratten, die mit Sojaprodukten gefüttert wurden, ließ sich das Wachstum von Tumoren eindämmen. Genistein ist offensichtlich in der Lage, das Wachstum von Tumoren sowie Metastasierung zu verhindern, indem es unkontrollierte Zellteilungen sowie das Einsprossen von Gefäßen in die Tumoren verhindert. Unterstützt werden diese Ergebnisse durch die Tatsache, daß Vegetarier, die meist viele Sojaprodukte auf ihrem Speisezettel haben, seltener an bösartigen Tumoren erkranken als Nicht-Vegetarier. Auch in Japan gibt es weniger Krebserkrankungen als in den westlichen Industrienationen, und auch in Japan gehören Sojaprodukte zu den Grundnahrungsmitteln. In Hawaii lebende Japaner sterben nur selten an

Brust- und Hodenkrebs, wenn sie ihrer traditionellen Küche treu geblieben sind, ganz im Gegensatz zu denjenigen, die westliche Ernährungsgewohnheiten angenommen haben.

Die auch in Sojabohnen vorkommenden **Saponine** reduzieren in vitro und im Tierversuch die Proliferationsrate von Dickdarmzellen sowie die DNA-Synthese verschiedener Typen von Tumorzellen.

Von der umfangreichen Gruppe der Terpene, zu der viele angenehm aromatisch duftende Pflanzenstoffe gehören, ist das in allen Zitrusfrüchten enthaltene **Limonen** des Zitronenöls schon länger als antikarzinogener Wirkstoff bekannt. Bei Mäusen, die mit Limonen gefüttert werden, ist eine Erhöhung der Glutathion-S-Transferase-Aktivität in Leber und Dünndarmschleimhaut zu beobachten. Im weiteren Verlauf blockiert Limonen das Wachstum von Tumorzellen und verhindert die Ausbildung von Ösophagus-, Lungen- und Mammakarzinomen.

Die meisten Pflanzenwirkstoffe überstehen, im Gegensatz zu Vitaminen, sämtliche Zubereitungsprozesse (z. B. in Koch- und Einmachtopf, Backofen und Mikrowelle) sowie industrielle Aufbereitungsverfahren und längere Lagerzeiten. Der Verzehr rohen Gemüses ist also nicht unbedingt notwendig, wenn man ausschließlich die Pflanzenwirkstoffe betrachtet.

Ob höhere Dosen bestimmter Phytochemikalien beim Menschen, ähnlich wie manche hoch dosierten Vitamine, noch effektiver sind, oder ob sie überhaupt isoliert wirken, ist, mit wenigen Ausnahmen, noch nicht geklärt. Möglicherweise verkehrt sich die antikarzinogene Wirkung dann ins Gegenteil, da viele dieser Substanzen als Giftstoffe bekannt sind. Schon Paracelsus erkannte, daß vielfach die Dosis das Gift ausmacht (Beispiel: Selen). Zudem könnten zwischen den Pflanzenwirkstoffen bislang unbekannte Wechselwirkungen bestehen. Allein die Tomate enthält 10 000 verschiedene Phytochemikalien, von denen erst ein Bruchteil erforscht ist. Solange diese Unsicherheiten bestehen, wird auch kein vegetarischer »Anti-Krebs-Cocktail« auf den Markt kommen können. Man wird zunächst seiner Gesundheit zuliebe, ganz in Mutters Sinne, weiterhin Obst und Gemüse essen müssen.

7. Methoden zur Bestimmung des Nährstoffstatus

Um spezifische Nährstoffmängel zu erkennen und um individuellen Nährstoffbedürfnissen (»biochemische Individualität« nach Williams, 1975) Rechnung zu tragen, sind gezielte Analysen notwendig.

Der Vitaminstatus wird z. B. im Vollblut ermittelt, wobei die Hochdruck-Flüssigkeitschromatographie (HPLC, High Pressure Liquid Chromatography) eine der bekanntesten Nachweismethoden ist. Auf diese Weise lassen sich die fettlöslichen und auch die meisten wasserlöslichen Vitamine (C, B_1, Riboflavin, Niacin, B_6, Biotin, Folsäure) bestimmen. Gebräuchlich sind auch mikrobiologische Methoden (Niacin, Biotin, Folsäure), Radioimmunassays (Folsäure, Vitamin B_{12}, Biotin, Vitamin D) oder Erythrozytenaktivierungstests (Vitamin B_1, Riboflavin, Vitamin B_6). Fettsäuren weist man im Serum mittels Gaschromatographie nach. Zur Erkennung von Mineralstoffmängeln werden sowohl Serum und Erythrozyten als auch Haare untersucht. Natrium, Kalium, Kalzium und Magnesium werden mit der Plasma-Emissionsspektralphotometrie, die Spurenelemente Selen, Zink, Eisen, Kupfer und Mangan mit der Atomabsorption, Chrom, Fluor und einige andere Spurenelemente durch Neutronenaktivierung analysiert. Exakte Zinkwerte sind übrigens nur im Schweiß zu bestimmen. Nach diesen exakten Analysen kann dann gezielt supplementiert werden. Dabei muß allerdings berücksichtigt werden, daß sich die Nährstoffe teilweise gegenseitig beeinflussen.

Bei der getrennten Einnahme fettlöslicher Vitamine sollte darauf geachtet werden, sie vor den Mahlzeiten zu nehmen, die Fett enthalten. Wasserlösliche Vitamine sollte man auf mehrere Dosen am Tag verteilen, weil sonst zuviel davon ausgeschwemmt wird.

B.
Spezieller Teil: Nährstoffe und ihre Indikationen

1. Vitamine

1.1 Fettlösliche Vitamine

Vitamin A (Retinol) und β-Carotin

Vorkommen

Vitamin A vor allem in tierischen Produkten wie Eier, Milchprodukte und vor allem Leber. Als β-Carotin in pflanzlichen Nahrungsmitteln wie Möhren, Paprika, Tomaten, Spinat, Hagebutten, Orangen, Pfirsiche.

Eigenschaften

Der Begriff Vitamin A bezeichnet natürliche oder synthetische Verbindungen, die qualitativ die biologische Aktivität des Retinols (Vitamin-A-Alkohol) aufweisen. Die Einheit der biologischen Vitamin-A-Aktivität wird auf Retinol bezogen, wobei eine Internationale Einheit der Aktivität von 0,3 µg Retinol entspricht. Vitamin A ist Bestandteil des Sehpigments Rhodopsin und ein Schutzstoff für das gesamte Ektoderm. Es ist als Coenzym bei der Synthese von Glycoproteinen beteiligt, die maßgeblich für die Integrität epithelialer Gewebe (Haut, Schleimhäute des Respirations-, Digestions- und Urogenitaltraktes, Cornea des Auges) verantwortlich sind. Die nukleären Wirkungen von Vitamin A beziehen sich auf den weiten Bereich von Zellteilung und -differenzierung. Die Mitwirkung von Vitamin A beim Proteinstoffwechsel gilt als sicher, da sowohl proteinreiche Ernährung als auch Zustände erhöhten Proteinbedarfs (Schwangerschaft, Krankheiten, Streß) zu Vitamin-A-Mangel führen. β-Carotin und Vitamin A sind wirksame fettlösliche Antioxidantien, die sich in den lipidreichen Zellmembranen anreichern. Dort reagieren sie mit elektronisch angeregten Sauerstoff-Formen, vor allem mit Singulett-Sauerstoff, und freien Radikalen, so daß die Membranlipide vor Oxidation geschützt werden (siehe auch A.2.1 Vitamine und A.3. Freie Radikale). Das oxidationsempfindliche Vitamin A wird im Blut vom retinolbindenden Protein (RBP) transportiert. Das RBP wird in der Leber synthetisiert und bindet Retinol, also Vitamin A. Ein zelluläres retinolbindendes Protein (CRBP) speichert und transportiert Retinol im Cytoplasma von Leberzellen. Die Synthese des CRBP ist zinkabhängig.

Vitamin A kommt im Pflanzenreich nicht vor, sondern die als Provitamin A bezeichneten Carotinoide, die im tierischen Organismus in Retinol umgewandelt werden. 50 – 60 verschiedene Carotinoide besitzen Provitamin-A-Charakter, wobei β-Carotin die höchste Aktivität besitzt. Die Umwandlung zu Retinol wird mit ½ β-Carotin angegeben. **β-Carotin ist die in vielen Obst- und Gemüsesorten enthaltene wichtigste Vorstufe von Vitamin A und, im Gegensatz zu diesem, auch in Megadosen nicht toxisch.** Die Verwertung des Provitamins ist abhängig von dem Grad der Zerkleinerung der Pflanzenteile: Je feiner Obst und Gemüse geschnitten bzw. gekaut werden, desto mehr β-Carotin wird nutzbar. Wenn bei der Zubereitung noch Fett eingesetzt wird, trägt dies zusätzlich zur Erhöhung der Bioverfügbarkeit bei.

Vitamin A und β-Carotin sind vor allem in Gegenwart von Licht und Wärme empfindlich gegen Luft bzw. Sauerstoff. Die meisten Vitamin-A-Formen sind farblose Kristalle. β-Carotin, Carotinoide schlechthin, bilden gelbe bis gelb-rötliche Kristalle.

Symptome bei Überdosierung

Überdosierungen von Vitamin A kündigen sich sich in der Regel mit Kopfschmerzen und Übelkeit an, die toxischen Dosen sind individuell jedoch sehr unterschiedlich, genau wie die toxischen Wirkungen, die sich durch Vitamin-C-Gaben aufheben lassen.

Bei länger andauernder starker Überdosierung kommt es zu einer **akuten Vitamin-A-Intoxikation**, bei der u. a. folgende Symptome auftreten können: Appetitlosigkeit, Erbrechen, Gleichgewichtsstörungen, Abgeschlagenheit, Haarverlust und Schälreaktion der Haut, Gliederschmerzen mit Schwellung und Überempfindlichkeit der Extremitäten.

Bei einer täglichen Einnahme von 18 000 I.E. Vitamin A und mehr während der Schwangerschaft ist ein teratogener Einfluß nachgewiesen.
Diese Wirkungen betreffen ausdrücklich nur Vitamin A, nicht aber β-Carotin. Wenn die Einnahme von Megadosen indiziert ist, sollte man sich daher für β-Carotin entscheiden.

Mangelsymptome

Die ersten Symptome des Vitamin-A-Mangels betreffen Störungen des Nacht- und Dämmerungssehens, im weiteren Verlauf erfolgt ein Ausfall der Epithelschutzfunktion, der sich in Keratinisierung der Cornea, der Haut- und Schleimhäute äußert, so daß sich Hauterkrankungen wie Akne manifestieren können. Da die Schleimhäute ihre Barrierefunktion gegen Mikroorganismen eingebüßt haben, ist die allgemeine Infektanfälligkeit erhöht und wird besonders im Gastrointestinal- und Respirationstrakt begünstigt. Im weiteren Verlauf tritt eine generelle Wachstumshemmung auf.

Bedarf

Zusätzlich zur Nahrung 10 000 – 25 000 I.E. Vitamin A (5000 I.E. RDA) bzw. 15 mg β-Carotin/Tag (1 I.E. = 0,3 Mikrogramm Vit.A oder 0,6 Mikrogramm β-Carotin), um radikalbedingten Erkrankungen vorzubeugen.

Indikationen

♦ Zellschutz, Krebsprophylaxe
Durch die antioxidative Wirkung werden die Membranlipide vor Oxidation geschützt und auf diese Weise die Integrität der Zellen erhalten. Freie Radikale (siehe auch Teil A.2.1 Vitamine) können u. a. auch die Erbsubstanz verändern. Durch ein fehlgeleitetes Zellteilungsprogramm entstehen bösartige Tumoren (Karzinome), die durch Verschleppung von Tumorzellen auf dem Blut- oder Lymphweg zur Bildung von Tochtergeschwulsten (Metastasen) neigen. Die protektive Wirkung von Vitamin A und β-Carotin gegen maligne Zellentartungen beruht auch auf ihren wachstums- und differenzierungsregulierenden Eigenschaften.

♦ Krebstherapie
Krebspatienten weisen einen extrem niedrigen Vitamin-A-Spiegel auf. Da Vitamin A (β-Carotin) in hohen Dosen zytostatische Wirkung besitzt, dient es zusätzlich zur Unterstützung der Strahlentherapie (teilweise bis zu 3 Mio. I.E. täglich über mehrere Monate).

♦ Akne
30 000 – 100 000 I.E. täglich, evtl. in Kombination mit Zinkoxid, über 10 – 12 Wochen.

♦ Keratosis follicularis
Diese Hautkrankheit läßt sich mit 100 000 I.E. Vitamin A in Kombination mit Vitamin E (1600 I.E.) behandeln. Auch andere, sogar erbliche Hautkrankheiten, wie die Ichthyosis, sprechen gut auf Vitamin A an.

♦ Erkältung
Wenn sie auf akuten Vitamin-A-Mangel zurückzuführen ist (bei starker Sonneneinstrahlung am Meer oder im Schnee, durch Reflexion der Strahlung wird besonders viel Rhodopsin verbraucht, und der entstehende Vitamin-A-Mangel macht die Schleimhäute anfällig für Keime).
Da die normale Struktur der epithelialen Gewebe (Haut, Schleimhäute) Vitamin-A-abhängig ist, ist sein Einsatz u. a. auch erfolgreich bei:

♦ Erkrankungen des Magen-Darm-Traktes (Mangel infolge Maldigestion und Malabsorption)

♦ Erkrankungen der Bronchien und der Lunge

♦ Verbrennungen und Traumata aller Art

♦ starker Sonnenbestrahlung

♦ Allergien zur Regeneration von Haut und Schleimhäuten

♦ toxischer Schädigung der Leber (z.B. bei Alkoholismus, Medikamentenabusus, Drogensucht) zur Regeneration des Leberparenchyms

♦ der Arterioskleroseprophylaxe zum Schutz der Endothelien, denn in intakten Blutgefäßwänden können sich keine arteriosklerotischen Plaques bilden (Triglycerid-, Cholesterin-, Calciumablagerungen).

Darüber hinaus bedeutet Epithelschutz auch Schutz vor Infektionen.
♦ Infektabwehr
Hochdosierte Vitamin-A- bzw. β-Carotinzufuhr bewirkt eine Immunstimulation durch die Beeinflussung der Makrophagen- und Lymphozytenfunktion.
♦ Schwangerschaft
In den ersten drei Monaten nicht mehr als 8000 I.E., da eine teratogene Wirkung nicht ausgeschlossen werden kann. Statt dessen sollte eine hochdosierte Einnahme von β-Carotin erfolgen (18 mg/Tag und mehr). Während der gesamten Embryonalentwicklung ist die Morphogenese von Geweben und Organen von Vitamin A abhängig.
♦ Nachtblindheit
♦ Erkrankungen des Pankreas
♦ Längere Mangel- und Fehlernährung
Klinische Vitamin-A-Mangelsymptome sind besonders in den Ländern der dritten Welt nach wie vor weit verbreitet. Der Vitamin-A-Mangel ist heute weltweit die folgenschwerste Vitamin-Mangelkrankheit. Auch führt z.B. länger andauernde parenterale Ernährung zu Mangelzuständen (aller Vitamine).
♦ Einnahme oraler Kontrazeptiva
Bei langfristiger Anwendung kann es zu rascherer Entleerung der Vitamin-A-Leberspeicher kommen.
♦ Einnahme von Antibiotika
Vitamin A kann die Nebenwirkungen bestimmter Antibiotika, insbesondere die von Streptomycin und Kanamycin, abschwächen.

Kontraindikationen

♦ Beginnende rheumatische Beschwerden bzw. bestehende Arthrosen
Hohe Vitamin-A-Dosen können diese Gelenkerkrankung induzieren.
♦ Hirndrucksteigerung unterschiedlicher Genese
Die Symptome können durch hochdosierte Vitamin-A-Gaben verstärkt werden.
♦ Eingeschränkte Nierenfunktion
♦ Schwangerschaft
Mehr als 18 000 I.E./Tag können teratogen wirken

Wechselwirkungen

♦ Vitamin E kann den oxidativen Abbau von Vitamin A hemmen und seine Verteilung in Leber und peripheren Geweben begünstigen. Eine Kombination der Vitamine A und E wirkt sich daher äußerst positiv aus.

♦ Zink ist Bestandteil einer Reihe von Enzymen, die im Vitamin-A-Stoffwechsel eine Rolle spielen. Hierzu gehören die für den Sehvorgang wichtige Retinalreduktase und Enzyme, die bei der Synthese des retinolbindenden Proteins beteiligt sind. Eine Vitamin A/Zink-Kombination ist daher immer empfehlenswert.

Nebenwirkungen

Bei sachgemäßer Anwendung sind keine Nebenwirkungen zu erwarten.

Vitamin D

Vorkommen

Vitamin D_3: große Mengen in Fischlebertranen (ca. 400 mg/100g), nennenswerte Mengen in Sardinen, Heringen und Lachs (15 – 45 µg/100g), wenig in Säugetierleber, Milch, Eiern, Butter; Provitamin D_3 (7-Dehydrocholesterin): in der Haut von Vögeln und Säugetieren; Provitamin D_2 (Ergosterin): größere Mengen in Pilzen, besonders in Hefe.

Eigenschaften

Unter Vitamin D faßt man mehrere Wirkstoffe zusammen, die allgemein als Calciferole bezeichnet werden. Die wichtigsten Vertreter der D-Vitamine sind das Vitamin D_2 (Ergocalciferol) und das Vitamin D_3 (Cholecalciferol), die den gleichen Stoffwechselweg und die gleiche Vitaminwirksamkeit haben, sowie die natürlichen Metabolite Calcidiol (25-Hydroxycholecalciferol) und Calcitriol (1,25-Dihydroxycholecalciferol). Die Metabolite stellen die aktive Form des Vitamin D dar, wobei Calcidiol die Hauptzirkulationsform und Calcitriol die metabolisch wirksamste Form des Vitamin D ist. Die Vitamine D_2 und D_3 werden zunächst überwiegend in der Leber, aber auch im Darm und in der Niere zu Calcidiol und anschließend ausschließlich in der Niere zu Calcitriol hydroxyliert. Vitamin D_2 entsteht durch UV-Bestrahlung aus dem pflanzlichen Ergosterin (Provitamin D_2). Eine größere Rolle spielt Vitamin D_3 als natürlicher Bestandteil tierischer Gewebe. Es wird durch Sonnenlichtbestrahlung in der Haut aus 7-Dehydrocholesterin (Provitamin D_3) gebildet. Da Cholesterin von Mensch und Säugetier synthetisiert werden kann, ist ein Vitamin-D-Mangel häufig nur die Folge mangelnder Sonnenbestrahlung der Haut (typische Folgeerkrankung Rachitis). Da der Vitamin-D-Gehalt der meisten gebräuchlichen Nahrungsmittel zu vernachlässigen ist, könnte die Versorgung besonders im Winter kritisch werden.

Sowohl Vitamin D_2 als auch Vitamin D_3 sind gegen Licht und Sauerstoff empfindlich. Beide Formen sind weiße bis gelbliche kristalline Pulver.

Vitamin D ist nur für Wirbeltiere essentiell. Seine Aufgabe ist es, zusammen mit dem Parathormon (Nebenschilddrüse – Erhöhung des Calciumspiegels) und dem Calcitonin (Schilddrüse – Absenkung des Calciumspiegels), den Calcium- und Phosphatstoffwechsel zu regulieren. Dabei wird im Darm die Calcium- und Phosphatresorption, im Knochen die Mineralisation sowie die Calcium- und Phosphatmobilisation aus den Knochen und in der Niere die Rückresorption von Calcium und Phosphat gefördert.

Symptome bei Überdosierung

Akute Vergiftungen treten bei Einahme von mehr als 1,25 mg Vitamin D auf. Dabei kommt es zu Übelkeit, Kopfschmerzen, Durchfall, Erbrechen und Krämpfen sowie zu Polyurie, Polydipsie und Proteinurie. Zu einer chronischen Intoxikation kommt es bei Einnahme von 50 mg Vitamin D/Tag über einen längeren Zeitraum mit der Folge einer Kalzifizierung weicher Gewebe (z. B. Nieren, Herz, Lunge). Es gibt zahlreiche Fälle, bei denen generell eine Vitamin-D-Überempfindlichkeit auftritt, so daß sich die genannten Symptome bei sehr geringen Vitamin-D-Gaben zeigen. Bei diesen Patienten sollte sich die Therapie des Vitamin-D-Mangels auf Sonnenbestrahlung beschränken, da endogen gebildetes Vitamin D nie toxisch wirkt.

Mangelsymptome

Zunächst tritt eine Veränderung einer Reihe physiologischer Parameter auf: Die Serumkonzentration von Calcium und Phosphat ist, aufgrund verminderter intestinaler Resorption und verringerter Rückresorption in der Niere, erniedrigt, und der Aminosäurengehalt im Harn ist erhöht. Im weiteren Verlauf kommt es zu Veränderungen des Knochen- und Nervensystems. Im wachsenden Knochen zeigen sich Symptome von Rachitis mit Verbiegungen der Röhrenknochen und Verformungen von Schädel, Thorax und Wirbelsäule sowie Kieferdeformationen mit Zahnfehlstellungen und Schmelzdefekten. Das klinische Bild der Rachitis tritt bei Kindern und Jugendlichen auf und ist die Folge mangelnder Calcium- und Phosphateinlagerung in die Knochen, die deshalb weich bleiben. Beim Erwachsenen heißt das Krankheitsbild Osteomalazie: Während der Umbauvorgänge im fertigen Skelett ist die Einlagerung der Mineralien gestört. Die Knochen werden weich und es kommt zu einem generalisierten Knochenschwund, wobei Deformitäten durch multiple schleichende Frakturen zustande kommen.

Bedarf

Im Normalfall 400 I.E. Vitamin D/Tag (= 10 µg, 1 I.E. = 0,025 µg Vitamin D).

Indikationen

♦ Rachitis
Prophylaxe beim Säugling: 500 I.E. Vitamin D/Tag, Therapie: 1000 – 5000 I.E./Tag, zur Einleitung einmalig 200 000 I.E.

♦ Osteomalazie
siehe Therapie der Rachitis

♦ Osteoporose
als unterstützende Therapie (1000 – 3000 I.E./Tag) neben Östrogengaben, Calciumsubstitution und der Verabreichung von Natriumfluoriden

♦ Hypoparathyreoidismus
Therapie mit 10 000 – 200 000 I.E./Tag.

♦ Bluthochdruck
Aktives Vitamin D scheint den Bluthochdruck sowohl bei Hyperkalzämikern als auch bei Personen mit normalem Calciumspiegel zu senken, wobei sehr kleine Mengen (1 mg) 1a-Hydroxyvitamin D_3 (künstlicher Vitamin-D-Metabolit) den Calciumgehalt des Blutes geringfügig ansteigen lassen, den Blutdruck jedoch beachtlich senken.

♦ Knochenbrüche
Eine ganz spezielle Kombination von Calcitriol/24,25 Dihydroxycholecalciferol wirkt sich positiv auf die Kallusmineralisation aus, und zwar 0,03 µg Calcitriol (physiologische Dosis) + 1,25 µg 24,25-Dihydroxycholecalciferol (fünffache physiologische Dosis)/Tag.

♦ Hypovitaminose D durch Malabsorption
als Prophylaxe z. B. bei chronischen Darmerkrankungen, biliärer Leberzirrhose, ausgedehnter Magen-Darm-Resektion: 3000 – 5000 I.E./Tag.

♦ Rheumatische Erkrankungen
bei primär degenerativen (Arthrose) und primär entzündlichen (Arthritis) Gelenkerkrankungen zur Unterstützung der kompensatorischen subchondralen Knochenbildung. 500 I.E. täglich in Verbindung mit jeweils 4 g Vitamin C und 1 g Calcium.

♦ Vitamin-D-Mangel-Prophylaxe
bei mangelgefährdeten Erwachsenen wie Vegetariern, Schwangeren und älteren Menschen sowie bei Personen mit mangelnder Sonnenlichtexposition.

Kontraindikationen

♦ Hyperkalzämie

♦ Hypervitaminose D

♦ Vitamin-D-Überempfindlichkeit

♦ Schwangerschaft und Stillzeit
Auf die Einnahme der aktiven Metaboliten sollte verzichtet werden.

Wechselwirkungen

♦ Antikonvulsiva (z. B. Barbiturate, Phenytoin) und andere Arzneien, die Leberenzyme induzieren, bewirken einen erhöhten Vitamin-D-Abbau in der Leber, der zur Osteomalazie führen kann.

♦ Laxanzien auf Paraffinölbasis und Cholestyramin (zur Behandlung von Hyperlipoproteinämien) hemmen die intestinale Vitamin-D-Resorption.

♦ Diuretika auf Thiazidbasis können eine Hyperkalzämie verursachen (bei gleichzeitiger Einnahme physiologischer Vitamin-D-Dosen).

♦ Magnesiumhaltige Antazida führen, in Kombination mit Vitamin D oder Calcitriol, zu einer Hypermagnesämie.

Nebenwirkungen

Bei der Einnahme hoher Dosen über einen längeren Zeitraum:

♦ Hyperphosphatämie und Hyperkalzämie

♦ Erhöhung des Serum-Harnstoff-N

♦ Erniedrigung des Serumcholesterins

♦ EKG-Veränderungen durch Störungen anderer Elektrolyte

♦ Apathie

♦ Pankreatitis (durch Verkalkung der Pankreasgänge)

♦ Kalkablagerungen in Kornea, Konjunktiva, Trommelfell

Vitamin E

Vorkommen

In großen Mengen in pflanzlichen Ölen, Wal- und Haselnüssen, weniger in Erdnüssen, in geringeren Mengen in Getreidekeimen, Hefe, Butter, Eiern, Blattgemüsen.

Eigenschaften

Vitamin E ist die zusammenfassende Bezeichnung für verschiedene Tocopherole und Tocotrienole, die in vielen pflanzlichen Nahrungsmitteln, vor allem in pflanzlichen Ölen vorkommen und durch ihre Wirkung als Antioxidantien gekennzeichnet sind. Zu den acht natürlichen Vitamin-E-Verbindungen gehören vier Tocopherole (alpha-, beta-, gamma-, delta-Tocopherol) und vier Tocotrienole (alpha-,

beta-, gamma-, delta-Tocotrienol). Neben diesen freien Formen kommen auch Ester der Tocopherole und Tocotrienole als Succinat oder Acetat vor, die beständiger gegenüber Luftsauerstoff sind als die freien Formen. Im allgemeinen versteht man unter Vitamin E jedoch das in pflanzlichen Ölen dominierende D-alpha-Tocopherol (RRR-alpha-Tocopherol), das zugleich die höchste Aktivität, d.h. die höchste Vitamin-E-Wirksamkeit besitzt:
1 mg D-alpha-Tocopherol = 1 D-alpha-Tocopheroläquivalent = 1,49 USP-Einheiten.

Heute wird die Standardisierung von Vitamin E meist in USP-Einheiten (United States Pharmacopaeia) angegeben, die den auch noch gebräuchlichen »Internationalen Einheiten« (I.E.) entsprechen. Die anderen im Handel erhältlichen Vitamin-E-Formen besitzen alle eine etwas geringere Aktivität: 1 mg des meist handelsüblichen D-alpha-Tocopherolacetats entspricht 1,36 USP-Einheiten und 1 mg des weniger gebräuchlichen D-alpha-Tocopherolsuccinats entspricht 1,21 USP-Einheiten. Die geringste Vitamin-Aktivität besitzen vollsynthetische Tocopherole (1 mg all-rac-alpha-Tocopherol = DL-alpha-Tocopherol = 1,21 USP-Einheiten) und ihre Ester.

Tocopherole sind hellgelbe, bei Raumtemperatur in Ölform vorliegende Substanzen. Die freien Tocopherole sind leicht oxidierbar, die Ester sind erheblich stabiler.

Die Resorption von Vitamin E im Dünndarm wird durch mittelkettige, gesättigte Fettsäuren verbessert und durch mehrfach ungesättigte Fettsäuren herabgesetzt.

Vitamin E übt eine Schutzfunktion für Membranen in allen Geweben aus, wo es bei längerer Einnahme gespeichert wird. Besonders stark reichert es sich in den Nebennieren und im Fettgewebe an. Das natürliche D-alpha-Tocopherol und seine Ester werden besser resorbiert und gespeichert als die synthetischen Vitamin-E-Formen (DL-alpha-Tocopherol und seine Ester). Die Bedeutung von Vitamin E für den Organismus ist vielfältig:

Es schützt die Lipide der Zellmembranen vor Peroxidation, denn aufgrund ihrer lipophilen Eigenschaften können sich Tocopherolmoleküle zwischen die Lipidstrukturen der Zellmembranen schieben und dort direkt mit freien Radikalen, speziell mit Peroxylradikalen reagieren und sie unschädlich machen.

Enzyme, Hormone und verschiedene Vitamine (z. B. Vitamin A) werden vor der Einwirkung von Oxidationsmitteln geschützt.

Durch Beeinflussung des Arachidonsäuremetabolismus (Stimulation der Prostazyklinsynthese, Hemmung der Thromboxan-A_2-Synthese) hemmt Vitamin E die Thrombozytenaggregation und setzt somit das Risiko thrombotischer Gefäßverschlüsse herab.

Die umfangreiche Anhäufung von Lipofuszinpigmenten – Stoffwechselabbauprodukte, die nicht mehr metabolisiert werden können, auch als Alterspigmente bekannt – wird durch hohe Vitamin-E-Dosen herabgesetzt. Vitamin E scheint auch, zusammen mit Selen, die Antikörperproduktion zu stimulieren.

Symptome bei Überdosierung

nicht bekannt

Mangelsymptome

Bevor Mangelerscheinungen klinisch manifest werden, tritt eine vermehrte Bildung von Malondialdehyd und kurzkettigen Kohlenwasserstoffen auf. Malondialdehyd ist ein Abbauprodukt, das bei der Lipidperoxidation anfällt und daher als Zeichen eines intrazellulären Vitamin-E-Mangels aufzufassen ist. Es läßt sich mit Hilfe eines photometrischen Tests nachweisen, wobei homogenisiertes Gewebe, Urin oder Serum für die Untersuchung verwendet werden können. Im weiteren Verlauf eines Vitamin-E-Mangels sind neuromuskuläre Ausfallerscheinungen, Muskelschwäche, Veränderungen an den Axonen der Hinterstränge des Rückenmarks (Tabes dorsalis) und des sensorischen Kerns des Trigeminus in der Medulla (Sensibilitätsstörungen im Gesichtsbereich), Hämolyse, Kreatinurie und vermehrte Lipofuszinpigmentablagerungen zu erwarten.

Ernährungsbedingte Mangelerscheinungen sind selten, vielmehr haben Mangelzustände ihre Ursache in erhöhtem Verbrauch durch oxidativen Streß (Umweltgifte, UV- und radioaktive Strahlung, Zigarettenrauch, Arzneimittelkonsum, körperliche Höchstleistungen) oder in krankheitsbedingten Resorptionsstörungen, z.B. bei Enterokolitis, chronischer Pankreatitis, Sprue, nach Gastrektomie, bei zystischer Fibrose, angeborenen hämolytischen Anämien.

Bedarf

Zusätzlich zur Nahrung mindestens 200, besser 400 – 600 USP-Einheiten (I.E.) Vitamin E als Zellschutzmaßnahme, um radikalbedingten Krankheiten vorzubeugen, in der Therapie, z. B. bei arteriellen Verschlußkrankheiten, bis zu 1200 USP-Einheiten/Tag.

Indikationen

♦ Herz-, Kreislauferkrankungen
Aufgrund der antithrombotischen und thrombolytischen Wirkung geeignet für Prophylaxe und Therapie peripherer Durchblutungsstörungen (z. B. Raucherbein, Claudicatio intermittens), die als Folge arteriosklerotisch veränderter Gefäße anzusehen sind: 400 – 600 mg Vitamin E/Tag.
Bei Angina pectoris korreliert ein hoher Vitamin-E-Plasmaspiegel mit einem niedrigen Erkrankungsrisiko.

♦ Arteriosklerose
Durch seine antioxidativen Eigenschaften schützt Vitamin E einerseits die Endothelzellen vor dem Angriff freier Radikale, andererseits verhindert es eine Oxidation der im Blut enthaltenen LDL, die bei der Entstehung von Schaumzellen eine entscheidende Rolle spielen. Aus diesen Zellen entwickeln sich die arteriosklerotischen Plaques (siehe Kapitel A.3., S. 12).

♦ Aktivierte Arthrose und Arthritis
Vitamin E fängt freie Sauerstoffradikale ab, die die Leukozyten (neutrophile Granulozyten) in rheumatischen Gelenken vermehrt bilden. Es schützt die Zellmembranen, indem es sich, aufgrund seiner fettlöslichen Eigenschaften, zwischen die Lipidstrukturen einlagert und dort seine antioxidative Wirkung entfaltet.

♦ Entzündungshemmung
Die entzündungshemmende Wirkung von Vitamin E besteht in einer Hemmung der unspezifischen Entzündungsreaktion (Phagozytosehemmung; Hemmung des Arachidonsäuremetabolismus, bei dem die für die Auslösung der Entzündungsreaktion wichtigen Leukotriene und Prostaglandine gebildet werden).

Diese Eigenschaft ist für die Therapie chronischer Entzündungen, wie bei der aktivierten Arthrose und der rheumatoiden Arthritis nutzbar.

♦ Muskel- und Bindegewebserkrankungen
Z. B. Muskeldystrophie (zusammen mit Cholin und Inosit), Dupuytrensche Kontraktur werden günstig beeinflußt. Der Therapieansatz basiert auf dem Vorhandensein freier Radikale in geschädigtem Gewebe.

♦ Schutz vor Umweltgiften, Zellschutz, Krebsprävention
Aufgrund seiner antioxidativen Wirkung kann Vitamin E Schutz vor Schadstoffen in Luft, Nahrungs- und Genußmitteln (z. B. Zigarettenrauch) bieten, die oft Ursachen für vorzeitiges Altern und für Krebs sind, da sie vermehrt freie Radikale produzieren. Krebspatienten weisen in der Regel niedrige Vitamin-E-Plasmawerte auf.

♦ Infektabwehr
Bei einer mäßig erhöhten Zufuhr von Vitamin E (200 – 400 USP) und Selen (50 µg) steigt die Produktion der Antikörper.

♦ Schwermetall- und Chemikalienintoxikationen
speziell bei Blei-, Cadmium- und Quecksilber- aber auch bei Ozon-, Stickoxid-, Tetrachlorkohlenstoff- und Benzolvergiftungen. Alle Stoffe entfalten ihre Wirkung über freie Radikale.

♦ Dysmenorrhoe, praemenstruelles Syndrom
mit 150 – 600 USP-Einheiten werden die Beschwerden vermindert.

♦ Menopausebeschwerden

♦ Nächtliche Beinkrämpfe
bessern sich bei Verabreichung von Vitamin E in Verbindung mit Calcium und Magnesium.

♦ Verbesserung des Hautoberflächenreliefs
Sowohl die topische als auch die systemische Anwendung von alpha-Tocopherol führt zu einer Verbesserung des Hautoberflächenreliefs über ein verstärktes Feuchthaltevermögen der Hornschicht (Moisturizing effect).

♦ Wundheilung
Die topische Anwendung von Vitamin E wirkt günstig auf Wundheilung und Narbenbildung, auch bei Strahlenbehandlung mit ausgepräg-

ter Bildung von Sauerstoffradikalen. Bei Verbrennungen und nach Hautschnitten kann die Keloidbildung (Bildung von Wulstnarben) verhindert werden.

♦ Diabetes mellitus
Die Behandlung mit Insulin ist auch ein Beispiel für orthomolekulare Therapie, da Insulin ein körpereigener Stoff ist. Vitamin E senkt den Insulinbedarf (300 – 800 I.E.).

♦ Retinopathie bei Frühgeborenen
Der schädigende Einfluß der Sauerstofftherapie auf die noch unreife Netzhaut kann durch prophylaktische Vitamin-E-Gaben verhindert werden. Bei schon geschädigter Netzhaut kann der Krankheitsverlauf durch Vitamin E günstig beeinflußt werden.

♦ Intraventrikuläre Blutungen bei Neugeborenen
Eine rechtzeitige Vitamin-E-Substitution kann die Zahl der Ventrikel-Einbruchblutungen reduzieren.

♦ Atemnotsyndrom
bei Frühgeborenen und bei erwachsenen beatmeten Intensivpatienten.

♦ Vitamin-E-Resorptions- und Transportstörungen, z. B.:
  ♦ nach Darmresektionen,
  ♦ bei zystischer Fibrose (10 mg Vitamin E/kg KG),
  ♦ A-β-Lipoproteinämie: Die rechtzeitige Gabe hoher Vitamin-E-Dosen kann sowohl die klinische Manifestation verhindern als auch bereits bestehende neurologische Störungen lindern.
  ♦ aktiver Hepatitis,
  ♦ biliärer Zirrhose,
  ♦ Störung der Gallen- und Pankreassekretion,
  ♦ chronisch entzündlichen Darmerkrankungen.

♦ Neuromuskuläre Störungen, z. B. bei:
  ♦ Cholestase (30 mg/kg KG, 12 – 20 Mon.),
  ♦ Parkinsonsche Erkrankung: 400 – 3200 USP-Einheiten/Tag verzögern die Progredienz.

♦ Chronische Hämolyse, z. B. bei:
  ♦ Sichelzellenanämie
  ♦ β-Thalassämie

Kontraindikationen

♦ Blutgerinnungsstörungen
♦ Behandlung mit Gerinnungshemmern

Wechselwirkungen

♦ Bei der Einnahme hochdosierter Vitamin-E-Präparate in Kombination mit gerinnungshemmenden Mitteln (z. B. Cumarin) kann es zu Blutgerinnungsstörungen kommen.

♦ Bei der gleichzeitigen Einnahme von Eisen-III-Präparaten kann die Wirkung von Vitamin E abgeschwächt werden. Die beiden Stoffe sollten daher in einem zeitlichen Abstand von 3 – 4 Stunden verabreicht werden.

Nebenwirkungen

nicht bekannt

Vitamin K

Vorkommen

Reichlich in grünen Blattgemüsen, weniger in Leber, Herz, Fisch, Milch, Eiern.

Eigenschaften

Vitamin K ist keine einheitliche Substanz, sondern man versteht darunter im wesentlichen drei strukturelle Varianten mit demselben Grundgerüst, die alle antihämorrhagischen (blutungsstillenden) Charakter besitzen:
Vitamin K_1 (Phyllochinon) wird in grünen und gelben Pflanzen sowie in Grün- und Braunalgen synthetisiert und ist am Photosyntheseprozeß beteiligt. Vitamin K_2 (Menachinon) wird von Bakterien erzeugt, also auch von den Darmbakterien, die ca. 50% des Bedarfs abdecken. Durch die zusätzliche Aufnahme mit der Nahrung ist die Vitamin-K-Zufuhr normalerweise gedeckt, so daß Mangelzustände bei gesunden erwachsenen Personen nicht zu erwarten sind. Vitamin K_3 ist ein synthetisches Produkt.

Alle Formen besitzen die gleiche Vitaminaktivität, Vitamin K_3 jedoch erst nach Alkylierung an C_3 durch die intestinale Flora oder in der Leber. Die Vitamin-K-Formen sind empfindlich gegen Licht, ionisierende Strahlen und Alkali, jedoch stabil gegen Hitze und Sauerstoff. Die an Pankreaslipasen und Gallensäuren gebundene Resorption im Dünndarm, vorzugsweise im Jejunum, wird durch die Zugabe kurz- und mittelkettiger Fettsäuren gesteigert, durch langkettige gehemmt. Vitamin K_3 wird, unabhängig von Pankreaslipasen und Gallensäuren, sowohl im Dünndarm als auch im Kolon resorbiert. Vitamin K_1 und K_2 gelangen zunächst ins Lymphsystem, Vitamin K_3 tritt direkt in die Blutbahn über. Die natürlichen Vitamin-K-Formen werden vorwiegend in der Leber, aber auch in Nebennieren, Nieren, Lunge und Knochenmark gespeichert, Vitamin K_3 hingegen wird im Organismus weit verteilt und schnell wieder ausgeschieden.

Vitamin K ist für Carboxylierungsreaktionen in zahlreichen Proteinen erforderlich. Die Vitamin-K-abhängige Carboxylaseaktivität ist besonders in der Leber für die Synthese von Gerinnungsfaktoren von Bedeutung. Auf diese Weise entstehen Prothrombin und die Faktoren VII, IX und X. Der zentrale Schritt bei der Blutgerinnung, die Umwandlung von Prothrombin zu Thrombin, wird durch den Faktor X vermittelt.

Auch andere Proteine werden durch Vitamin-K-abhängige Carboxylierungsreaktionen aktiviert, so z. B. das Osteocalcin im Knochen, das nach Kollagen die mengenmäßig häufigste Proteinkomponente des Knochens darstellt.

Symptome bei Überdosierung

nicht bekannt (bei Vitamin-K_1-Einnahme; Vitamin K_3 siehe Nebenwirkungen)

Mangelsymptome

Die klinische Symptomatik ist durch Blutungssymptome, z. B. Blutungen in den Magen-Darmtrakt, und durch das Auftreten von Hämatomen gekennzeichnet.

Bedarf

Normalerweise 1 mg Vitamin K/kg KG. Bei gesunden Erwachsenen wird der Bedarf über die Nahrung (Vitamin K_1 und K_2) und über die Produktion durch die Darmbakterien gesichert.

Indikationen

♦ Vitamin-K-Mangel-Prophylaxe bei Neugeborenen nach der Geburt

Langfristig und ausschließlich gestillte Säuglinge weisen ein erhöhtes Blutungsrisiko auf, da Muttermilch im Vergleich zu Kuhmilch zwei- bis zehnmal geringere Vitamin-K-Gehalte aufweist. Die unreife Leber ist noch nicht zur ausreichenden Synthese von Gerinnungsfaktoren in der Lage, und die physiologische Darmflora ist auch noch nicht ausgebildet. Blutungen, u. a. aus dem Magen-Darm-Trakt (Melaena = Teerstuhl), weisen auf einen Vitamin-K-Mangel hin, das Krankheitsbild ist der Morbus haemorrhagicus. Säuglinge sind daher auf Flaschen- und Beikost oder auf Vitamin-K-Gaben angewiesen (1 mg Vitamin K_1 parenteral am 1. Tag nach der Geburt oder wiederholte orale Gaben von 1 mg Vitamin K_1 am 1., am 4. – 6. Tag sowie in der 4. Woche).

♦ Vitamin-K-Mangel-Prophylaxe bei Säuglingen mit gestörter Vitamin-K-Resorption

z. B. bei Mucoviszidose, Hepatitis, chronischen Diarrhöen (1 mg Vitamin K/Monat parenteral).

♦ Vitamin-K-Prophylaxe bei Schwangeren

besonders, wenn Antikonvulsiva, Antibiotika, Laxanzien eingenommen werden, aber auch wenn Fehlernährung oder Malabsorption bestehen.

♦ Vitamin-K-Mangelzustände bei Erwachsenen

wenn die Darmflora zerstört ist oder bei gastrointestinalen Erkrankungen, z. B. bei:
- monatelanger Antibiotikaeinnahme
- Enteritis
- Morbus Crohn
- Colitis ulcerosa
- Bulimia nervosa

1–5 mg Vitamin K als Prophylaxe, bei Resorptionsstörungen parenteral.

Therapie bei leichten Blutungen: 1 – 5 mg Vitamin K oral bei Säuglingen und Erwachsenen. Therapie bei schweren Blutungen: 1 – 10 mg Vitamin K intravenös.

Kontraindikationen

Bei Vitamin K_1 keine (Vitamin K_3 siehe Nebenwirkungen).

Wechselwirkungen

♦ Antibiotika können die endogene Produktion von Menachinon stören, da, besonders durch die Einnahme von Breitband-Antibiotika, auch die Darmbakterien zerstört werden können.

♦ Acetylsalicylsäure kann die Vitamin-K-Wirkung hemmen (durch Blockierung des Carboxylase-Reduktase-Systems).

♦ Antikoagulanzien, besonders Cumarinderivate, wirken antagonistisch zu Vitamin K (durch Hemmung der Epoxidreduktase im Vitamin-K-Zyklus). Andererseits können hohe Vitamin-K-Dosen die Wirkung von Cumarinderivaten verhindern, z. B. als Gegenmittel gegen Rattengift, die häufig auf Cumarinbasis hergestellt sind.

♦ Antikonvulsiva, z. B. Phenobarbital, können zu Vitamin-K-Mangel führen (der Mechanismus ist ungeklärt).

Nebenwirkungen

♦ Bei subkutaner oder intramuskulärer Injektion von Vitamin K_1 kann es in seltenen Fällen zu allergischen Reaktionen kommen. Bei intravenöser Injektion kann in Einzelfällen ein anaphylaktischer Schock auftreten.

♦ Das synthetische Vitamin K_3 und seine Derivate können bei Neugeborenen in hohen Dosen zu hämolytischen Anämien führen. Dies gilt auch, wenn die Mutter in den letzten Monaten der Schwangerschaft mit Vitamin K_3 therapiert wurde. Von einer Anwendung dieser Vitamin-K-Form ist daher abzuraten.

1.2 Wasserlösliche Vitamine

Vitamin C (Ascorbinsäure)

Vorkommen

Wichtigste Quellen sind frisches Obst und Gemüse, insbesondere Zitrusfrüchte, schwarze Johannisbeeren, Kiwis, Sanddorn, Hagebutten, Paprika, Kartoffeln, Petersilie sowie frische rohe Leber und Nieren.

Eigenschaften

Die biologisch aktive L-Ascorbinsäure wird von höheren Pflanzen und Tieren aus Glucose synthetisiert. Die Stereoisomere D-Ascorbinsäure sowie L- und D-Isoascorbinsäure haben keine Vitaminwirkung. Die Primaten (Menschen, Menschenaffen), Meerschweinchen, Elefanten sowie einige Vogelarten sind jedoch nicht zur Ascorbinsäuresynthese fähig, da ihnen ein wichtiges Enzym (L-Gulonolacton-Oxidase) fehlt. Bei den Säugetieren wird Ascorbinsäure in der Leber, bei Vögeln, Reptilien und Amphibien in der Niere produziert. Vitamin C besitzt stark reduzierende Wirkung und stellt somit als Antioxidans einen wirksamen Radikalfänger dar. Es ist aber sehr empfindlich gegenüber Luftsauerstoff, Licht und Erwärmung, in wäßriger Lösung stärker als in fester Form, in der es ein weißes, geruchloses kristallines Pulver bildet. Die Stabilität des Vitamins nimmt in wäßriger Lösung mit steigender Konzentration zu.

Die L-Ascorbinsäure und ihre oxidierte Form, die Dehydroascorbinsäure, bilden ein Redoxsystem, das für eine Vielzahl biologischer Prozesse genutzt wird, z. B. für die Reaktion mit freien Radikalen und Singulett-Sauerstoff sowie für die Regeneration von Vitamin E (siehe Kapitel A.3. Freie Radikale, S. 13) Die Vitamine C und E ergänzen sich auch in bezug auf ihren Wirkungsort: Das wasserlösliche Vitamin C entfaltet seine oxidative Wirkung im Zytoplasma, das fettlösliche Vitamin E wirkt hingegen in den Zellmembranen.

Für den Eisenstoffwechsel spielt Vitamin C eine entscheidende Rolle, denn die intestinale Eisenresorption wird durch die Reduktion von Fe^{3+} zu Fe^{2+} gefördert. Auch die Beteiligung von Ascorbinsäure an Dioxygenase- und

Hydroxylierungsprozessen beruht in vielen Fällen wahrscheinlich auf der Reduktion des an den Reaktionen beteiligten Eisens. Vitamin C ist dabei immer wesentlich aktiver als andere Reduktionsmittel. Wichtige Ascorbinsäure-abhängige Dioxygenasereaktionen sind die Carnitinsynthese aus den Aminosäuren Lysin und Methionin (siehe auch Kapitel B.1.1.3 Carnitin) und die Quervernetzung von Kollagen, die für die Stabilität des Bindegewebes verantwortlich ist. Zu den bedeutenden Vitamin-C-abhängigen Hydroxylierungsreaktionen gehören u. a. verschiedene Reaktionen bei der Kollagensynthese. Die Symptome der klassischen Vitamin-C-Mangelkrankheit Skorbut, z. B. rissige Haut, Blutungsneigung, Veränderungen im Knochenaufbau, Zahnausfall, sind daher Ausdruck eines gestörten Kollagenstoffwechsels. Auch bei der Entgiftung von Pharmaka, Schwermetallen, Nikotin etc. spielen Hydroxylierungsreaktionen, besonders in den Lebermikrosomen, eine zentrale Rolle. Viele katalysierende Enzyme benötigen dabei Ascorbinsäure als Cofaktor. Weitere Hydroxylierungsreaktionen mit Vitamin-C-Beteiligung sind die Bildung von Glucocorticoiden als Antwort auf Streß sowie der Abbau von Cholesterin zu Gallensäuren zur Verhinderung einer Cholesterinanreicherung im Gewebe. In diesem Zusammenhang ist eine weitere wichtige Funktion für den Lipidstoffwechsel von Interesse: Vitamin C schützt die LDL im Blut vor Oxidation, ein wichtiger Schritt zur Arterioskleroseprophylaxe.

In noch nicht endgültig geklärter Weise greift Ascorbinsäure in den Histaminabbau ein (Hydroxylierung?).

Untersuchungen von Hirngewebe ergaben, daß dort die Vitamin-C-Konzentration zu den höchsten im Organismus gehört. Es ist also nicht verwunderlich, daß das Vitamin zahlreiche neuromodulatorische Wirkungen erzielt, z. B. bei der Differenzierung neuronaler Strukturen (Synaptogenese) und bei der Synthese zahlreicher Neurohormone und -transmitter.

Bei der endogenen Bildung karzinogener Nitrosamine aus biogenen Aminen und Nitrit, das im Form von Konservierungsstoffen aufgenommen wird oder in vivo durch Bakterien aus Nitrat gebildet wird, übt Ascorbinsäure einen hemmenden Einfluß aus, weil sie schneller mit Nitrit reagiert als die biogenen Amine.

Für das Immunsystem hat Vitamin C eine besondere Bedeutung, denn es beeinflußt verschiedene Komponenten der körpereigenen Abwehr:

♦ Schon unter der Gabe von 1 – 3 g/Tag ist ein Anstieg der Serumkonzentration der Immunglobuline IgA und IgM zu beobachten.

♦ Monozyten, Makrophagen und neutrophile Granulozyten enthalten 10- bis 40mal höhere Vitamin-C-Konzentrationen als das Plasma, außerdem läßt sich ihre Chemotaxis durch das Vitamin erhöhen.

♦ Die von Makrophagen und neutrophilen Granulozyten gebildeten freien Radikale werden von dem Antioxidans Ascorbinsäure unschädlich gemacht.

♦ Die körpereigene Interferonsynthese wird gesteigert.

In der Praxis sieht es so aus, daß Infektionen zwar nicht immer verhindert werden können, daß ihre Heftigkeit jedoch deutlich vermindert sein kann.

Symptome bei Überdosierung

Bei höherer Dosierung besitzt Ascorbinsäure eine laxierende Wirkung, die wahrscheinlich die Folge einer gesteigerten Wassersekretion in das Darmlumen ist. Die laxierende Dosis ist individuell sehr unterschiedlich, tritt in der Regel aber erst bei Dosen von mehr als 10 g/Tag auf. Interessant ist, daß die Darmtoleranz bei Infektionen und anderen schweren Erkrankungen steigt.

Mangelsymptome

Man unterscheidet zwischen subklinischen und klinisch manifesten Mangelzuständen, wobei ein klinisch manifester Skorbut in den westlichen Industrieländern sehr selten auftritt. Von größerer Bedeutung sind daher die leichten (subklinischen) Vitamin-C-Mangelsymptome. Sie entstehen meist durch ungenügende Aufnahme bei erhöhtem Bedarf, wie z. B. bei Rauchern, in der Schwangerschaft, im Alter, bei Infektionen, Streß oder nach langfristiger Einnahme von Medikamenten. Zunächst treten erniedrigte Plasma- und Leukozytenwerte, verminderte Hydroxylierungen und eine verstärkte Histaminfreisetzung auf. Die Folgen sind Müdigkeit und Leistungsschwäche (verminderte Carnitinsynthese), Appetitlosigkeit, verschlechterte Wundheilung (Störung der Kollagensynthese), Gelenkschmerzen sowie eine allgemeine Abwehrschwäche.

Bei der nächsten Stufe des Mangels kommt es zu follikulären Hyperkeratosen und zu erhöhter Kapillarbrüchigkeit mit Blutungen in Haut, Schleimhäuten, Muskulatur, inneren Organen, Gelenken, Pleurahöhle und Myokard sowie zu Gingivitis mit folgendem Zahnausfall. Hierbei handelt es sich bereits um das klinische Bild des Skorbuts.

Bedarf

Zusätzlich zur Nahrung 4 g (1 Teelöffel), bei drohenden Infektionen, aber auch während der Erkrankung und bei subklinischen Mangellagen 8 – 12 g (2 – 3 Teelöffel), die wegen der Wasserlöslichkeit des Vitamins über den Tag verteilt genommen werden sollten, um einen konstanten Blutspiegel zu erhalten. Die empfohlene RDA beträgt unverständlicherweise immer noch 75 mg/Tag. Der Bedarf richtet sich nach der Grenze der Darmtoleranz, d. h. die individuelle Dosis liegt knapp unterhalb der Menge, die eine laxierende Wirkung ausübt (Cathcart 1984). Im Spezialfall werden bis 200 g/Tag je nach Darmverträglichkeit, verteilt auf mehrere Dosen, verabreicht. Bei schweren Krankheiten steigt automatisch die Grenze der Darmtoleranz.

Indikationen

- Skorbut (siehe Mangelsymptome)

- Subklinische Mangellagen
durch ungenügende Aufnahme bei:
  - einseitiger Ernährung
  - Diäten
  - durch erhöhten Bedarf aufgrund eines erhöhten Vitamin-C-Metabolismus:
  - bei akuten Infektionen und vielen chronischen und entzündlichen Erkrankungen
  - in der Schwangerschaft
  - bei Rauchern (Vitamin-C-Bedarf 40% höher als bei Nichtrauchern)
  - durch erhöhten Bedarf aufgrund verminderter Resorption:
  - bei gastrointestinalen Erkrankungen
  - bei Alkoholikern

- Wundheilung
Durch die Beteiligung des Vitamin C an der Kollagensynthese ist eine schnellere Wundheilung nach Verbrennungen, Verletzungen, Operationen, aber auch bei Hauterkrankungen (Dermatosen) und Frakturen durch Gaben hoher Ascorbinsäuredosen (25 – 150 g/Tag) zu beobachten.

- Infektabwehr
Durch seine immunmodulierenden Eigenschaften eignet sich Vitamin C nicht nur zur Behandlung und Prophylaxe von Erkältung und Grippe. Fast alle bakteriellen und viralen Infekte, selbst schwerste Virusinfektionen wie Hepatitis und Pneumonie lassen sich durch Vitamin C positiv beeinflussen.

- Vergiftungen
Giftstoffe wie Schwermetalle, Pharmaka, Nikotin etc. werden u. a. durch Hydroxylierung gebunden und ausgeschieden. Dadurch sind auch die Erfolge bei der Behandlung Drogensüchtiger zu erklären.

- Zellschutz, Krebsprophylaxe
Als Antioxidans fängt Vitamin C freie Radikale ab, die den genetischen Code und somit das Zellteilungsprogramm verändern können. So wird unkontrollierten Zellteilungen und somit der Entstehung von Tumoren vorgebeugt. Auch die direkten Effekte des Vitamins auf das Immunsystem und die Inhibierung der Nitrosaminbildung sind für die Tumorprophylaxe von wesentlicher Bedeutung. Auch weisen Tumorpatienten in der Regel erniedrigte Vitamin-C-Spiegel auf.

- Krebstherapie
Das Ausmaß der Metastasierung kann durch hohe Vitamin-C-Dosen günstig beeinflußt und so die Überlebenszeit verlängert werden.

- Arthrose und Arthritis
Durch den Einfluß auf die Kollagensynthese, Knorpel enthält 70 – 80% Kollagen, kann Arthrose im Anfangsstadium durch hohe Ascorbinsäuredosen positiv beeinflußt werden. Auch bei der Behandlung der Arthritis werden Vitamin-C-Megadosen (10 – 25 g/Tag) erfolg-

reich angewendet (im fortgeschrittenen Stadium der Gelenkerkrankungen Vitamin-C-Behandlung in Verbindung mit Calcium und Vitamin D$_3$, siehe unter »Calciferol«).

♦ Sedierung

Vitamin C besitzt eine angstlösende und beruhigende Wirkung.

♦ Herz-, Kreislauferkrankungen und Arterioskleroseprophylaxe

Ein hoher Plasmaspiegel setzt das Erkrankungsrisiko herab, weil Vitamin C einerseits die Endothelien vor dem Angriff freier Radikale schützt und andererseits die Oxidation der LDL verhindert. Oxidierte LDL werden von an den Endothelwänden festsitzenden Makrophagen phagozytiert. Aus den LDL/Makrophagen-Verbänden entstehen die sogenannten Schaumzellen, die Hauptbestandteile arteriosklerotischer Plaques. Auch wird der Abbau von Cholesterin zu Gallensäuren durch Vitamin C gefördert.

♦ Allergien

Histamin, das biogene Amin der Aminosäure Histidin, wird bei Kontakt mit dem allergieauslösenden Stoff (Allergen) und dem Antikörper aus speziellen Zellen an das Gewebe abgegeben und ist dort für die Symptome der Allergien, wie Asthma, Hautrötung, -jucken, anaphylaktischer Schock (Allergieschock), verantwortlich. Ascorbinsäure fördert den Abbau von Histamin.

♦ Müdigkeit, Leistungsschwäche, Leistungssteigerung

Die Carnitinbiosynthese aus den Aminosäuren Lysin und Methionin ist Vitamin-C-abhängig. Carnitin fördert die Fettoxidation und sorgt für die Energiebereitstellung aus Fettsäuren in den Zellen. Müdigkeit und Leistungsschwäche deuten daher auf eine verminderte Carnitinbiosynthese hin und sind frühe Zeichen eines Vitamin-C-Mangels.

Kontraindikationen

♦ Hyperoxalurie und Oxalatsteinanamnese

Im Normalfall, also bei Nichtsteinträgern, ist allerdings auch nach der Einnahme von Grammdosen Ascorbinsäure kein wesentlicher Anstieg der Oxalsäureausscheidung nachzuweisen. Oxalsäure, das Oxidationsprodukt der L-Ascorbinsäure, wird auch dann nicht vermehrt gebildet, wenn steigende Vitamin-C-Mengen renal eliminiert werden.

♦ Eisenspeicherkrankheiten (z. B. Hämochromatose)

Vitamin C fördert die Eisenresorption aus dem Gastrointestinaltrakt und sollte daher bei diesen Erkrankungen nur bei eindeutigen Mangelsymptomen angewendet werden.

Wechselwirkungen

♦ Bei regelmäßiger und länger andauernder Behandlung mit Acetylsalicylsäure oder Tetrazyklinen kommt es durch eingeschränkte Resorption zu einem Abfall der Vitamin-C-Konzentration im Blut. Ein gestrichener Teelöffel pro Tag zusätzlich ist in diesen Fällen angezeigt.

♦ Vitamin C bindet nicht nur Giftstoffe, sondern auch viele Spurenelemente, die so inaktiviert werden. Um derartige Wechselwirkungen zu vermeiden, sollte Vitamin C immer im Abstand von ca. 2 Stunden zu Spurenelementen aufgenommen werden.

Nebenwirkungen

Höhere Ascorbinsäuredosen können aufgrund einer gesteigerten Wassersekretion in das Darmlumen eine gewisse laxative Wirkung ausüben. Die Grenze der Darmtoleranz ist individuell unterschiedlich und schwankt in Abhängigkeit von der körperlichen Verfassung. Bei schweren chronischen Erkrankungen und bei Infektionen ist sie in der Regel höher.

Vitamin-B-Komplex

Die folgenden Vitamine werden als B-Komplex zusammengefaßt, weil sie in den Nahrungsmitteln meist gemeinsam vorkommen und ihre Wirkungen in Coenzymfunktionen im Zellstoffwechsel bestehen, die eng miteinander gekoppelt sind. Daher liegen die Mängel, die sich meist zuerst an Haut, Schleimhäuten und Nervensystem manifestieren, häufig als Mischformen vor, so daß bei der orthomolekularen Therapie die Vitamine des B-Komplexes entsprechend kombiniert werden müssen. Bei vielen Hauterkrankungen und neurologischen Störungen, aber auch bei rheumatischen Erkrankungen, Diabetes und Alkoholismus wird aufgrund des Wirkungssynergismus der gesamte B-Komplex verabreicht. Insbesondere die Vitamine B_1, B_6 und B_{12} stellen eine bewährte Kombination zur Therapie von Neuritiden, Neuralgien und Bandscheibenbeschwerden dar. Die B-Vitamine werden in der Regel in einem geringen, aber lange nicht ausreichenden Umfang von den Darmbakterien erzeugt.

Vitamin B_1 (Thiamin)

Vorkommen

Reichlich in Vollkorngetreide (in Keim- und Aleuronschicht), Hefe, Erdnüssen, Gemüse, Innereien, Schweinefleisch.

Eigenschaften

Vitamin B_1 ist ein wichtiger Bestandteil pflanzlicher und tierischer Organismen. Es kommt als freies Thiamin und in Form verschiedener Phosphatester vor, und zwar als Thiaminmonophosphat (TMP), Thiamindiphosphat (TDP, auch Thiaminpyrophosphat, TPP, genannt) und Thiamintriphosphat (TTP). Im menschlichen und tierischen Gewebe dominiert TDP, TMP und freies Thiamin findet man in den extrazellulären Flüssigkeiten (Plasma, Zerebrospinalflüssigkeit). In Pflanzen überwiegt freies Thiamin. Mensch und Tier sind, im Gegensatz zu den Pflanzen, nicht zur Thiaminsynthese fähig, sie können allerdings aus zugeführtem Thiamin die Phosphatester aufbauen. Die Speicherkapazität für Vitamin B_1 ist zwar gering, jedoch weisen Herz, Nieren, Leber und Hirn die höchsten Thiamingehalte auf.

Im Handel ist Thiamin meist nicht erhältlich, denn in der Therapie sind die stabileren wasserlöslichen Salze, in der Regel Thiaminhydrochlorid und Thiaminnitrat, gebräuchlich. Auch lipidlösliche Formen (Allithiaminderivate) werden eingesetzt, da sie bei oraler Zufuhr besser resorbiert und im Gewebe länger zurückgehalten werden. Absolut trockenes Vitamin B_1 ist selbst bei 100 °C stabil, sofern es dunkel gelagert wird. Allerdings sollte man das Vitamin grundsätzlich vor Licht, Wärme und Oxidationsmitteln schützen. Praktischer sind daher die Salze und ihre wäßrigen Lösungen, die jedoch nur in saurem Milieu relativ stabil sind. Thiaminnitrat ist stabiler als das Hydrochlorid, es ist jedoch schwerer wasserlöslich, so daß es nur oral zur Anwendung kommt. Vitamin B_1 (TDP) ist in menschlichen und tierischen Geweben als Coenzym an vielen Reaktionen des Kohlenhydrat- und Fettstoffwechsels beteiligt, z. B. bei der oxidativen Decarboxylierung von Pyruvat (Bildung von Acetyl-CoA zum Aufbau von Fettsäuren, Steroiden, Acetylcholin) und a(alpha)-Ketoglutarat (Bildung von Succinyl-CoA) oder bei der Transketolasereaktion (Glucoseabbau über den Hexosemonophosphatweg). Diese Kohlenhydratstoffwechsel-regulierende Funktion erklärt auch, daß der Thiaminbedarf um so größer ist, je mehr Kohlenhydrate die Nahrung enthält. Für die Coenzymfunktion von TDP sind zweiwertige Kationen wie Mg^{2+} oder Mn^{2+} erforderlich.

Weitere wichtige Funktionen erfüllt Vitamin B_1 im Nervengewebe, wobei die vielfältigen Wirkungen Coenzym-unabhängig sind: Untersuchungen zufolge wird Thiamin bei elektrischer oder chemischer Reizung im Nervengewebe hauptsächlich aus TTP, aber auch TDP freigesetzt. Es ist möglich, daß alle Bindungen, die den Ionenfluß im Nervengewebe verändern, zu einer Dephosphorylierung und Freisetzung des Thiamins führen. Das freie Thiamin regeneriert dann die Fähigkeit, wieder Aktionspotentiale auslösen zu können. Es ist auch an der Freisetzung und Metabolisierung des Acetylcholins an den cholinergen Nervenenden sowie am Nervenimpuls beteiligt, es sorgt für eine geregelte Serotoninaufnahme ins Gehirn und es reguliert die Fettsäure- und Cholesterinsynthese im Nervengewebe.

Symptome bei Überdosierung

Bei der i.v.-Verabreichung von sehr hohen Thiamindosen (10 – 30 g/Tag) können die motorischen Endplatten blockiert werden, was eine Lähmung der Skelettmuskulatur zur Folge hat. Dabei kann es zum Atemstillstand kommen. Eine ähnliche Eigenschaft weist Curare auf. Bei oraler Gabe hoher Thiamindosen sind keine Symptome bekannt.

Mangelsymptome

Klinisch manifeste Mangelzustände, wie bei der klassischen Thiaminmangelkrankheit Beriberi, werden heute fast nur noch in den Ländern der dritten Welt beobachtet. Dabei treten kardiovaskuläre Schädigungen sowie zerebrale und nervöse Störungen auf. Kardiovaskuläre Schädigungen sind kennzeichnend für die feuchte Beriberi: Es treten Ödeme, Atemnot, Tachykardie, Arrhythmie, Herzerweiterung sowie Herzinsuffizienz auf, und es kann zu Herzversagen kommen. Begleitet werden die Beschwerden von Anorexie, Diarrhöe und Erbrechen.

Nervöse und zerebrale Störungen sind charakteristisch für die trockene Beriberi, die polyneuritische Form des Thiaminmangels, die auch bei Alkoholkranken im fortgeschrittenen Stadium zu beobachten ist: Es kommt zu, meist von den unteren Extremitäten aufsteigenden, Hyperästhesien, später zu Taubheitsgefühl und zu ebenfalls aufsteigender Muskel- und Hautatrophie mit ataktischem Gang. Die zerebralen Störungen äußern sich in der sogenannten Wernicke-Encephalopathie (Augenmuskellähmungen mit Doppelsehen und Augenzittern sowie Kleinhirn-Ataxie mit Gleichgewichtsstörungen) bzw. dem Korsakow-Syndrom (antero- und retrograde Amnesie, Verlust des Kurzzeitgedächtnisses, Konfabulation, Halluzinationen). Da diese Symptome in der Regel kombiniert auftreten, ist die Bezeichnung Wernicke-Korsakow-Syndrom üblich.

Die infantile Beriberi tritt bei Säuglingen von Müttern mit Thiaminmangel auf. Die Symptome sind ähnlich der feuchten Beriberi, und sie führt unbehandelt bald zum Tod.

Subklinische Mangelzustände hingegen sind auch in den Industrienationen weit verbreitet. Neben erniedrigten Thiaminwerten im Blut und im Harn, erhöhten Pyruvat- und α-Ketoglutarat-Konzentrationen im Blut sowie erniedrigten TDP-Konzentrationen im Gewebe treten unspezifische Symptome wie Appetitlosigkeit, Reizbarkeit, Müdigkeit, Schlaflosigkeit und Verdauungsstörungen auf. Ursachen latenter Mangelzustände beim Gesunden sind häufig Mangel- oder Fehlernährung, meist durch übermäßigen Kohlenhydratanteil in der Nahrung (fast-food, Cola-, Chips-, Süßigkeiten-Ernährung) oder Alkoholabusus (verminderte Thiamin-Resorption und -Verwertung sowie verminderte Zufuhr).

Bedarf

Der durchschnittliche Bedarf eines Erwachsenen liegt bei 1,5 mg/Tag. Mindestens diese Menge sollte zusätzlich zur Nahrung aufgenommen werden, da die Ernährungsgewohnheiten (Verzehr von Brot und Backwaren aus ausgemahlenen Mehlen, Zubereitung der Lebensmittel) einen großen Teil des Thiamins zerstören. Bei einem erhöhten Anteil leerer Kohlenhydrate in der Nahrung (Zucker, Weißmehl) steigt der Thiaminbedarf, so daß die zusätzliche tägliche Zufuhr mindestens 5 mg betragen sollte. Ebenso haben Sportler, Schwerstarbeiter und Schwangere einen erhöhten Vitamin-B_1-Umsatz. Bei bestimmten Erkrankungen werden 100 – 300 mg/Tag verabreicht. Die Zufuhr sollte wegen der geringen Speichermöglichkeit grundsätzlich auf mindestens zwei Einzeldosen verteilt werden.

Indikationen

◆ Beriberi
Typische Vitamin-B_1-Mangelkrankheit (siehe Mangelsymptome), bei der kardiovaskuläre und neurologische Störungen auftreten. Zunächst werden 100 mg Thiamin/Tag parenteral, später 200 mg/Tag oral verabreicht. Säuglinge erhalten 1/10 der Erwachsenendosis.

◆ Alkoholpolyneuritis und andere Neuritiden
Bei chronischem Alkoholismus tritt ein durch verminderte Resorption bzw. mangelnde Zufuhr bedingter Vitamin-B_1- und meist auch -B_2-Mangel auf. Die Folge ist eine Degeneration der peripheren Nerven, die sich in motorischen und sensiblen Lähmungen äußert. 100 mg/i.m. Tag bessern die Symptome, Alkoholabstinenz vorausgesetzt.

◆ Mangel-, Fehlernährung, erhöhter Bedarf
z. B.:
◆ in Schwangerschaft und Stillzeit
◆ bei länger andauernder parenteraler Ernährung
◆ in der Rekonvaleszenz

◆ Lebererkrankungen
200 mg Thiaminhydrochlorid/Tag, besser 2x 100 mg, erweisen sich als wirksam. Alkoholikern gibt man 50 mg/Tag parenteral.

◆ Wernicke-Korsakow-Syndrom
Häufig alkoholbedingte Mangelkrankheit (siehe Mangelsymptome). Bei 300 mg/Tag parenteral kommt es relativ schnell zur Rückbildung der Symptome, das Psychosyndrom erfordert allerdings eine langwierigere Behandlung.

◆ Schmerzzustände
Hohe Thiamin-Dosen beeinflussen die Synthese schmerzhemmender Neurotransmitter (GABA, Serotonin). Bei Kopfschmerzen, Wirbelsäulensyndromen, Gelenkschmerzen und Neuralgien erweisen sich orale Thiamingaben im Grammbereich als wirksam.

◆ Hauterkrankungen
In Kombination mit anderen Vitaminen des B-Komplexes wird Vitamin B_1 vielfach mit Erfolg eingesetzt.

◆ Depressionen

◆ Diabetes mellitus
zur Verhinderung der Diabetes-Neuropathie.

Kontraindikationen

Thiaminüberempfindlichkeit
Anaphylaktische Reaktionen sind bei parenteraler, jedoch nicht bei oraler Verabreichung möglich.

Wechselwirkungen

◆ Bei hohem Tee- und Alkoholkonsum kommt es zu verminderter Thiaminresorption.

◆ Sulfithaltige Getränke (u. a. Wein) und Infusionslösungen können Thiamin inaktivieren.

◆ Wechselwirkungen mit Neuroleptika, Antiepileptika und Antazida sind bekannt.

Nebenwirkungen

Bei parenteraler Gabe kann es zu folgenden Nebenwirkungen kommen:

◆ anaphylaktische Reaktionen

◆ Schwäche

◆ Anorexie

◆ Muskelsteifheit

◆ Erbrechen und Fieber

◆ Kopfschmerzen

◆ Allergien mit juckenden Hautausschlägen

◆ Tachykardie

Vitamin B_2 (Riboflavin)

Vorkommen

Reichlich in Vollkorngetreide, Hefe, Gemüse, Milchprodukten, Eiern, Innereien, Fleisch, Fisch.

Eigenschaften

Riboflavin, auch Laktoflavin genannt, wird nur von Pflanzen und Mikroorganismen gebildet. Wie diese sind Mensch und Tier jedoch in der Lage, die biologisch aktiven Formen des Riboflavins, das FMN (Flavinmononukleotid oder Riboflavin-5'-Phosphat-Natriumsalz) und das FAD (Flavinadenindinukleotid), durch Phosphorylierung zu bilden. Die Umwandlung erfolgt in fast allen Geweben, vor allem aber in der Leber. FMN und FAD sind Coenzyme einer großen Zahl von Reduktasen und Oxidasen, die für die Wasserstoffübertragung und den Elektronentransport zuständig sind. Dabei wird das Coenzym während des Reaktionsablaufs reduziert und wieder oxidiert. Die oxidierte Form des Coenzyms trägt eine gelbe Farbe, daher werden die Oxidasen und Reduktasen auch als Flavoproteine (lat.: flavus = gelb) bezeichnet.

Riboflavin nimmt somit in Form von FMN und FAD eine Schlüsselstellung im Stoffwechsel von Kohlenhydraten (Pyruvat-Dehydrogenase, Lactat-Oxidase), Aminosäuren (D-, L-Aminosäure-Oxidasen), Fettsäuren, Purinen (Purinabbau mit Hilfe der Xanthin-Oxidase) und Vitaminen (Vitamin-B_3- und B_6- sowie Folsäurestoffwechsel) ein. Im Fettsäurestoffwechsel erfüllt Vitamin B_2 sowohl beim Fettsäureabbau (Acyl-CoA-Dehydrogenase) als auch bei der Fettsäuresynthese (Dehydroacyl-Reduktase) eine wichtige Funktion, ein Grund, warum bei fettreicher Ernährung der Riboflavinbedarf erhöht ist.

Darüber hinaus wirkt Vitamin B_2 als Coenzym auch kontrollierend im Zentralnervensystem (Monoamino-Oxidase, die biogene Amine wie Serotonin und Noradrenalin abbaut) und spielt eine noch nicht endgültig geklärte Rolle im Stoffwechsel von Cornea, Linse und Netzhaut des Auges.

Eine der wichtigsten Aufgaben des Riboflavins ist seine Beteiligung an der Atmungskette (Succinat-Dehydrogenase, $NADH_2$/$NADPH_2$-Cytochrom-c-Reduktase), in der der Abbau von Kohlenhydraten, Aminosäuren und Fettsäuren zusammenläuft.

Freies Riboflavin kommt im Organismus nur in kleinen Mengen vor, und zwar locker gebunden an bestimmte Proteine (Albumin, Globuline, Fibrinogen). Nur die Netzhaut des Auges weist bedeutendere Gehalte an freiem Riboflavin auf, was auf eine Beteiligung am Sehvorgang hinweisen könnte. In fast allen Zellen liegt Vitamin B_2 als FAD und FMN, vorwiegend als FAD, vor, die als Coenzyme fest mit ihren Apoenzymen verbunden sind. Die Gewebezellen nehmen nämlich freies Riboflavin, aber auch FMN auf und bauen es rasch zu FAD um. Die höchsten Riboflavin-(FAD) Gehalte weisen Leber, Nieren und Herz auf, die eine gewisse Reservekapazität für Vitamin B_2 bilden.

Im Handel ist Vitamin B_2 als Riboflavin und FMN (Riboflavin-5'-Phosphat-Natriumsalz) in Form von Tabletten und Lösungen erhältlich. Riboflavin ist schwer wasserlöslich, ganz im Gegensatz zu FMN, das in der Therapie eine immer größere Bedeutung erlangt. Beide Formen sind hitzestabil, jedoch sehr licht- und sauerstoffempfindlich. Belichtetes, dem Luftsauerstoff ausgesetztes Riboflavin kann sogar freie Radikale, speziell Singulett-Sauerstoff und Superoxidanion produzieren und das körpereigene Radikalfängerenzym Superoxiddismutase schädigen! Riboflavinhaltige Präparate daher unter Licht- und Luftabschluß halten!

Symptome bei Überdosierung

nicht bekannt

Mangelsymptome

Ein isolierter Riboflavinmangel ist recht selten und schwer festzustellen. Da Vitamin B_2 u. a. den Stoffwechsel der Vitamine B_3 (Niacin), B_6 (Pyridoxin) und Folsäure beeinflußt, ist ein Mangel meist mit einer Unterversorgung anderer Vitamine des B-Komplexes kombiniert. Eine Reihe von Symptomen ist auf die vielseitigen Funktionen des Riboflavins im Fettsäure-, Kohlenhydrat- und Aminosäurestoffwechsel zurückzuführen. Hierzu gehören entzündliche Veränderungen an den Schleimhäuten von Mund, Nase und Magen-Darm-Trakt (z. B. Stomatitis, Glossitis), Schuppung und Entzündung der Haut (Dermatitis), Seborrhoe sowie Rhagadenbildung. Am Auge kommt es zu Keratitis und Linsentrübung, die Sehschärfe läßt nach, und die Augen ermüden schnell.

Im weiteren Verlauf treten Anämien sowie neurologische Störungen, z. B. in Form peripherer Neuropathien an Händen und Füßen, auf. Nach Beginn einer Therapie mit regelmäßiger Riboflavinzufuhr klingen die Beschwerden nur langsam ab.

Bedarf

Um Mangelerscheinungen vorzubeugen, sollten 1,5 – 5 mg/Tag zusätzlich zur Nahrung aufgenommen werden, besonders bei fettreicher Ernährung, bei mangelnder Zufuhr oder Verzicht auf Milch und Milchprodukte und bei regelmäßigem Alkoholgenuß. Risikogruppen sind auch ältere Menschen, schwangere Frauen und solche, die stillen oder orale Kontrazeptiva einnehmen

In der Therapie von Mangelzuständen werden 5 – 25 mg/Tag verabreicht, damit die reduzierten Körperspeicher (Leber, Herz, Nieren) aufgefüllt werden können.

Indikationen

♦ Mangel-, Fehlernährung sowie erhöhter Riboflavinbedarf bei Risikogruppen: siehe Bedarf.

♦ Malabsorption
bei chronischen Entzündungen des Dünndarms, in deren Verlauf es zu Resorptionsstörungen kommt (z. B. Morbus Crohn, Sprue, Colitis ulcerosa).

♦ Alkoholismus
Die Resorption sowie die Zufuhr von Vitamin B_2 ist bei Alkoholikern stark herabgesetzt.

♦ Parenterale Ernährung

♦ Medikamenteneinnahme
Frauen, die orale Kontrazeptiva einnehmen, weisen einen erniedrigten Riboflavinstatus auf. Ebenso erfordert regelmäßger Gebrauch von Theophyllinen, Penicillin, Borsäure sowie Chlorpromazin aus unterschiedlichen Gründen (siehe Wechselwirkungen) die zusätzliche Einnahme von Riboflavin.

♦ Dermatosen an Haut und Schleimhäuten
meist in Kombination mit anderen B-Vitaminen oder im Rahmen des B-Komplexes verabreicht.

♦ Diabetes mellitus
Durch erhöhte Diurese wird vermehrt Riboflavin ausgeschieden.

♦ Hyperbilirubinämie bei Säuglingen
Durch die Phototherapie wird Riboflavin abgebaut. 0,3 mg/Tag während der Therapie verhindert einen Mangel, 0,5 mg Riboflavin-Na-Phosphat/kg KG/Tag verkürzt sogar die Phototherapie, weil Riboflavin die Photolyse des Bilirubins stimuliert.

Kontraindikationen

nicht bekannt

Wechselwirkungen

♦ Theophylline (Atemwegstherapeutikum) und Penicillin verdrängen Riboflavin aus den Albuminbindungsstellen und hemmen somit seinen Transport ins Zentralnervensystem.

♦ Borsäure (Antiseptikum) und Chlorpromazin (Neuroleptikum) führen zu erhöhter Riboflavinausscheidung. Chlorpromazin weist eine strukturelle Ähnlichkeit mit Riboflavin auf und kann daher die FAD-Synthese teilweise blockieren.

Nebenwirkungen

nicht bekannt

Niacin (Vitamin B_3, PP)

Vorkommen

Reichlich in Vollkorngetreide, gerösteten Erdnüssen und Kaffeebohnen, Pilzen, Leber, Fleisch, Fisch, Milchprodukten, Eiern, Hefe.

Eigenschaften

Säugetiere und die Mehrzahl der Pflanzen und Bakterien können Niacin aus der Aminosäure Tryptophan synthetisieren. Niacin ist die zusammenfassende Bezeichnung für Nicotinsäure und Nicotinamid sowie die Wirkformen NAD (Nicotinamidadenindinukleotid) und NADP (Nicotinamidadenindinukleotidphosphat), die als Coenzyme u. a. in der Atmungskette eine Schlüsselrolle spielen.

Nicotinsäure und Nicotinamid kommen in freier Form nur in geringen Mengen vor. In der Natur überwiegen gebundene Formen, wobei tierisches Eiweiß und einige Hefen besonders reich an Nicotinamid sind. Es liegt dort in erster Linie als NAD und NADP vor, die im Magen-Darm-Trakt durch enzymatische Prozesse in Nicotinamid umgewandelt und im Dünndarm resorbiert werden. In Pflanzen hingegen, und hier vorwiegend in Getreidearten sowie in Kaffeebohnen und Erdnüssen, liegt Nicotinsäure vor, die allerdings an Makromoleküle gebunden und daher schwer verfügbar ist. Erst durch Aufbereitungsprozesse (z. B. Rösten) wird die Nicotinsäure freigesetzt und verwertbar gemacht. Inwieweit die Nicotinsäure im Getreide tatsächlich zur Niacinbedarfsdeckung beiträgt ist daher nicht sicher zu bewerten. Eine große Rolle im Niacinstoffwechsel spielt die Aminosäure Tryptophan. Sie bildet die Vorstufe der Nicotinsäure.

Vorwiegend in der Leber, aber auch in anderen Geweben, werden die biologisch aktiven Pyridin-Nukleotide NAD und NADP meist aus Nicotinamid, in geringerem Umfang auch aus Nicotinsäure synthetisiert. Ausschließlich in der Leber, in beschränktem Maß auch in der Niere, findet die NAD-Synthese aus Tryptophan statt. Hier wie auch in den anderen Geweben erfolgt eine diffuse Niacin-Retention.

NAD und NADP sind Coenzyme bei einer Reihe von Oxidations- und Reduktionsprozessen, wobei sie als Bestandteile von Dehydrogenasen durch Wasserstoffaufnahme reversibel reduziert und wieder oxidiert werden. Somit üben NAD und NADP sowohl essentielle Funktionen bei der Energiegewinnung in der Zelle (Atmungskette) als auch bei der Synthese von Kohlenhydraten, Fettsäuren und Aminosäuren aus.

Nicotinsäure und Nicotinamid bilden farblose Kristalle oder weißliche Pulver. Nicotinsäure ist schlecht wasserlöslich und an der Luft und beim Erhitzen äußerst labil. Nicotinamid hingegen weist eine sehr gute Wasserlöslichkeit auf. Daher und wegen geringerer Nebenwirkungen kommt bei der Prophylaxe und in der Therapie des Niacinmangels vorwiegend Nicotinamid zur Anwendung. Nicotinsäure kommt zum Einsatz um pharmakologische Effekte zu nutzen (siehe Symptome bei Überdosierung und Indikationen).

Symptome bei Überdosierung

Bei hochdosierter Nicotinsäure-Einnahme (Grammbereich) kann es zu Flush, Pruritus und, bei längerer Anwendungsdauer, zur Beeinträchtigung der Kohlenhydrattoleranz, zu Leberfunktionsstörungen, zur Erhöhung der Harnsäure im Serum sowie zu Blutdruckabfall kommen. Diese unerwünschten Wirkungen werden allerdings von durchaus nützlichen pharmakologischen Effekten begleitet: Nicotinsäure wirkt vasodilatatorisch, es steigert die fibrinolytische Aktivität und übt einen Blutcholesterin- und Triglycerid-senkenden Effekt aus. Bei Nicotinamid werden diese Wirkungen nicht beobachtet.

Mangelsymptome

Die verschiedenen Mangelsymptome ergeben in ihrer Gesamtheit die klassische Niacin-Mangelkrankheit Pellagra (Vitamin PP = Pellagra preventing), bei der jedoch häufig auch Mängel an anderen B-Vitaminen (Thiamin, Riboflavin, Pyridoxin) bestehen: Im Frühstadium zeigen sich uncharakteristische Symptome wie Appetitlosigkeit, Gewichtsverlust, Leistungsschwäche, Schlaflosigkeit, Gedächtnisstörungen sowie Zungenbrennen und Diarrhöen. Im weiteren Verlauf treten besonders an sonnenexponierten Stellen des Körpers Hautveränderungen in Form von Erythemen, Hyperkeratosen und -pigmentierungen sowie Cheilosis und Rhagaden an den Mundwinkeln auf. Gastrointestinale Störungen mit massiven Diarrhöen und gastrischer Achylie sind die Folge chronischer Entzündungen der Schleimhäute des Magen-Darm-Traktes, die sich in Form von Glossitis (»Himbeerzunge«), Stomatitis, Gastritis und Enteritis manifestieren. Im fortgeschrittenen Stadium kommen Störungen des Zentralnervensystems hinzu, die durch Demenz, Halluzinationen, Stupor sowie durch Ataxie, Rigor, Tremor und das Auftreten spastischer Paresen gekennzeichnet sind.

Verantwortlich für die Störungen des zentralen Nervensystems ist, daß die Umwandlung von Noradrenalin in Adrenalin von dem gleichen Methylgruppendonator (Adenosylmethionin) abhängig ist, wie die Umwandlung von Nicotinamid in das wasserlösliche Methylnicotinamid, welches über die Nieren ausgeschieden werden kann. Fehlt Nicotinamid, wird vermehrt Adrenalin gebildet, so daß ein Noradrenalinmangel entsteht. Noradrenalin ist ein wichtiger Transmitter im zentralen und vegetativen (sympathischen) Nervensystem. Bietet man Niacin in Megadosen an, wird die Umwandlung von Noradrenalin in Adrenalin blockiert. So zeigt die Niacintherapie auch bei anderen neurologischen Problemen Erfolge.

Bedarf

15 – 500 mg je nach Proteingehalt der Nahrung. 75 g Protein liefern, sofern Tryptophan enthalten ist, ca. 15 mg Niacin.
Bei erhöhtem Bedarf sind 15 – 25 mg/Tag oral zu gehen (Kinder unter 4 Jahren erhalten 5 – 10 mg/Tag). In der Therapie von Mangelzuständen können orale Gaben von 50 – 250 mg, teilweise bis 500 mg/Tag zum Einsatz kommen.

Indikationen

♦ Pellagra: siehe Mangelsymptome

♦ Fehl- und Mangelernährung
Besonders in Mittelamerika (z. B. in Mexiko), wo der tryptophanarme Mais die Nahrungsgrundlage bildet, neigt die Bevölkerung zu Niacinmangelzuständen. Schon durch die Vor-

behandlung mit Kalkwasser gelingt es, die im Mais an Makromoleküle gebundene Nicotinsäure teilweise verfügbar zu machen und so Niacinmangelerscheinungen einzudämmen. Häufig wird der Mais mit Niacin angereichert, wie auch in den USA, wo die Pellagra noch in den 30er Jahren häufig aufgetreten ist. Bei normaler Ernährung ist die Niacinversorgung in den Industrienationen heute gesichert, jedoch können sich bei jeglicher Art unzureichender Zufuhr an Protein und Niacin Mangellagen entwickeln. Hierzu gehören zum Beispiel Anorexia nervosa, länger andauernde parenterale Ernährung und Alkoholismus, der eine besondere Stellung einnimmt:

♦ Alkoholismus
Hier entstehen Niacin-Mangellagen durch unzureichende Zufuhr und durch eingeschränkte Resorption.
Alkoholiker zeigen Mängel an fast allen B-Vitaminen, welches die neurologischen Ausfälle begünstigt. Die Wirkung von Niacin bzw. Nicotinamid ist jedoch eine spezielle: Alkohol hemmt im Gehirn ein Enzym, welches zu seiner Wirkung Nicotinamid als Coenzym benötigt und das normalerweise den Abbau bestimmter Aldehyde bewirkt. Wird nun dieses Enzym durch Alkohol gehemmt, kommt es zu einer Anhäufung der Aldehyde, die zu morphinartigen Alkaloiden weiterreagieren können. Es findet eine Art körpereigene Suchtgiftsynthese statt, die durch Alkohol ausgelöst wurde. Durch Megadosen Nicotinamid (2 – 3 g/Tag) kann der Hemmung des Enzyms entgegengewirkt und die Bildung der endogenen Suchtgifte verhindert werden.

♦ Eingeschränkte Resorption
z. B. bei Alkoholismus, Dünndarmresektion, Sprue, Zöliakie.

♦ Erhöhter Bedarf
z. B. in Schwangerschaft und Stillzeit, in der Rekonvaleszenz und während des Wachstums.

♦ Hyperlipidämie
Bei Dosierungen von 3 g Nicotinsäure/Tag wird eine Senkung der Blutcholesterin- (10 – 36%) und -triglyceridwerte (23 – 46%) erreicht und damit des Arterioskleroserisiko herabgesetzt.

♦ Hypertonie
Durch die vasodilatatorische Wirkung der Nicotinsäure wird eine Blutdrucksenkung erreicht.

♦ Thromboseneigung
Nicotinsäure steigert die fibrinolytische Aktivität und vermag daher, z. B. bei Arteriosklerosepatienten, das Thromboserisiko zu mindern.

♦ Diabetes mellitus
Nicotinamid stellt vermutlich in den Pankreasinselzellen normale intrazelluläre Spiegel von NAD her und verzögert den z. B. durch Autoimmunprozesse hervorgerufenen Untergang der Pankreaszellen.

♦ Dermatosen an Haut und Schleimhäuten
Die heilende Wirkung beruht wahrscheinlich auf einer Durchblutungssteigerung und der Aktivierung der Zellatmung. Eine besondere Stellung nimmt die polymorphe Lichtdermatose ein, denn hier liegt wahrscheinlich eine Störung im Tryptophanstoffwechsel vor. 3x täglich 1 g Nicotinamid verhindern den Juckreiz und das Auftreten der Exantheme.

♦ Tumorerkrankungen
Nicotinamid erhöht die Strahlenempfindlichkeit von Tumorgewebe, wohingegen die Strahlenempfindlichkeit von normalem Gewebe nur wenig verändert wird (Nicotinamid ist ein Inhibitor der ADP-Ribolysierung). Der Einsatz von Nicotinamid kann daher die Effektivität der Strahlentherapie erhöhen, ohne das gesunde Gewebe mehr zu schädigen.

♦ Verschiedene neurologische Störungen
Der Wirkmechanismus ist vermutlich derselbe wie bei den Störungen des Zentralnervensystems im Rahmen der Pellagraerkrankung. Zusätzlich kann man jedoch von einer Störung des Tryptophanstoffwechsels ausgehen. Tryptophan ist das Ausgangsmaterial für die Biosynthese des Neurotransmitters Serotonin. Auch weisen kombinierte Gaben von Niacin und Tryptophan die höchsten therapeutischen Effekte auf, z. B. bei:
♦ Demenz,
♦ Depressionen,
♦ Schizophrenie,
♦ Lernstörungen, auch bei
♦ Neuralgien.

♦ **Arzneimitteleinnahme**
Zahlreiche Arzneistoffe greifen in den Niacinstoffwechsel ein und können bei regelmäßiger Anwendung einen Niacinmangel induzieren (siehe Wechselwirkungen).

♦ **Hartnup-Syndrom**
Dieser genetische Defekt im Niacinstoffwechsel, bei der im wesentlichen die Umwandlung von Tryptophan in Nicotinamid gestört ist, läßt sich mit hochdosiertem Nicotinamid wirksam behandeln.

♦ **Arthritis**
3 x 1 g Niacin + 2 x 2000 I.E. Vitamin D_3 + mehrere g Vitamin C täglich.

Kontraindikationen

Die Gegenanzeigen beziehen sich auf die hochdosierte Gabe von Nicotinsäure (siehe auch Symptome bei Überdosierung):

♦ schwere Leberfunktionsstörungen

♦ Gicht

♦ Magen-Darm-Ulzerationen

♦ Herzrhythmusstörungen

♦ Herzinsuffizienz

Wechselwirkungen

♦ Nicotinamid kann die antikonvulsive Wirkung von Phenobarbital verstärken.
Die regelmäßige Einnahme folgender Arzneimittel kann zu Niacinmangel mit allen Symptomen der Pellagra führen:

♦ L-Dopa als Antiparkinsonmittel

♦ Tuberkulostatika (Isoniazid)

♦ Analgetika/Antirheumatika (Morazon, Salizylamid, Dextropropoxyphen, Paracetamol, Ethenzamid)

♦ Psychopharmaka (Diazepam)

♦ Antiepileptika (Phenytoin, Phenobarbital)

♦ Immunsuppressiva (Azathioprin)

♦ Zytostatika (Mercaptopurin)

Nebenwirkungen

Nebenwirkungen treten erst bei hoher Dosierung im Bereich ab ca. 3 g Nicotinsäure/Tag auf (siehe Symptome bei Überdosierug). Bei hochdosierter Nicotinamideinnahme treten in der Regel keine Nebenwirkungen auf.

Pantothensäure (Vitamin B_5)

Vorkommen

Reichlich in Innereien, Fleisch, Fisch, Vollkorngetreide, Pilzen, Gemüse, Obst, Hefe, Milchprodukten.

Eigenschaften

Pantothensäure wird von Pflanzen und Mikroorganismen synthetisiert. Unter dem Begriff Pantothensäure versteht man sowohl die freie Säure als auch ihr Calciumsalz, das Calciumpantothenat, die wichtigste Handelsform der Pantothensäure. Vitaminwirkung besitzt auch der Alkohol, das D-Panthenol oder Dexpanthenol, das besonders für Salben und Cremes verwendet wird. Die Salze der Pantothensäure bestehen aus farblosen Kristallen, die zwar stark hygroskopisch, jedoch stabil gegen Luftsauerstoff und Licht sind, sofern sie trocken und vor allem kühl gelagert werden, denn Hitze vertragen sie schlecht. Die freie Pantothensäure hingegen ist eine gelbe ölige Flüssigkeit von geringer Stabilität.

Der Name Pantothensäure kommt aus dem Griechischen und deutet an, daß das Vitamin in den meisten Lebensmitteln enthalten ist (pantothen = von allen Seiten her), besonders reichlich jedoch in Leber und Herz.

Als Bestandteil von Coenzym A und 4-Phosphopantethein besitzt Pantothensäure wesentliche Funktionen im Energiestoffwechsel:
4-Phosphopantethein ist eine prosthetische Gruppe des Acyl-Carrier-Proteins, das bei der Fettsäuresynthese eine zentrale Stellung einnimmt. Coenzym A ist, als Acetyl-CoA, wesentlich am Abbau von Kohlenhydraten, Fettsäuren und Aminosäuren im Citratzyklus beteiligt, es greift aber auch in die Synthese von Triglyceriden, Acetylcholin und Steroiden (Cholesterin, Steroidhormone wie Cortison) sowie in die Acetylierung von Aminen, Ami-

nozuckern und Arzneistoffen, z. B. Sulfonamiden, ein.

Aufgrund der zentralen Stellung von Coenzym A im Kohlenhydrat-, Fett- und Aminosäurenstoffwechsel ist der Pantothensäureumsatz bei Regenerationsprozessen wie Wundheilung und Epithelisierung besonders hoch. Daher wird z. B. Dexpanthenol, das eine hohe Bioverfügbarkeit besitzt, seit Jahrzehnten für Heilsalben verwendet.

Symptome bei Überdosierung

Dosierungen im Grammbereich können zu Diarrhoe führen.

Mangelsymptome

Bei ausgewogener Kost ist ein isolierter Pantothensäuremangel sehr selten zu beobachten. Eine Unterversorgung mit Pantothensäure ist meist mit Mängeln an anderen B-Vitaminen kombiniert, die sich gegenseitig überlagern, z. B. bei bestimmten Formen von Mangelernährung wie Alkoholismus. Bei künstlich ausgelöstem Mangel durch Pantothensäureantagonisten, z. B. omega-Methylpantothensäure, kommt es zu Mangelsymptomen wie Parästhesien, brennenden Hautsensationen an Unterschenkeln und Füßen (»burning-feet-syndrom«), Erbrechen, Müdigkeit, Kopfschmerzen sowie zu Magen-Darm-Störungen, Dermatitis und Wundheilungsstörungen.

Bedarf

Bei unzureichender Zufuhr durch Mangelernährung (siehe Indikationen) werden 5 – 25 mg/Tag verabreicht, mit Dosen von 50 – 1000 mg und mehr/Tag können pharmakologische Effekte ausgenutzt werden (siehe Indikationen). Bei der topischen Anwendung sind Salben mit 2 – 5% Dexpanthenol üblich.

Indikationen

♦ Hyperlipidämie
Bei täglichen Gaben von 1 g werden die Cholesterin- und Triglyceridwerte signifikant gesenkt und die der HDL im Blut erhöht.

♦ Colitis ulcerosa
Die Wirkung beruht u.U. auf einer Enzyminduktion, der Stimulation eines Enzyms durch hohe Dosen eines bestimmten Bausteins. Bei dieser Krankheit soll ein Coenzym-A-Mangel vorliegen, bei normaler Pantothensäurekonzentration im Darm. Hohe Dosen des Vitamins scheinen die Coenzym-A-Synthese zu stimulieren. Vielleicht ist die Bildung von Coenzym A bei normalen Pantothensäurekonzentrationen blockiert.

♦ Lupus erythematodes
10 – 15 g (!) Calciumpantothenat + 1 – 2000 mg Vitamin E. Auch hier ist vielleicht eine Enzyminduktion für den Behandlungserfolg verantwortlich.

♦ Mangel-, Fehlernährung
Da Pantothensäure in fast allen Nahrungsmitteln enthalten ist, ist ein isolierter Mangel selten. Liegt eine Unterversorgung vor, bestehen meist auch Mängel an anderen B-Vitaminen, z. B. bei:
♦ parenteraler Ernährung
♦ Alkoholismus: Hierbei führt nicht nur die dürftige Kost zu Mangelerscheinungen, sondern Ethanol behindert direkt die Biosynthese von Coenzym A aus Pantothensäure.

♦ Allergien
Cortison ist ein wichtiges Therapeutikum bei starken allergischen Reaktionen, weil es außer entzündungshemmenden auch gefäßwandstabilisierende Eigenschaften besitzt, wodurch die Wirkungen des Histamins abgeschwächt werden. Pantothensäure ist an der Bildung körpereigenen Cortisons beteiligt.

♦ Infektabwehr
Pantothensäure könnte einen Einfluß auf die Antikörperproduktion ausüben. Zumindest im Tierversuch ist bei künstlich erzeugtem Pantothensäuremangel ein Rückgang der Antikörperproduktion zu verzeichnen.

♦ Postoperative Darmatonie
Im Anschluß an Darmoperationen nach Vergiftungen und Verletzungen kann die Kontraktionsfähigkeit der Darmmuskulatur abnehmen. In hohen pharmakologischen Dosen (500 mg i.m. oder i.v. am OP-Tag und noch 2–3 Tage danach) kann Pantothensäure offenbar die Darmperistaltik anregen, wobei der Wirkmechanismus völlig ungeklärt ist.

♦ Gestörte Wundheilung

Nach systemischer Pantothensäurebehandlung zeigen Wunden einen erhöhten Fibroblastengehalt und eine bessere mechanische Widerstandsfähigkeit des neugebildeten Epithels.

♦ Topische Anwendung zur Unterstützung der Wundheilung

Dexpanthenol wird von Haut und Schleimhäuten gut resorbiert und unterstützt die Zellregeneration. Es wird als Wund- und Heilsalbe (bei Dermatiden, Verbrennungen und Verätzungen der Haut), Nasen- und Augensalbe (z.B. bei Verletzungen, Reizungen, Entzündungen der Augenbinde- oder -hornhaut) sowie als Aerosol (bei entzündlichen Erkrankungen der Atemwege) seit Jahrzehnten eingesetzt.

Kontraindikationen

nicht bekannt

Wechselwirkungen

♦ Pantothensäure kann wahrscheinlich die Toxizität von Streptomycinsulfat (Antibiotikum) reduzieren.

Nebenwirkungen

♦ Dosierungen im Grammbereich (10 g!) können zu Diarrhöen führen.

♦ Es gibt einige Fälle von Kontaktallergien auf Dexpanthenol.

Pyridoxin (Vitamin B_6)

Vorkommen

In fast allen tierischen und pflanzlichen Nahrungsmitteln, besonders reichlich jedoch in Hefe, Fleisch, Fisch, Innereien, Vollkorngetreide, Erdnüssen, grünen Gemüsen, Karotten, Kartoffeln, Bananen, weniger in Milchprodukten.

Eigenschaften

Vitamin B_6 wird von vielen Mikroorganismen und Pflanzen gebildet und ist die Bezeichnung für Derivate des 3-Hydroxy-2-Methylpyridins mit biologischer Aktivität des Pyridoxins. Neben dem Alkohol Pyridoxin sind dies im wesentlichen Pyridoxal, ein Aldehyd, und Pyridoxamin, das eine Aminogruppe enthält, sowie deren jeweilige 5'-Phosphate. Letztere stellen die biologisch aktiven Coenzyme dar. Alle Verbindungen kommen natürlich vor und sind im Stoffwechsel ineinander umwandelbar.

Therapeutisch werden hauptsächlich Pyridoxin und Pyridoxinhydrochlorid eingesetzt, da diese Verbindungen industriell produziert werden. Vitamin B_6 wird daher im allgemeinen Sprachgebrauch als Pyridoxin bezeichnet. In Nahrungsmitteln hat Pyridoxin allerdings nur einen geringen Anteil an der biologischen Vitamin-B_6-Aktivität. Sein Anteil ist in Pflanzen besonders hoch, wohingegen die Pyridoxal- und Pyridoxaminformen im tierischen Gewebe überwiegen. Da Pyridoxin hitzestabiler ist als Pyridoxal und Pyridoxamin, ist der Vitamin-B_6-Verlust bei der Zubereitung pflanzlicher Kost geringer. Pyridoxin ist ein weißes kristallines Pulver mit salzigem bis leicht bitterem Geschmack, das luft- und lichtgeschützt gelagert werden sollte. Es löst sich leicht in Wasser und ist dort recht stabil, sofern die Lösung sauer ist.

Das wichtigste Abbauprodukt von Vitamin B_6 ist die Pyridoxinsäure, die über die Niere ausgeschieden wird. Bei einer Ausscheidung von 2 mg/Tag kann man von einer ausreichenden Vitamin-B_6-Versorgung ausgehen, werden weniger als 0,5 g/Tag renal eliminiert, liegt ein Defizit vor.

Die biologisch aktive Form von Vitamin B_6 ist, neben Pyridoxamin-5-phosphat, in erster Linie das Pyridoxal-5-phosphat, das als Coenzym zahlreicher Enzyme im Aminosäurenstoffwechsel (z.B. Transaminasen, Decarboxylasen) und im Stoffwechsel des zentralen Nervensystems wirkt. Pyridoxal-5-phosphat ist somit an der Synthese von Aminosäuren und biogenen Aminen (z.B. Histamin, Dopamin) beteiligt. In diesem Zusammenhang ist sein Einfluß auf die Hämsynthese und auf die Funktion des Immunsystems zu erklären. Darüber hinaus spielt es eine Rolle bei der Synthese des Lecithins, und die Quervernetzung von Kollagen und Elastin, die für die elastischen Eigenschaften des Bindegewebes verantwortlich ist, ist auch Pyridoxalphosphat-abhängig. Vitamin B_6 ist auch Coenzym verschiedener Phosphorylasen und ist daher für die Funktion der Skelettmuskulatur von Bedeutung (Glycogenphosphorylase: Freisetzung von Glucose aus Glycogen). Auch Interaktionen mit Nukleinsäuren sind bekannt. Mit einer Reihe von Proteinen tritt Pyridoxal-5-phosphat als Modulator in Wechselwirkung, z. B. mit Steroidhormon-Rezeptoren, mit Hämoglobin, dessen Affinität zu Sauerstoff es erhöht, oder mit Blutgerinnungsfaktoren.

Symptome bei Überdosierung

Bei Dosierungen von mehr als 1 g/Tag über einen längeren Zeitraum kann es zu sensorischen Neuropathien kommen.

Eigenschaften

Ein isolierter Vitamin-B_6-Mangel ist beim Menschen selten, meist liegen kombinierte Vitamin-B-Komplex-Mängel vor. Betroffen sind hiervon vor allem Jugendliche, Schwangere und Senioren. Der Vitamin-B_6-Mangel äußert sich als seborrhoische Dermatitis im Nasen- und Augenbereich, und es treten Entzündungen im Mund (Glossitis) und an den Lippen (Cheilosis) sowie Schlaflosigkeit, erhöhte Reizbarkeit, periphere Neuritiden und Sensibilitätsstörungen auf. Durch chronischen Mangel kann sowohl eine hypochrome Anämie als auch eine Hyperoxalurie ausgelöst werden. Bei Säuglingen kann es zu mangelbedingten Krämpfen kommen.

Bedarf

Aufgrund der Beteiligung von Vitamin B_6 am Stoffwechsel der Aminosäuren steigt der Bedarf mit der Höhe der Proteinzufuhr. Um Mangelerscheinungen vorzubeugen sollten in Abhängigkeit vom Proteingehalt der Nahrung 25 – 50 mg Vitamin B_6/Tag (1,8 mg RDA) verabreicht werden.
Zu Therapiezwecken, z.B. zur Behandlung von schweren Mangelzuständen sind Dosierungen von 200 – 500 mg/Tag möglich. Dabei zeigt sich, daß bei gleichzeitiger Zufuhr tierischen Proteins höhere Pyridoxingaben erforderlich sind, als wenn entsprechende Proteinmengen durch pflanzliche Nahrungsmittel aufgenommen werden.

Indikationen

◆ Erhöhte Erregbarkeit der Nerven
Die Ursachen sind unter Umständen durch die verringerte Aktivität der pyridoxalphosphatabhängigen Glutamatdecarboxylase und die herabgesetzte Konzentration der Gamma-Aminobuttersäure im Gehirn zu erklären. Die Glutamatdecarboxylase decarboxyliert Glutaminsäure (Glutamat) zu Gamma-Aminobuttersäure, die einen wichtigen inhibitorischen Transmitter im zentralen Nervensystem darstellt. Ein Mangel führt u. a. zu erhöhter Erregbarkeit der Nerven, welches die Hauptursache z. B. für Konzentrationsstörungen ist. Therapieerfolge werden mit Dosen bis 500 mg erzielt. Auch bei den folgenden Indikationen könnten Mängel an Gamma-Aminobuttersäure vorliegen:
- Lernstörungen, Hyperaktivität
- Alpträume und fehlende Traumerinnerung
- Depressionen
- Schlafstörungen, Unruhezustände
- Reise-, Seekrankheit
- Schwangerschaftserbrechen
- Demenz
- Epilepsie und epileptiforme Krampfanfälle bei Säuglingen
Bei Säuglingen 5 – 100 mg parenteral, bis 250 mg oral.

◆ Karpaltunnelsyndrom
Die Kompression des Nervus medianus im Karpaltunnel könnte auf einen Vitamin-B_6-Mangel zurückzuführen sein, denn bei Verabreichung hoher Dosen des Vitamins (bis 500 mg/Tag) kann in manchen Fällen auf chirurgische Eingriffe verzichtet werden.

◆ Neuropathien
z. B. Alkohol- oder Medikamenten-bedingt.

◆ Medikamenteneinnahme
Die langfristige Einnahme bestimmter Arzneimittel kann zu einem massiven Vitamin-B_6-Defizit führen:
- orale Kontrazeptiva: Die vermehrte Ausscheidung von Xanthurensäure (eine Ausweichreaktion im Tryptophanstoffwechsel, wenn Pyridoxalphosphat fehlt) deutet auf

Pyridoxinmangel bei Einnahme der Pille hin.
♦ Isoniazid (Tuberkulose-Therapeutikum),
♦ Cycloserin (Antibiotikum gegen Tuberkulose),
♦ D-Penicillamin (Komplexbildner für einige Schwermetalle): inaktivieren Pyridoxal.

♦ Infektabwehr
Vitamin B_6 unterstützt die Funktion des Immunsystems sowohl im Bereich der zellvermittelten als auch im Bereich der humoralen Immunität.

♦ Anämie
Wenn die Ursachen in einer Störung der Hämsynthese zu suchen sind, entsteht eine mikrozytäre hypochrome Anämie, bei der die Erythrozyten klein und blaß sind. Das gleiche Krankheitsbild ergibt sich bei Eisenmangel und bei Störungen der Eisenresorption.

♦ Rheumatoide Erkrankungen (Arthrose und Arthritis)
Neben Pyridoxin werden fast alle Vitamine des B-Komplexes eingesetzt.

♦ Diabetes mellitus

♦ Hyperlipidämie, Arterioskleroseprophylaxe
Die Lecithinsynthese ist Vitamin B_6-abhängig. Lecithin vermag Blutcholesterin zu binden und so Ablagerungen in den Gefäßwänden zu vermeiden (siehe auch »Cholin«).

♦ Gefäßerkrankungen
Vitamin B_6 ist an der Kollagen- und Elastin-Quervernetzung und somit an der Erhaltung intakter Gefäßwände beteiligt.

♦ Erhöhter Bedarf
bei Risikogruppen wie Schwangeren, Jugendlichen und Senioren.

♦ Mangel-Fehlernährung
z. B. bei
♦ parenteraler Ernährung
♦ Alkoholismus
    Hinzu kommt, daß das beim Ethanolabbau anfallende Acetaldehyd die Bindung des Pyridoxal-5-phosphats an Proteine inhibiert.

♦ Lebererkrankungen
Alle schweren Lebererkrankungen gehen mit Störungen im Vitamin-B_6-Metabolismus einher.

♦ Tumorerkrankungen: Bei verschiedenen Tumorerkrankungen wurden niedrige B_6-Spiegel gefunden. Auch wachstumshemmende Wirkungen auf Tumorzellen sind von höheren Vitamin-B_6-Konzentrationen nachgewiesen.

♦ Genetisch bedingte Pyridoxalphosphatabhängige Enzymdefekte:
♦ Hyperoxalurie
♦ Cystathioninurie
♦ Homocystinurie

Kontraindikationen

nicht bekannt

Wechselwirkungen

♦ Siehe Indikationen: »Medikamenteneinnahme«.

♦ Die Wirkung von L-Dopa kann unter Pyridoxingabe geschwächt werden, da Pyridoxin die Umwandlung von L-Dopa in Dopamin beschleunigt. Im Gegensatz zu L-Dopa kann Dopamin die Blut-Hirn-Schranke nicht passieren.

Nebenwirkungen

Während es bei Dosierungen von 1 g/Tag und mehr zu sensorischen Neuropathien kommen kann, sind bei niedrigeren Gaben keine spezifischen Nebenwirkungen beobachtet worden.

Folsäure (Vitamin B_9)

Vorkommen

Besonders reichlich in Hefe, Leber, Gemüse, Vollkorngetreide, weniger in Milch und Obst.

Eigenschaften

Folsäure wird von den meisten Mikroorganismen synthetisiert, auch von einigen Darmbakterienarten. Der Name ist vom lateinischen Begriff folium (= Blatt) abgeleitet, weil Folsäure in den 40er Jahren erstmals aus Spinatblättern isoliert wurde. Als Folacin oder Folate werden Verbindungen bezeichnet, die Folsäure und Derivate in biologisch aktiver Form enthalten.

Folsäure (Pteroylglutamat) besteht aus einem Pteridinring, der über p-Aminobenzoesäure an Glutaminsäurereste gebunden ist. Je nach Anzahl der Glutamylreste unterscheidet man Pteroylmonoglutamate oder -polyglutamate (z. B.: -tri-, -heptaglutamate). Die Nahrung besteht zu 25 – 40 % aus Monoglutamaten, die nahezu quantitativ resorbiert werden, und zu 60 – 75 % aus Polyglutamaten, die nur zu 20 – 40 % resorbierbar sind. Die Bioverfügbarkeit von Nahrungsfolat ist daher keine konstante Größe, sondern variiert in Abhängigkeit vom Mono-/Polyglutamatverhältnis. Grundsätzlich werden Folate aus tierischen Lebensmitteln besser resorbiert als aus pflanzlichen Bestandteilen.

Synthetisch hergestellte Folsäure hingegen wird sehr rasch und vollständig resorbiert. Kommerziell hergestellt wird auch 5-Methyltetrahydrofolsäure (5-Methyl-THF), weil sie besonders stabil ist. Diese Verbindung ist auch die überwiegende Transport- und Speicherform der Folsäure im Körper. Der Leber- und Nierenvorrat an 5-Methyl-THF kann einen ca. vierwöchigen Folsäureentzug überbrücken.

Folsäure ist ein gelbes bis orangegelbes kristallines Pulver, das schwer in Wasser, leicht in verdünnten Alkalien und relativ löslich in verdünnten Säuren ist. Kristalline Folsäure ist gegen Luft und Wärme stabil, Lösungen sind lichtempfindlich, wobei saure hitzelabil und alkalische oxidationsempfindlich sind.

Folsäure selbst ist biologisch nicht aktiv, physiologisch wirksam ist ihre reduzierte Form, die 5,6,7,8-Tetrahydrofolsäure (THF). Ihre Aufgabe ist es, als Coenzym C_1-Einheiten (z. B. Methyl-, Formyl-, Methylengruppen) zu übertragen, z. B. beim Auf- und Abbau von Aminosäuren oder im Nukleinsäurestoffwechsel bei der Purin- und Pyrimidinsynthese. Folsäure kommt daher eine zentrale Rolle beim Wachstum und bei der Zellteilung zu. C_1-Reste werden auch bei der Methylierung von Homocystein zu Methionin benötigt. An dieser Reaktion ist auch Vitamin B_{12} beteiligt. Methionin wiederum ist an der Cholinsythese beteiligt, Cholin ist Bestandteil von Acetylcholin. So ist die Wirkung von Folsäure auf das Nervensystem zu erklären.

Folsäure erfüllt auch nicht-coenzymatische Funktionen. So beeinflußt die 5-Methyl-THF als Neuromodulator den Stoffwechsel von Neurotransmittern. THF fördert die Hämoglobinsynthese, weil es beim Einbau von Glycin in den Protoporphyrinring beteiligt ist. Darüber hinaus scheint Folsäure beim Aufbau der Phospholipide des Nervengewebes und bei der Synthese des Epiphysenhormons Melatonin eine Rolle zu spielen.

Wird bei Bedarf 5-Methyl-THF aus Leber und Niere freigesetzt, so ist die Umwandlung in die Coenzymform THF Vitamin-B_{12}-abhängig. Vitamin-B_{12}-Mangel kann also einen Folsäuremangel vortäuschen.

Symptome bei Überdosierung

Hohe Dosen von 15 mg/Tag können zu gastrointestinalen Störungen, Schlaflosigkeit, Reizbarkeit und Depressionen führen.

Mangelsymptome

Folsäuremangel ist bei uns die am weitesten verbreitete Avitaminose, wobei die Schwangerschaft die häufigste Ursache ist. Der Folsäurebedarf des wachsenden Feten steigert den Folatbedarf in der Schwangerschaft um mehr als das Doppelte. Gesteigerte Zellteilungsaktivität ist auch bei Säuglingen und Kindern die Ursache häufiger Mangelzustände. Besonders Frühgeborene sind gefährdet, weil ihre Folatspeicher in den letzten Schwangerschaftswochen nicht ausreichend aufgefüllt werden konnten (siehe Indikationen: Schwangerschaft). Selbst bei Erwachsenen, die nicht zu den Risikogruppen gehören, sind leicht latente Mängel zu verzeichnen, die auf eine unzureichende Zufuhr mit der Nahrung zurückzuführen sind. Zu der maximal nur 40 %igen Bioverfügbarkeit des Nahrungsfolats kommen die Verluste durch Lagerung und Erhitzung bei der Zubereitung. Die Fähigkeit, die Polyglutamate in der Nahrung zu verwerten nimmt zudem bei älteren Menschen noch mehr ab.

Die Folatkonzentration fällt erst nach 3 – 4 Wochen folatfreier Ernährung drastisch ab, weil bis dahin die Leber- und Nierenspeicher geleert werden. Die ersten manifesten Symptome treten nach ca. 4 Monaten auf. Aufgrund der erniedrigten DNA-Synthese kommt es zur Ausbildung einer megaloblastischen Anämie, zu polymorphkerniger Leukopenie und Thrombozytopenie, die zu Blutungen führt. Weitere Symptome sind u. a. Schleimhautveränderungen im Bereich der Mundhöhle, gastrointestinale Störungen (Durchfälle), Schwindel, Anorexia, Wachstums- und Fortpflanzungsstörungen, Herabsetzung der Bildung von Antikörpern, Auftreten von Mißbildungen sowie neurologische Symptome wie Depressionen, funikuläre Spinalerkrankung und Polyneuropathien.

Achtung: Bevor der Folsäuremangel therapiert wird, muß abgeklärt werden, ob kein ursächlicher Vitamin-B_{12}-Mangel vorliegt (s. o.)!

Bedarf

Um Mangelerscheinungen vorzubeugen reicht 1 mg/Tag (400 µg RDA) aus. Zur Therapie von Mangelzuständen werden oral bis 15 mg, parenteral bis 5 mg/Tag verabreicht. Bei akuten Vergiftungen mit Folsäureantagonisten wird reduzierte Folsäure (5-Methyl-THF) i.m. oder i.v. gespritzt (6 – 12 mg).

Indikationen

♦ Megaloblastische Anämie
Wegen ihrer hohen Mitoserate sind die zellulären Elemente des Blutes von einem Folsäuremangel sehr frühzeitig betroffen. Die herabgesetzte Aktivität folatabhängiger Enzyme für die Thymidinsynthese und für die Verbindung von DNA-Teilstücken verursacht eine Störung des DNA-Stoffwechsels und somit zu einer unvollständigen Zellreduplikation.

♦ Leukopenie, Thrombozytopenie
Auch hier liegen Reifungsstörungen vor, deren Ursachen in gestörter bzw. verminderter DNA-Synthese zu suchen sind.

♦ Schwangerschaft, Stillzeit
Durch die Wachstumsprozesse des Fetus verdoppelt sich der Folsäurebedarf der Schwangeren nahezu. Besonders drastisch erhöht sich der Bedarf in den letzten Schwangerschaftswochen, wenn Folsäure entgegen dem Konzentrationsgefälle im Fetus angereichert wird. Ungenügende Folatversorgung erhöht das Risiko von Plazentaablösungen und Neuralrohrdefekten (Spina bifida, Anencephalie) sowie Fehl- und Frühgeburten. Während der Stillzeit wird Folsäure in der Milch angereichert. Da Stillende zudem einen erhöhten Stoffwechsel haben und die Folatspeicher von der Schwangerschaft leer sind, stellen stillende Frauen eine besondere Risikogruppe dar.

♦ Weitere Zustände erhöhten Bedarfs
(siehe auch Mangelsymptome) Erkrankungen mit hoher Zellumsatzrate (Regenerationsprozesse).

♦ Mangel-, Fehlernährung
z. B. bei
♦ parenteraler Ernährung
♦ Alkoholismus
Außer der zu geringen Aufnahme führen bei Alkoholikern eine Ethanol-bedingte Folsäurefreisetzung aus den Körperspeichern und Resorptionsstörungen zu Mangelzuständen.
♦ überwiegende Fast-Food-Ernährung

♦ Resorptionsstörungen, besonders bei entzündlichen Darmerkrankungen: 15 – 40 mg/Tag, z. B. bei
♦ Colitis ulcerosa
♦ Morbus Crohn
♦ Zöliakie

♦ Medikamenteneinnahme
♦ Antikonvulsiva
Phenytoin, Primidon, Barbiturate u. a. führen zu erniedrigten Serum- und Erythrozytenfolsäurekonzentrationen, ebenso:
♦ orale Kontrazeptiva und
♦ Acetylsalicylsäure.
♦ Zytostatika (Methotrexat) und Chemotherapeutika (Trimethoprim, Pyrimethamin)
Die zytostatische Wirkung beruht auf der Inhibierung des Folsäurestoffwechsels (Bereitstellung von THF). Die dadurch behinderte DNA-Synthese hemmt besonders das Wachstum von schnell proliferierenden Tumorzellen (siehe auch Tumorerkrankungen).
♦ Sulfonamide, Antibiotika
Durch Antibiotika werden auch folsäurebildende Darmbakterien zerstört. Sulfonamide hemmen die Folsäuresynthese der Darmbakterien.

♦ Tumorerkrankungen
Bei der Behandlung mit Zytostatika ist einige Stunden nach deren Verabreichung eine Gabe von 5-Methyl-THF angezeigt, um den THF-Mangel auszugleichen. 5-Methyl-THF schützt

zudem die gesunden sich langsam teilenden Zellen vor den zytotoxischen Wirkungen der Zytostatika.

♦ Lebererkrankungen

♦ Epilepsie
Epileptiker weisen allgemein einen erniedrigten Folatspiegel auf. Zudem verstärken Antiepileptika (Antikonvulsiva) den Folsäuremangel zusätzlich. Therapie: 5 – 30 mg Folsäure/Tag.

♦ Neurologische Symptome wie Reizbarkeit, Vergeßlichkeit, Depressionen, auch Neuropathien.

♦ Gicht
Die Einnahme von 3 x 5 – 10 mg Folsäure + 3 x 1 – 2 g Vitamin C/Tag brachte in einigen Fällen Erfolge.

♦ Stärkung des Immunsystems
Zusammen mit Vitamin B_{12} ist Folsäure wirksam bei der Infektabwehr, weil sie auch bei der Bildung der Lymphozyten (DNA-Synthese) beteiligt ist.

♦ Vergiftungen mit Methanol oder Lachgas
2 mg/kg Folsäure verhindern eine metabolische Azidose bzw. megaloblastische Veränderungen des Knochenmarks.

Kontraindikationen

Megaloblastenanämie unbekannter Genese oder infolge eines Vitamin-B_{12}-Mangels. Um das Risiko irreversibler neurologischer Störungen zu vermeiden, muß ein Cobalaminmangel auf jeden Fall ausgeschlossen werden.

Wechselwirkungen

♦ Siehe Indikationen: »Medikamenteneinnahme«

♦ Mit Vitamin B_{12}
Vitamin-B_{12}-Gaben können einen Folsäuremangel maskieren, ebenso können Folsäuregaben einen Cobalaminmangel verschleiern (beide Vitamine bewirken einen Retikulozytenanstieg im Blut).

Nebenwirkungen

♦ Hohe Dosen (15 mg Folsäure/Tag) können zu Schlaflosigkeit, Reizbarkeit und gastrointestinalen Störungen führen.

♦ Sehr hohe Dosen 5-Methyl-THF können neurotoxische Symptome hervorrufen.

♦ In manchen Fällen können bei Dosierungen ab 1 mg allergische Reaktionen (z. B. Hautausschläge, Juckreiz, Atembeschwerden) auftreten.

♦ Bei Epileptikern führen hohe Folsäuredosen zu einer Zunahme der Krampfbereitschaft.

Vitamin B_{12} (Cobalamin)

Vorkommen

Besonders reichlich in Innereien, reichlich in Fleisch, Fisch, Milchprodukten, Eiern

Eigenschaften

Die Vitamin-B_{12}-Biosynthese kann von Bakterien, nicht jedoch von höheren Pflanzen und Tieren durchgeführt werden. Pflanzen sind daher nahezu frei von Vitamin B_{12}. Einzelne Pflanzen können allerdings Spuren des Vitamins enthalten, wenn sie z. B. in Symbiose mit Knöllchenbakterien leben. Hierzu gehören v. a. Schmetterlingsblütler wie Erbse, Bohne, Linse, Sojabohne und Erdnuß. Auch vergorene Lebensmittel pflanzlicher Herkunft, z. B. Sauerkraut und Bier, enthalten Spuren von Vitamin B_{12}. Viele Säugetiere decken ihren Bedarf u. a. über die enterale bzw. gastroenterale Eigensynthese (Darmflora). Bei vielen Herbivoren, z. B. Wiederkäuern, reicht diese zur Bedarfsdeckung völlig aus, Carnivoren hingegen müssen ihre Vitamin-B_{12}-Aufnahme zusätzlich durch Fleischkonsum sichern.
Der Mensch kann das im Dickdarm synthetisierte Cobalamin nur unzureichend nutzen, daher ist er auf die Aufnahme mit der Nahrung angewiesen.
Vitamin B_{12} ist ein Sammelbegriff für eine Reihe von Verbindungen, auch Cobalamine genannt, die aus 4 Pyrrolringen mit einem zentralen Kobaltatom bestehen. Die sechs Cobal-

amine Cyanocobalamin, Hydroxocobalamin, Cobalamin R, Cobalamin S, Methylcobalamin und Adenosylcobalamin besitzen im menschlichen Körper Vitamin-B_{12}-Aktivität. Im Handel sind Cyanocobalamin, Hydroxocobalamin sowie ein Cyanocobalamin-Tannin-Komplex erhältlich.

Vitamin B_{12} wurde erst 1948 entdeckt, als letztes der heute bekannten Vitamine. Bereits 1922 wurde das Krankheitsbild der perniziösen Anämie beschrieben, jedoch nicht als Vitamin-B_{12}-Mangelkrankheit entlarvt. Seit den fünfziger Jahren bedient man sich der bakteriellen Vitamin-B_{12}-Synthese zum Zwecke der industriellen Produktion des Vitamins.

Die Resorption des Cobalamins ist an die Anwesenheit eines als Intrinsic-Factor (IF) bekannten Glykoproteins gebunden, das in den Belegzellen der Magenschleimhaut gebildet wird. Dieser IF-Cobalamin-Komplex wird im Ileum ATP-abhängig gelöst, und das Cobalamin wird dort über die Schleimhautzellen resorbiert. Unabhängig vom IF kann Vitamin B_{12} auch durch einen unspezifischen passiven Mechanismus über die Schleimhäute aufgenommen werden. Hierzu sind jedoch hohe Dosen erforderlich, wobei nur ca. 1% der applizierten Menge resorbiert wird.

Der Körpervorrat eines gesunden Erwachsenen an Vitamin B_{12} reicht aus, um über 3 – 5 Jahre cobalaminfreier Ernährung einem Mangel vorzubeugen. 60% des Vitamin-B_{12}-Körperpools befinden sich in der Leber, 30% in der Muskulatur, der Rest verteilt sich hauptsächlich auf Nieren, Herz, Milz und Gehirn. Die Hauptspeicherform ist das Adenosylcobalamin. Das meiste Vitamin B_{12} wird über die Galle ausgeschieden, es wird allerdings größtenteils im Ileum rückresorbiert und gelangt über den enterohepatischen Kreislauf zurück zur Leber. Die endgültig resorbierte B_{12}-Menge ist somit größer als die mit der Nahrung zugeführte. Folglich wächst mit zunehmendem Alter auch der Körpervorrat an Vitamin B_{12}. Neugeborene können daher nur ein Jahr cobalaminfrei ohne Mangelerscheinungen überstehen.

Vitamin B_{12} ist geschmack- und geruchlos, wenig löslich in Wasser, besser löslich in Alkohol. Seine kristalline Form sowie seine neutralen bis schwach sauren Lösungen sind empfindlich gegenüber Licht und UV-Strahlen, jedoch relativ stabil gegen Luft und Wärme.

Cobalamine werden als primitive Coenzyme angesehen, da ursprüngliche Organismen wie die Bakterien viele Vitamin-B_{12}-abhängige Enzymsysteme besitzen, während höhere Pflanzen weitgehend ohne das Vitamin auskommen. Bei höher entwickelten Tieren und dem Menschen sind nur vier Reaktionen bekannt, bei denen Vitamin B_{12} als Coenzym beteiligt ist: Methylcobalamin ist Methylgruppenüberträger, v. a. bei der Methioninsynthese, die eng mit dem Folsäurekreislauf in dieser Reaktion gekoppelt ist (über die Wirkung von Methionin: siehe auch Folsäure). Adenosylcobalamin hat einen Einfluß auf die DNA-Synthese, insbesondere bei der Bildung der Blutzellen und anderen Zellreifungsvorgängen, und ist am Abbau von Aminosäuren beteiligt. Darüber hinaus katalysiert es die Umwandlung von Fettsäureresten, die in Succinyl-CoA umgewandelt und in den Citratzyklus eingeschleust werden. Auf diese Weise wird die Konzentration dieser Metaboliten in der Zelle gering gehalten, denn eine Anhäufung, besonders in den Membranen der Nervenzellen, kann zu Nervenläsionen führen.

Symptome bei Überdosierung

nicht bekannt

Mangelsymptome

Ein Vitamin-B_{12}-Mangel ist aufgrund des hohen Körperpools bei ausgewogener Ernährung recht selten. Die häufigste Ursache eines Cobalaminmangels sind Resorptionsstörungen (z. B. aufgrund eines Defizits an IF), die überwiegend bei älteren Menschen auftreten. Mangelgefährdet sind auch strenge Vegetarier, die über mehrere Jahre jegliche tierische Produkte meiden, sowie deren Kinder, die schon während der Schwangerschaft und Stillzeit unzureichend mit Vitamin B_{12} versorgt werden.

Die Mangelerscheinungen äußern sich in Störungen der Blutzellbildung und des Nervensystems, wobei die Symptome zusammen oder getrennt auftreten können. Die hämatologischen Störungen manifestieren sich als megaloblastische bzw. perniziöse Anämie. Bei beiden Formen treten Megaloblasten auf, die perniziöse Anämie stellt jedoch die typische reine Vitamin-B_{12}-Mangelerkrankung dar, die durch IF-Mangel aufgrund einer Schädigung der Belegzellen der Magenschleimhaut zustandekommt. Die megaloblastische ist der perniziösen Anämie in ihren Symptomen sehr ähnlich, ist jedoch keine reine B_{12}-Mangelkrankheit. 50% der Erkrankungen sind auf einen Folsäuremangel zurückzuführen. Da Vitamin B_{12} auch für die Freisetzung der Folsäure aus ihren Speichern benötigt wird (siehe auch Folsäure: Eigenschaften), sind isolierte Mängel in bezug auf die hämatologischen Symptome nicht immer ganz einfach abzuklären, sofern nicht eindeutig ein Mangel an Intrinsic Factor vorliegt. Ferner sind die Wirkungen beider Vitamine bei der Methioninsynthese miteinander verflochten. Eine gestörte Methioninsynthese ist offenbar auch für die megaloblastischen Veränderungen verantwortlich.

Aufgrund der erniedrigten DNA-Synthese bei Vitamin-B_{12}-Mangel kommt es nicht nur zur Ausbildung von Megaloblasten, sondern auch zu Leukopenie und Thrombozytopenie. Haut und Schleimhäute sind blaß, und es treten Durchfälle aufgrund einer Achlorhydrie auf, die durch die Schädigung der Belegzellen zustandekommt. Die Folge ist wiederum eine Überwucherung der Darmschleimhäute mit Bakterien, die die Resorption zusätzlich reduzieren.

Die neurologischen Symptome - funikuläre Spinalerkrankung mit peripheren Neuropathien, Gedächtnisschwäche und Demenz - können isoliert auftreten, sie sind jedoch meist Begleiterscheinungen der perniziösen Anämie.

Bedarf

Im Normalfall, jedoch in erster Linie bei Risikogruppen, z.B. Vegetariern, prophylaktisch 3–10 µg/Tag Vitamin B_{12} oral, bevorzugt als Cyanocobalamin. Bei nachgewiesenem Mangel wird i.m oder i.v. meist Hydroxocobalamin injiziert. Zur Auffüllung der Körperspeicher 1–2 Wochen 0,1–1 mg/Tag.

Indikationen

♦ Perniziöse Anämie
siehe auch Mangelsymptome. Durch die Hemmung der B_{12}-abhängigen Bildung von Desoxyribonucleosidtriphosphaten ist die DNA-Synthese gestört, wobei die Erythrozyten wegen ihrer hohen Mitoserate besonders betroffen sind. Zur Therapie: Nach Auffüllung der Körperspeicher (s.o.) empfehlen sich zur Langzeit- bzw. Erhaltungstherapie z.B. 100 µg/Monat oder 500 µg/2 Monate. Um die IF-unabhängige Resorption im Ileum zu nutzen, kann auch mit sehr hohen Dosen oral therapiert werden (1 mg Cyanocobalamin/Tag)

♦ Leukopenie, Thrombozytopenie
Auch hier liegen aufgrund einer gestörten DNA-Synthese Reifungsstörungen vor, die Vitamin B_{12}-Mangel- aber auch Folsäuremangel-bedingt sein können.

♦ Funikuläre Spinalerkrankung
Zum einen ist ein Methioninmangel für die neurologischen Störungen verantwortlich (verminderte Acetylcholinsynthese), zum anderen führt ein Mangel an Adenosylcobalamin zu einem veränderten Aufbau der Membranlipide im Nervengewebe, der sich in einer pathologischen Vermehrung der ungeradzahligen Fettsäuren zeigt.

♦ Vergeßlichkeit, Abgeschlagenheit, Depressionen
Auch sie können Folge einer gestörten Methioninsynthese sein (siehe auch Folsäure), ebenso wie:

♦ Neuropathien
Schwere Neuropathien, auch bei Diabetes und Alkoholismus, sollten zusätzlich mit den Vitaminen B_1 und B_6 therapiert werden. Reversible Störungen der peripheren sensiblen Neurone und die damit verbundenen Schmerzen lassen sich gut mit hohen Vitamin-B_{12}-Dosen behandeln, da der Nervenstoffwechsel normalisiert und die Myelinscheiden regeneriert werden.

♦ Risikogruppen mit Fehl- oder Mangelernährung
hierzu gehören
♦ strenge Vegetarier und deren Kinder (siehe auch Mangelsymptome)
♦ parenteral ernährte Personen
♦ Alkoholiker: Ursachen einer Mangelversorgung sind u.a. Resorptionsstörungen sowie eine zu geringe Aufnahme.

- Resorptionstörungen
z. B. durch
- Mangel an IF (perniziöse Anämie)
- Darmresektionen
- Ileitis
- Zöliakie
- Pankreasinsuffizienz: durch Mangel an Pankreasproteasen. Durch diese Enzyme wird die Übertragung des Cobalamins auf IF ermöglicht.

- Medikamenteneinnahme
- orale Kontrazeptiva,
- Zytostatika,
- Biguanide (Antidiabetika),
- Cholestyramin (Lipidsenker),
- best. Antibiotika (Neomycin, Kanamycin),
- H_2-Rezeptorenblocker (Cimetidin, Ranitidin),
- Aminosalicylsäure (bei entzündl. Darmerkrankungen) verringern die Vitamin-B_{12}-Resorption, genauso wie

- Tabakgenuß
- Stärkung des Immunsystems: siehe »Folsäure«.

Kontraindikationen

nicht bekannt

Wechselwirkungen

- Bestimmte Pharmaka behindern die Vitamin-B_{12}-Resorption (siehe Indikationen).

Nebenwirkungen

- Bei parenteraler Gabe hoher Dosen kann es zu allergischen Reaktionen und zur Bildung von Antikörpern gegen Cobalamin kommen.

- Sehr hohe Dosen können Akne hervorrufen.

Pangamsäure (Vitamin B_{15})

Vorkommen

In allen Samen, Hefe, Obst, Gemüse, Leber.

Eigenschaften und Indikationen

Die Pangamsäure (Gluconsäure-6-0-Dimethylaminessigsäure) steigert die Sauerstoffausnutzung in den Zellen und wird daher manchmal z. B. bei rheumatischen Erkrankungen, Angina pectoris, Migräne etc. empfohlen.
Es gibt keine Symptome bei Überdosierung, keine Mangelsymptome, Kontraindikationen, Wechsel- oder Nebenwirkungen, die therapeutische Wirksamkeit ist jedoch umstritten.

Bedarf

In der Therapie bis 150 mg/Tag.

Biotin

Vorkommen

Besonders reichlich in Innereien, Hefe, Sojaprodukten, Vollkorngetreide, Nüssen, Eiern.

Eigenschaften

Biotin wird in vielen Mikroorganismen und Pflanzen synthetisiert. Ein Mangel ist selten, da die Intestinalflora genügend Biotin produziert. Zudem ist das Vitamin in fast allen Nahrungsmitteln enthalten. Trotzdem kann es unter extremen Ernährungsbedingungen, speziell bei exzessivem Genuß roher Eier bzw. rohen Eiweißes, zu Mangelerscheinungen kommen (siehe Mangelsymptome).
Das Biotinmolekül enthält drei asymmetrische C-Atome, daher sind acht Stereoisomere möglich, von denen in der Natur nur das biologisch aktive D(+)-Biotin vorkommt.
Biotin besteht aus farblosen Kristallen und ist in dieser Form gegenüber Sauerstoff, Tageslicht und Hitze stabil, weniger jedoch gegen UV-Licht.
Bei Tieren und beim Menschen gibt es vier Reaktionen, an denen Biotin als Coenzym beteiligt ist. Bei den vier biotinabhängigen Enzymen handelt es sich um Carboxylasen,

die in zentrale Stoffwechselprozesse eingreifen:
Die Pyruvat-Carboxylase ist ein Schlüsselenzym für die Gluconeogenese, die Acetyl-CoA-Carboxylase spielt eine wichtige Rolle bei der Fettsäuresynthese, die Propionyl-CoA-Carboxylase katalysiert den Abbau bestimmter Fett- und Aminosäuren und die β-Methylcrotonyl-CoA-Carboxylase ist am Abbau der Aminosäure Leucin beteiligt.

Symptome bei Überdosierung

nicht bekannt

Mangelsymptome

Obwohl ein Biotinmangel aus den genannten Gründen sehr selten ist, treten unter bestimmten Bedingungen Mangelzustände auf. Besonders hervorzuheben sind Ernährungsformen, bei denen der Verzehr roher Eier, besonders rohen Eiweißes im Vordergrund steht. Rohes Eiweiß enthält den Biotinantagonisten Avidin, ein Protein, das mit Biotin einen festen, durch proteolytische Enzyme nicht angreifbaren Komplex bildet und somit das Vitamin inaktiviert. Unter diesen Bedingungen treten Symptome wie Dermatitiden, Haarausfall, Muskelschmerzen, Abgeschlagenheit, Depressionen, Hyperästhesien, Cholesterinämie auf. Die gleichen Symptome treten auch z. B. bei lang andauernder parenteraler Ernährung und bei Patienten mit genetischen Störungen im Biotinstoffwechsel auf.

Bedarf

Im Normalfall 150 – 250 µg Biotin/Tag, bei Mangellagen und erhöhtem Bedarf bis 2,5 mg/Tag, in der Therapie unter Ausnutzung pharmakologischer Effekte: 2,5 – 40 mg/Tag oral, i.m. oder i.v.

Indikationen

- Fehl- und Mangelernährung: hierzu gehören
- extreme Ernährung mit einem hohen Anteil an rohen Eiern (siehe Mangelsymptome): eine bereits bestehende Mangelsymptomatik ist unter Gabe von 200 µg – 2 mg Biotin/Tag voll reversibel.
- parenterale Ernährung: z. B: nach Darmresektion
- Alkoholismus
  Bei Patienten mit alkoholinduzierter Leberzirrhose sowie bei Patienten mit Fettleber werden reduzierte Biotingehalte in Leber und Blut festgestellt.
- Schwangerschaft und Stillzeit
  Besonders langfristig gestillte Säuglinge ohne Beikost stellen eine Risikogruppe in bezug auf die Biotinversorgung dar, denn die Muttermilch enthält nur 4 mg Biotin/l, Kuhmilch hingegen 20 mg/l. Allgemein ist der Biotinspiegel im Blut während der Schwangerschaft erniedrigt.
- Genetische Störungen im Biotinstoffwechsel
  bei multiplem Carboxylasemangel des neonatalen und juvenilen Typs: 5 – 10 (40) mg Biotin/Tag bewirken ein Abklingen der Symptome (Dermatitis, Alopezie, Keratokonjunktivitis, Azidurie verschiedener organischer Säuren, Cholesterinämie) innerhalb kurzer Zeit.
- Seborrhoische Dermatitis und Leinersche Krankheit bei Kleinkindern
  Es liegen zahlreiche positive Erfahrungen mit einer Biotintherapie vor. Ein Versuch ist in jedem Fall angezeigt.
- Nagelbrüchigkeit
  Mit 2,5 mg Biotin/Tag oral über mehrere Monate werden die Nägel deutlich fester, kräftiger und härter.
- Haarausfall
  Biotin in Dosen von 15 mg/Tag oral über mehrere Wochen zeigen Wirkungen bei (androgenetischer) Alopezie und Haarausfall: Verminderung des Haarausfalls und kräftiger Haarwuchs. Bei vielen Patienten zeigen schon 5 mg/Tag, allerdings über 6 – 9 Monate, dieselben Wirkungen, wobei sich neuer Haarflaum bildet.

Kontraindikationen

nicht bekannt

Wechselwirkungen

◆ Unter langfristiger Einnahme von best. Antiepileptika bzw. Antikonvulsiva (Phenobarbital, Phenytoin, Carbamazepin, Pyramidon) und Antibiotika (z. B. Sulfonamide) kann es zu Biotin-Mangelerscheinungen kommen, da wahrscheinlich Resorption bzw. Ausscheidung des Vitamins beeinflußt werden.

Nebenwirkungen

nicht bekannt

1.3 Vitaminähnliche Wirkstoffe

α-Liponsäure

Eigenschaften

α-Liponsäure wird von Bakterien, höheren Pflanzen und auch von höher organisierten Lebensformen synthetisiert. Noch wird diskutiert, ob der Mensch zur Eigensynthese befähigt ist oder ob die α-Liponsäure ein essentieller Nahrungsbestandteil ist. Möglicherweise übernehmen die Darmbakterien die Produktion. 1951 wurde α-Liponsäure erstmals aus Rinderleberextrakten isoliert und in kristalliner Form dargestellt.
Die chemische Bezeichnung lautet 6,8-Dithiooctansäure. Bei der Namensgebung spielt somit einerseits die Ähnlichkeit mit einer Fettsäure (Lipo-) eine Rolle, andererseits orientiert sie sich an der chemischen Struktur: eine Säure mit 8er Kohlenstoffkette (-octansäure), die zudem zwei (Di-) Schwefelatome (-thio-) enthält. Die α-Liponsäure kann in zwei ineinander umwandelbaren Formen vorliegen: einem zyklischen Disulfid, α-Liponsäure (oxidierte Form), und einer reduzierten offenkettigen Form, Dihydro-α-Liponsäure. Beide Verbindungen bilden ein wichtiges intramolekulares Redoxsystem.
Bei der α-Liponsäure handelt es sich um eine lichtempfindliche gelbe, kristalline Verbindung, die wenig löslich in Wasser, aber gut löslich in lipophilen Lösungsmitteln ist.
α-Liponsäure weist, im Hinblick auf seinen möglicherweise essentiellen Charakter und seine Funktion, vitaminähnliche Eigenschaften auf: Sie ist Coenzym der Pyruvatdehydrogenase, die die Bildung von Acetyl-CoA aus Pyruvat katalysiert, und der Ketoglutaratdehydrogenase, die für die Umwandlung von α-Ketoglutarat zu Succinyl-CoA verantwortlich ist. Beide Reaktionen übernehmen Schlüsselfunktionen im Citratzyklus.
Darüber hinaus besitzt α-Liponsäure enzym- und zytoprotektive Wirkungen. Besonders diese Eigenschaften sind für die therapeutische Anwendung von Bedeutung (siehe Indikationen).

Symptome bei Überdosierung und Mangelsymptome

nicht bekannt

Bedarf

Zur Ausnutzung pharmakologischer Effekte: 200 – 600 mg α-Liponsäure/Tag

Indikationen

◆ Diabetische Neuropathie
Sie ist heute der Haupteinsatzbereich der α-Liponsäure. Die diabetische Neuropathie umfaßt eine vielfältige Palette von Erkrankungen des peripheren Neurons und seiner Hüllen, von denen etwa 50% aller Diabetiker betroffen sind. Diabetes ist durch eine reduzierte Aktivität von Schlüsselenzymen des Citratzyklus gekennzeichnet. Durch eine gezielte Therapie wird die Aktivität α-Liponsäure-abhängiger Enzyme normalisiert und somit können Fehlsteuerungen des diabetischen Stoffwechsels, z. B. erhöhte Gluconeogenese, verminderte Glucoseutilisation, erhöhte Fettsäureoxidation und Ketogenese, vermindert werden. Auf diese Weise wird der gestörte Stoffwechsel der Nervenzellen günstig beeinflußt.

◆ Schwermetallintoxikationen
α-Liponsäure besitzt eine Antidotwirkung gegenüber Schwermetallen, insbesondere gegen Arsen, Kadmium, Kupfer und Eisen. Ihre komplexbildende Wirkung kann auch bei verschiedenen Speicherkrankheiten genutzt werden, z. B. bei:

◆ Morbus Wilson (Kupferspeicherkrankheit)

♦ Pilzvergiftungen
95 % aller tödlichen Pilzvergiftungen verursacht der Knollenblätterpilz mit seinen hepatotoxischen zyklischen Oligopeptiden α- und β-Amantin und Phalloidin. α-Liponsäure eignet sich zwar nicht zur Giftelimination, aber sie dient dem Schutz der Leberzellen, indem sie die giftinduzierten Zelläsionen reduziert.

♦ Zellschutz
Ähnlich wie die körpereigenen Scavenger-Enzyme (Superoxiddismutase, Glutathion-Peroxidase, Katalase) und die antioxidativen Vitamine A, β-Carotin, C und E besitzt α-Liponsäure antioxidative Eigenschaften. Das hochwirksame Redoxsystem vermag mit zahlreichen endogen entstehenden, aber auch mit exogenen Oxidantien zu reagieren und so die Entstehung freier Radikale zu verhindern. Vor allem in der Diabetes-Therapie werden diese Eigenschaften zur Vorbeugung gegen diabetische Begleiterkrankungen genutzt.

♦ Entzündungshemmung und Schmerzlinderung
α-Liponsäure kann einen günstigen Einfluß auf den Verlauf akuter Entzündungen sowie auf den Entzündungsschmerz ausüben. Der Wirkmechanismus ist noch nicht geklärt, es werden jedoch Wechselwirkungen mit dem Arachidonsäuremetabolismus angenommen, wobei die antioxidativen Eigenschaften der α-Liponsäure eine Rolle spielen dürften.

Kontraindikationen

nicht bekannt

Wechsel- und Nebenwirkungen

Ganz vereinzelt können allergische Reaktionen auftreten.

Coenzym Q_{10} (Ubichinon)

Vorkommen

Besonders reichlich in pflanzlichen Ölen, Leber, Herz.

Eigenschaften

Coenzym Q wird von pflanzlichen und tierischen Zellen synthetisiert. Wie seine ebenfalls gebräuchliche Bezeichnung Ubichinon andeutet, kommt es dort ubiquitär vor. Die chemische Struktur besteht aus einem Benzochinonring, dessen Vorstufe die Aminosäuren Tyrosin bzw. Phenylalanin sind, sowie aus einer isoprenoiden Seitenkette, ähnlich wie bei den Vitaminen E und K. Durch unterschiedliche Längen der Seitenketten entstehen zehn verschiedene Coenzym-Q-Formen, wobei in den Zellen höherer Tiere und in menschlichen Geweben nur Coenzym Q_{10} eine Rolle spielt. Dort ist es in der Lipidphase der Mitochondrienmembran lokalisiert, wo es als essentielles Coenzym beim Wasserstoff- und Elektronentransport der Atmungskette wirksam ist, in dessen Verlauf Energie in Form von ATP produziert wird. Angesichts des hohen Energiebedarfs werden in den Mitochondrien des Herzmuskels besonders hohe Q_{10}-Konzentrationen gefunden. Da alle an der Atmungskette beteiligten Enzyme und Coenzyme hintereinandergeschaltete Redoxsysteme bilden, wirkt Coenzym Q_{10} entsprechend dieser Funktion auch als wirksames Antioxidans, das die Zellen vor dem Angriff freier Radikale schützt. Zudem benötigen die Leberzellen Ubichinon für zahlreiche Synthese- und Entgiftungsreaktionen.
Der Bedarf an Coenzym Q wird normalerweise sowohl durch die körpereigene Produktion als auch durch die Nahrung gedeckt. Die dort enthaltenen Coenzym-Q-Formen können alle für die Coenzym-Q_{10}-Herstellung verwertet werden. Mit zunehmendem Alter nimmt die körpereigene Ubichinon-Synthese jedoch ab, ebenso können bei außergewöhnlicher körperlicher Belastung Versorgungsengpässe auftreten. Der Gehalt in der Nahrung wird sowohl durch Konservierungsmaßnahmen als auch durch verstärkte Lipidperoxidation reduziert.

Symptome bei Überdosierung

nicht bekannt

Mangelsymptome

Da gerade der Herzmuskel von einem ausreichenden Coenzym-Q_{10}-Vorrat abhängig ist, ist bei einem Mangel in erster Linie eine Leistungsschwäche im kardialen Bereich zu erwarten. Diese äußert sich zumeist in einer Herzinsuffizienz mit verringertem Schlagvolumen und erhöhter Herzruhefrequenz.

Bedarf

In fortgeschrittenem Alter sowie bei besonderen psychischen und physischen Belastungen 30 mg Coenzym Q_{10}/Tag als Ergänzung zur Nahrung, in der Therapie 90 – 100 mg/Tag.

Indikationen

♦ Chronische Herzinsuffizienz
3x ca. 30 mg Coenzym Q_{10}/Tag bewirken nach 8 -12 Wochen eine deutliche Verbesserung der Leistungsfähigkeit des Herzens. Dabei soll die konventionelle Therapie zunächst parallel erfolgen. Eine Langzeit- bzw. lebenslange Q_{10}-Therapie führt nicht selten zu dauerhafter besserer Belastbarkeit des Herzens.

♦ Besondere psychische und physische Belastungen, besonders ab dem 40. Lebensjahr
30 mg/Tag erhöhen die Leistungsfähigkeit des Herzmuskels und somit die Sauerstoffversorgung von Gehirn und Muskulatur.

♦ Einnahme von Lipidsenkern
Lipidsenker vom Typ der HMG-Co-A-Reduktasehemmer (Lovastatin) blockieren nicht nur die hepatische Cholesterinbildung, sondern beeinträchtigen auch die Ubichinonproduktion. Beide Verbindungen haben am Anfang denselben Syntheseweg.

♦ Zahnfleischerkrankungen
Bevor Coenzym Q_{10} als Herzmittel überhaupt erkannt wurde, setzte man es als Heilmittel gegen Zahnfleischerkrankungen ein.

♦ Zellschutz
Als wirksames Antioxidans schützt Coenzym Q_{10} die Körperzellen vor dem Angriff freier Radikale.

Kontraindikationen

nicht bekannt

Wechselwirkungen

♦ Bestimmte Lipidsenker beeinträchtigen die körpereigene Q_{10}-Produktion (siehe Indikationen).

Nebenwirkungen

nicht bekannt

Flavonoide

Vorkommen

Insbesondere in Zitrusfrüchten, Buchweizen, ansonsten in den meisten Pflanzen bzw. Früchten, die auch Vitamin C enthalten.

Eigenschaften

Um sich vor Krankheitserregern, z. B. vor Pilzen und ihren Giften zu schützen, haben Pflanzen ein erstaunliches Spektrum an Abwehr- und Entgiftungsstrategien entwickelt. Eine herausragende Rolle spielen hierbei die Flavonoide, von denen gegenwärtig weit über achthundert verschiedene bekannt sind. Sie kommen meist gemeinsam mit Ascorbinsäure vor und wirken auch synergistisch mit dem Vitamin. Da fast jede Pflanzengruppe ihre eigenen charakteristischen Flavonoide produziert, werden immer neue isoliert. Auch für den Menschen spielen Flavonoide verschiedenster Pflanzen und ihrer Früchte eine große Rolle. Insbesondere sind hier die Zitrusfrüchte zu nennen, jedoch enthalten auch z. B. Aprikosen, Buchweizen, Hagebutten und Traubenkerne große Mengen an Flavonoiden.
Entgiftende und antifungale, aber auch durchblutungsfördernde, antiphlogistische, antioxidative, antivirale, antiallergische sowie antikanzerogene Wirkungen beim Menschen sind zum Teil seit Jahrzehnten bekannt. Zu den heute bekanntesten medizinisch wirksamen Flavonoiden gehören u. a. Katechin, Nobiletin, Hesperidin, Quercetin, Quercitrin, Morin, Robinin, Myricetin, Rutin, Neoponcirin und Kaempferol. Im Vordergrund steht zur Zeit die

Bedeutung einiger dieser Pflanzenwirkstoffe als Radikalfänger.
Innerhalb der niedermolekularen Antioxidantien bilden die Polyphenole eine heterogene Gruppe von Substanzen tierischer, pflanzlicher und synthetischer Herkunft. Neben den Flavonoiden (pflanzlich) zählt man zu dieser Gruppe z. B. auch die Tocopherole (tierisch und pflanzlich), Coenzym Q (tierisch) und butiliertes Hydroxytoluol (BHT, synthetisch). Die einzelnen Flavonoide unterscheiden sich nur durch Anzahl und Position der OH-Gruppen. Diese Unterschiede sind auch für die Radikalfängereigenschaften verantwortlich, die verschieden stark ausgeprägt sind. Zu den wirksamsten antioxidativen Flavonoiden, die derzeit bekannt sind, gehören Quercetin und Katechin.
Die Zuordnung zu den vitaminähnlichen Wirkstoffen geht auf Untersuchungen in den 30er Jahren zurück. Es wurden Substanzen identifiziert, die einen Einfluß auf Blutungszustände ausüben. Diese Flavonoide, insbesondere Rutin und Citrin, wirken auf die Gefäßpermeabilität und wurden daher als »Permeabilitätsvitamine« (Vitamin P) bezeichnet. Da die Wirkungsspektren der einzelnen Flavonoide äußerst vielfältig sind – die genannten Eigenschaften sind vielleicht die bekanntesten – und Flavonoide zudem für den Menschen keinen essentiellen Charakter aufweisen, trifft diese Bezeichnung in keiner Weise zu. Nichtsdestoweniger wächst die medizinische Bedeutung der Flavonoide, und es bieten sich immer neue Anwendungsmöglichkeiten. Die folgende Indikationenliste kann nur eine kleine Auswahl darstellen.

Indikationen

♦ Zellschutz
Flavonoide vom Typ des Quercetins oder des Rutins können in den oxidativen Stoffwechsel eingreifen, wobei sowohl Radikalfängereigenschaften als auch direkte Hemmwirkungen auf radikalbildende Enzyme (z. B. Lipoxigenase) zu beobachten sind. Quercetin, Rutin, Myricetin, Phloretin, Katechin, Morin und Taxifolin üben eine unterschiedlich starke Hemmwirkung auf das Lipoxigenasesystem aus, wobei Quercetin die stärkste Hemmwirkung zeigt.

♦ Verminderung der Gefäßpermeabilität (z. B. bei Allergien)
Rutin soll die Synthese eines permeabilitätsinhibitorischen Proteins induzieren und so eine erhöhte Permeabilität der Kapillargefäße normalisieren, die sich u. a. in verstärkter Lymphzirkulation, vermehrtem Eiweißaustritt und Ödembereitschaft äußert. Allergische Reaktionen können so nicht verhindert, die Symptome jedoch gemildert werden.

♦ Kapillarblutungen
Rutin erhöht die Kapillarresistenz, d. h. die Neigung zu Kapillarfragilität und damit verbundenen kleinsten punktförmigen Haut- und Schleimhautblutungen (Petechien) wird herabgesetzt. Auch hier ist wahrscheinlich die Normalisierung der Gefäßpermeabilität von Bedeutung.

♦ Entzündungen
Flavonoide als natürlich vorkommende Entzündungsmodulatoren finden in der Erfahrungsmedizin seit Jahrhunderten Anwendung. Bekannt ist in diesem Zusammenhang z. B. die lokale antiphlogistische Wirkung der Kamillenflavone. Die Angriffspunkte der Flavonoide liegen in einer Hemmung des Arachidonsäurestoffwechsels und der Histaminfreisetzung sowie in der Scavengerwirkung auf reaktive Sauerstoffspezies. Im Arachidonsäuremetabolismus beruht die antiphlogistische Wirkung von Flavonoiden auf der Inhibierung der Cyclooxigenase und Lipoxigenase sowie auf einer Hemmung der Leukozytenaktivierung.

♦ Arterioskleroseprophylaxe, Hypercholesterinämie
Auch der Cholesterinstoffwechsel in der Leber sowie das Ausmaß der LDL-Oxidation im Plasma sind von Flavonoiden beeinflußbar. So hemmt z. B. das Flavonoid Sylimarin dosisabhängig (0,5 – 8 mg/kg) die mikrosomale 3-Hydroxy-3-Methylglutar-CoA-(HMG-CoA)-Reduktase. Dies führt zu einer verringerten Cholesterinsynthese in der Leber und verändert die biliäre Zusammensetzung im Sinne einer Senkung der Phospholipide und des Cholesterins.
Arteriosklerotische Läsionen sind eng mit der oxidativen Schädigung von LDL im Plasma verbunden. Sie treten jedoch häufig erst auf,

wenn die endogenen Vitamin-E-Vorräte erschöpft sind. Das Flavonoid Morin z. B. kann den Vitamin-E-Verbrauch und damit die LDL-Oxidation verzögern.
Katechin z. B. kann dosisabhängig die Kupfer-katalysierte Oxidation menschlicher LDL-Proteine hemmen.

♦ Verbesserung der Blutfließfähigkeit
Auch für die Gerinnungsparameter im Blut sind die Wirkungen einiger Flavonoide von Bedeutung. Das Flavonoid Breviscapine z. B. aktiviert die Fibrinolyse und hat somit eine insgesamt antikoagulatorische Wirkung.

♦ Analgetische Wirkungen auf das ZNS
Quercetin zeigt ausgeprägte sedative Wirkungen.

Cholin

Vorkommen

Reichlich in Hefe, Leber, Fisch, Getreidekeimen, Eidotter, Hülsenfrüchten, Frischmilch.

Eigenschaften

Cholin ist ein wichtiges biogenes Amin. Die lipotrope Substanz ist ein Bestandteil des Lecithins (Phosphatidylcholin), das in allen Zellen gebildet wird und ein wichtiger Bestandteil von Biomembranen ist. Es ist also kein Vitamin im eigentlichen Sinne. Lecithin ist auch Bestandteil des Enzyms Lecithin-Cholesterin-Acyltransferase (LCAT), welches nach folgendem Mechanismus arbeitet: Bei Kontakt mit peripheren Organen und Geweben vermag HDL (High Density Lipoprotein) freies zellmembranassoziiertes Cholesterin zu übernehmen, und mit Hilfe der LCAT überführt Lecithin Cholesterin in Cholesterinester. Auf diese Weise werden Cholesterinablagerungen in Organen und Geweben, also auch an den Endothelwänden vermieden (Verminderung des Arterioseroserisikos). Ein anderer Mechanismus, bei dem Cholin eine Rolle spielt, hat einen Einfluß auf den Triglyceridstoffwechsel: An der Cholinsynthese ist die essentielle Aminosäure Methionin beteiligt. Eine proteinarme Diät führt, aufgrund des Methioninmangels, zu einem Mangel an Cholin und damit zur Umschaltung von Lecithin- auf Triglyceridsynthese mit der Folge der Entstehung einer Fettleber.
Eine weitere wichtige Funktion erfüllt Cholin als Bestandteil von Acetylcholin, einem Neurotransmitter im vegetativen und zentralen Nervensystem sowie an den neuromuskulären Synapsen.

Symptome bei Überdosierung

nicht bekannt

Mangelsymptome

Da sehr hohe Cholinmengen benötigt werden, können insbesondere bei Unterversorgung mit Proteinen, z. B. auch bei Alkoholikern, Mangellagen auftreten, die sich durch Gedächtnisschwäche, erhöhte Blutfettwerte und im Extremfall in der Ausbildung einer Fettleber äußern.

Bedarf

Im Normalfall 0,5 g(!)/Tag, meist über die Nahrung gedeckt, 1,5 g/Tag bei Mangellagen und in der Therapie.

Indikationen

♦ Fettleber: siehe Eigenschaften. Unbehandelt ist sie die Vorstufe der Leberzirrhose.

♦ Hyperlipidämie, Arteriosklerosepropylaxe: siehe Eigenschaften

♦ Proteinarme Ernährung
Da der Organismus Cholin in großen Mengen benötigt, kann besonders bei proteinarmer Ernährung leicht ein Mangel eintreten (siehe auch Indikationen).

♦ Gedächtnisschwäche
In seiner Funktion als Bestandteil von Acetylcholin, das für die Weiterleitung von Nervenimpulsen verantwortlich ist, kann Cholin ein schlechtes Gedächtnis verbessern.

♦ Progressive Muskeldystrophie
Zusammen mit Vitamin E und Inositol kann diese Erkrankung günstig beeinflußt werden.

Kontraindikationen, Wechsel- und Nebenwirkungen

nicht bekannt

Inositol, Inosit

Vorkommen

Hefe, Innereien, Vollkorngetreide, Obst, Nüsse, Milchprodukte

Eigenschaften

Inositol ist ein 6wertiger zyklischer Alkohol und wie Cholin eine lipotrope Substanz. Es existieren neun Stereoisomere, die alle in der Natur vorkommen. Am wichtigsten ist myo-Inosit, das frei im Muskelgewebe sowie in vielen pflanzlichen und tierischen Organen vorliegt. Myo-Inosit hat für viele Organismen die Bedeutung eines Wachstumsfaktors und ist identisch mit dem früher als »Bios I« bezeichneten Hefe-Wachstumsfaktor. Der menschliche Organismus vermag Inositol im Intermediärstoffwechsel aus D-Glucose-6-Phosphat zu synthetisieren, wobei Testes, Gehirn, Niere und Milz die höchsten Gehalte aufweisen. Der menschliche Bedarf wird hauptsächlich aus Obst und Getreide gedeckt, in denen myo-Inosit, wie auch in anderen Pflanzenorganen, als Phytinsäure (myo-Inosithexasphosphat) vorkommt, der eine antikarzinogene Wirkung zugeschrieben wird. Im Magen-Darm-Trakt wird Phytinsäure durch das Enzym Phytase, eine Phosphatase, in myo-Inosit gespalten. Myo-Inosit erhöht die Gewebedurchblutung indem es die Sauerstoffabgabe des Blutes aus Hämoglobin an die zu versorgenden Gewebe erleichtert. Ein anderes myo-Inositphosphat, myo-Inosittriphosphat, wirkt als »second messenger«, der Stoffwechselumschaltungen im postsynaptischen Neuron (z.B. Enzyminduktionen, Änderungen von Enzymaktivitäten) auslösen kann. Phosphatidylinositol, ebenfalls ein myo-Inositphosphat, ist Bestandteil von Biomembranen.

Symptome bei Überdosierung

nicht bekannt

Mangelsymptome

Da Inosit als Wachstumsfaktor wirkt, zählen zu den Mangelerscheinungen typischerweise Haarausfall, Wachstumsstillstand sowie Dermatitis.

Bedarf

Im Normalfall 0,5 – 1,5 g(!)/Tag, meist über die Nahrung gedeckt, in der Therapie mehr.

Indikationen

♦ Schlafstörungen, Unruhezustände
zusammen mit Calcium und Magnesium

♦ Periphere Durchblutungsstörungen
myo-Inosithexaphospat erhöht die Gewebedurchblutung (siehe Eigenschaften).

♦ Lebererkrankungen
Inositol wird eine lipotrope Wirkung zugeschrieben.

♦ Progressive Muskeldystrophie
Zusammen mit Vitamin E und Cholin kann diese Erkrankung günstig beeinflußt werden.

Kontraindikationen, Wechsel- und Nebenwirkungen

nicht bekannt

p-Aminobenzoesäure (4-Aminobenzoesäure, PABA)

Vorkommen

Reichlich in Innereien, Hefe, weniger in Muskelfleisch.

Eigenschaften

p-Aminobenzoesäure ist ein Baustein des Folsäuremoleküls und entfaltet seine Wirksamkeit besonders im Bereich der Haut, sie kann aber auch regulierend auf die Verdauung wirken.

Symptome bei Überdosierung und Mangelsymptome

nicht bekannt

Bedarf

In der Therapie bis 1000 mg/Tag.

Indikationen

♦ Sonnenschutz
PABA-Cremes, aber auch die Einnahme von PABA, verhüten Sonnenbrand sogar bei empfindlicher Haut.

♦ Verdauungsstörungen
Bei chronischer Verstopfung gibt man bis 500 mg/Tag.

Kontraindikationen, Wechsel- und Nebenwirkungen

nicht bekannt

Carnitin (Trimethylamino-β-hydroxybuttersäure, Vitamin T)

Vorkommen

Reichlich in Fleisch, besonders in Leber, weniger in Pflanzen.

Eigenschaften

Da der oxidative Fettsäureabbau in den Mitochondrien stattfindet, muß die Fettsäure für den Abbau zunächst aus dem Cytoplasma in die Mitochondrien hineingelangen. An diesem Transport ist Carnitin beteiligt. Die entstehende Carnitylfettsäure gelangt leicht durch die innere Mitochondrienmembran in die Mitochondrienmatrix. Carnitin fördert somit die Fettoxidation und sorgt daher für die Energiebereitstellung aus Fettsäuren in den Zellen. Es wird in der Leber aus den Aminosäuren Methionin und Lysin in einer Vitamin-C-abhängigen Reaktion synthetisiert.

Symptome bei Überdosierung

nicht bekannt

Mangelsymptome

Da die Biosynthese des Carnitins aus den Aminosäuren Lysin und Methionin Vitamin-C-abhängig ist, ist Carnitinmangel in der Muskulatur ein frühes Zeichen des Vitamin-C-Mangels. Allgemeinsymptome wie Müdigkeit und Leistungsschwäche sind auf eine Verminderung der Carnitinbiosynthese zurückzuführen.

Bedarf

In der Therapie 0,5 – 3 g.

Indikationen

♦ Arterioskleroseprophylaxe, Störungen des Lipidstoffwechsels (Hyperlipoproteinämien, Hypercholesterinämien)
Zur Senkung des Plasmalipidspiegels werden kurzfristig bis 3 g Carnitin verabreicht.

Kontraindikationen, Wechsel- und Nebenwirkungen

nicht bekannt

2. Mineralstoffe

Calcium

Vorkommen

Reichlich in Milchprodukten, Sojabohnen, Hefe, grünem Gemüse, Nüssen, Eiern, weniger in Vollkornprodukten.

Eigenschaften

Im Körper sind 99% des Calciums (1,5 kg) und 80% des Phosphats (0,7 kg) als Apatit im Skelettsystem und in den Zähnen deponiert. Bei Mangelzuständen kann Calcium aus den Knochen herausgelöst und an das Blut abgegeben werden. Für die Konstanthaltung des Blutcalciumspiegels sind zwei in den Nebenschilddrüsen und der Schilddrüse produzierte Hormone verantwortlich: Parathormon, das den Calciumgehalt im Blut erhöht (Übergang von Calcium aus der Knochensubstanz in die Blutbahn, Demineralisation), und Calcitonin, das den Blutcalciumgehalt senkt (Einbau von Calcium in die Knochensubstanz, Mineralisation). Zusammen mit Parathormon und Calcitonin reguliert Vitamin D den Calcium- und den mit ihm gekoppelten Phosphatstoffwechsel. Dabei wird im Darm die Calcium- und Phosphatresorption, im Knochen Mineralisation sowie Calcium- und Phosphatmobilisation aus dem Knochen und in der Niere die Rückresorption von Calcium und Phosphat gefördert. Auch die Geschlechtshormone Östrogen und Testosteron greifen in den Calciumstoffwechsel ein: Sie schützen den Knochen vor dem Abbau.

Das restliche, nicht im Knochen gebundene Calcium liegt in freier ionisierter Form (Ca^{2+}) und als Calmodulinkomplex (calcium-dependent regulatory protein, CdR protein) vor. Freies Calcium stabilisiert Zellmembranen, es kann aber auch durch Ionenkanäle in die Zelle eindringen, und es ist ein wichtiger Blutgerinnungsfaktor (Faktor IV). Im Muskel ist es an der Auslösung der Muskelkontraktion, im Nervengewebe an der Impulsübertragung beteiligt, und es beeinflußt die Reizschwelle für die Auslösung der Aktionspotentiale. Der Calmodulinkomplex kann sich reversibel an zahlreiche Enzyme binden und so ihre Aktivität beeinflussen. Der Vitamin-B-Komplex fördert die Calciumresorption.

Symptome bei Überdosierung

Um Calciumablagerungen in Arterien, Nieren und Gelenken vorzubeugen, ist es ratsam, bei längerer hochdosierter Calciumzufuhr auch Magnesium zu verabreichen. Überhaupt ist es immer ratsam, beide Mineralstoffe zusammen einzunehmen, und zwar idealerweise im Verhältnis 2:1 (Calcium zu Magnesium), wie es im natürlichen Kalkstein Dolomit vorkommt (siehe auch »Magnesium«). Dolomittabletten sind im Fachhandel erhältlich.

Mangelsymptome

Sinkt der Serumcalciumspiegel beträchtlich ab, tritt zunächst neuromuskuläre Übererregbarkeit in Form von Krampfanfällen auf (Tetanie). Langfristig gibt es Veränderungen an Haut, Haaren und Nägeln, es entwickelt sich ein sogenannter Tetanie-Star, der zur Erblindung führen kann, und die Herzstromkurve verändert sich.

Während des Wachstums treten am Knochen Symptome von Rachitis auf, an den Zähnen Fehlstellungen und Schmelzdefekte. Beim Erwachsenen wird der fertige Knochen entmineralisiert (Osteomalazie; siehe auch Mangelsymptome »Vitamin D«).

Bedarf

Säuglinge und Kinder im Normalfall 0,5 – 1 g, Erwachsene 1 – 1,5 g/Tag, nur bei ausreichender Aufnahme bestimmter Nahrungsmittel (s. o.) über die Ernährung gedeckt.

Indikationen

◆ **Parodontose**
Neben mangelnder Mundhygiene scheint Calciummangel eine Ursache zu sein, da auch die knöchernen Anteile des Zahnhalteapparates (Parodontium) abgebaut werden.

◆ **Osteoporose**
Die Knochenentkalkung, Folge eines gestörten Calciumstoffwechsels, tritt vorwiegend bei Frauen jenseits der Menopause auf. Als Prophylaxe scheint Calciumsubstitution (1–1,5 g/Tag) in Kombination mit Östrogengaben sinnvoll.

◆ **Nervosität, Reizbarkeit, Schlaflosigkeit, Konzentrationsschwäche**
Diese als vegetative Dystonie bezeichneten Beschwerden, oft gepaart u. a. mit Kopf-, Rücken- oder Magenschmerzen, können Folgen einer gestörten Impulsverarbeitung im Nervensystem sein (calciumabhängige Freisetzung des Neurotransmitters ist durch Calciummangel verhindert).

◆ **Wachstum**
Bis zur Beendigung des Knochenwachstums ist in jedem Fall auf zusätzliche Calciumzufuhr zu achten, insbesondere weil die tägliche Nahrung der Kinder in der Regel viele Bestandteile enthält, die die Calciumresorption einschränken (s. u.).

◆ **Ernährungsbedingte Calciumunterversorgung**
Phosphathaltige Nahrungsmittel wie z. B. Cola, Wurst und sämtliche Schmelzkäsesorten, erhöhte Protein- und Fettzufuhr in Form von Fleisch und Wurst sowie Oxalsäure (in Tee und Kakao) vermindern die Calciumresorption. Alkohol, Koffein und Nikotin erhöhen die Calcium- und Magnesiumausscheidung. Durch Wässern und Kochen in zu viel Wasser gehen Calcium und andere Mineralstoffe verloren.

◆ **Einnahme von Laxanzien und Diuretika**
Calcium und andere Mineralstoffe werden verstärkt über Darm und Niere ausgeschieden.

◆ **Altersbedingte Calciumunterversorgung**
Im Alter ist die Calciumresorption aus mehreren Gründen (u. a. zu wenig Magensäure, Verminderung der Östrogenproduktion) herabgesetzt.

◆ **Schwangerschaft**
Besonders in den drei letzten Schwangerschaftsmonaten ist die zusätzliche Einnahme eines Calciumpräparates angezeigt, da das Knochenwachstum des Kindes in dieser Phase stark ausgeprägt ist.

◆ **Allergien**
Calcium verhindert die Freisetzung des Histamins aus den Speicherzellen, indem es die Membranen stabilisiert. Hochdosierte, schnell resorbierbare Calciumpräparate, z. B. als Brausetabletten, lindern in leichteren Fällen häufig rasch die Beschwerden und machen die Einnahme von Antihistaminika überflüssig.

◆ **Muskelkrämpfe**
Da Calcium zur Stabilisierung der Zellmembranen beiträgt, werden die Membranen der Muskelzellen spontan, d. h. ohne Reiz von außen, depolarisiert, wenn Calciummangel, z. B. durch starkes Schwitzen nach körperlicher Aktivität, vorliegt.

◆ **Unterstützung der Herztätigkeit**
für eine intakte Impulsverarbeitung im Reizleitungssystem des Herzens, zusammen mit Magnesium.

◆ **Rheumatische Erkrankungen**
zur Unterstützung der subchondralen Sklerosierung, zusammen mit den Vitaminen C und D_3.

◆ **Mangelnde Sonnenlichtexposition**
Da die Calciumresorption Vitamin-D-abhängig ist, kann Vitamin-D_3-Mangel zu Calciumunterversorgung führen. Vitamin D_3 wird in der Haut durch Sonnenlichtbestrahlung aus 7-Dehydrocholesterin gebildet (siehe auch »Vitamin D«).

Kontraindikationen

◆ Hyperkalzämie

◆ Vitamin-D-Intoxikation

Wechselwirkungen

nicht bekannt

Nebenwirkungen

Auch bei der Einnahme hoher Calciumdosen über einen längeren Zeitraum sind keine Nebenwirkungen zu erwarten, wenn gleichzeitig Magnesium verabreicht wird (siehe auch »Symptome bei Überdosierung«). Ansonsten können Symptome auftreten, wie sie bei Hyperkalzämie oder Vitamin-D-Intoxikation vorkommen: Übelkeit, Erbrechen, Durchfall, Polyurie, Polydipsie, Calciumablagerungen in Arterien, Nieren und Gelenken.

Magnesium

Vorkommen

Reichlich in Vollkornprodukten, Sojabohnen, Hülsenfrüchten, Hefe, Nüssen, weniger in grünem Gemüse.

Eigenschaften

Der Magnesiumbestand des menschlichen Körpers beträgt ca. 30 g. 50 – 70 % sind in den Mineralien des Knochens festgelegt, doch enthalten alle Organe Magnesium in einer Konzentration von 10 – 15 mmol/kg Gewebe. Im Blut beträgt die Konzentration ca. 1 mmol/l Serum. Magnesium spielt bei allen ATP-abhängigen Reaktionen als Enzymaktivator eine wichtige Rolle, indem es durch Komplexbildung die Abspaltung der energiereichen Phosphatreste aus dem ATP erleichtert. Es aktiviert aber auch Phosphorylierungsvorgänge, d. h. den Abbau der energieliefernden Nährstoffe (Kohlenhydrate, Fette, Proteine) in Citratzyklus und Atmungskette. Etwa 300 Magnesium-abhängige Enzyme sind heute bekannt. Es wirkt ferner bei der Biosynthese der DNA und RNA mit. Magnesium setzt die Erregbarkeit von Muskeln und Nerven herab und wirkt eng mit Calcium zusammen. Beide Mineralien sollten daher immer gemeinsam verabreicht werden, idealerweise im Verhältnis 2 (Ca) : 1 (Mg), wie sie im Kalkstein Dolomit vorkommen.

Magnesium setzt die Gerinnungsfähigkeit des Blutes herab, es senkt den Blutdruck und den Blutcholesterinspiegel. Magnesiummangel spielt bei vielen Herzkrankheiten eine Rolle. An Herzattacken verstorbene Personen weisen beispielsweise signifikant erniedrigte Magnesiumwerte im Herzmuskel auf. Die Aktivität der Enzyme im Herzmuskel ist magnesiumabhängig.

Symptome bei Überdosierung

Bei sehr hohen Dosierungen wird die Erregbarkeit von Muskeln und Nerven stark herabgesetzt. Durch Calciumgaben wird dieser Effekt schnell rückgängig gemacht.

Mangelsymptome

Mangelzustände können längere Zeit überbrückt werden, da der Körper über Reserven im Gewebe und in den Knochen verfügt. Sinkt der Serummagnesiumspiegel schließlich unter den Normalwert ab, treten Muskel- und Gefäßspasmen, Taubheitsgefühl und Kribbeln in den Gliedmaßen sowie Herzjagen, Herzrhythmusstörungen, Beklemmungen in der Herzgegend und Zeichen von Hyperaktivität auf. Herzinfarkt scheint begünstigt zu werden. Ein akuter Magnesiummangel mit Gefäßspasmen im Innenohr kann zum Beispiel beim Hörsturz vorliegen, bei dem es plötzlich, meist einseitig, zum Gehörverlust mit Rauschen oder Pfeifen im Ohr kommt. Meist lag vorher länger andauernder Streß vor, der keine Ruhepausen zuließ. Weil man in diesen Phasen viel Süßes braucht, kommt meist eine mineralstoffarme, Ernährung hinzu. Wird dann plötzlich nach kurzfristiger extremer körperlicher Belastung das Ca/Mg-Verhältnis völlig aus dem Gleichgewicht gebracht, weil beispielsweise große Mengen eines Ca-reichen, aber Mg-armen Mineralwassers oder Cola (phosphatreich!) getrunken werden, wird nochmals vermehrt Magnesium ausgeschieden oder gar nicht resorbiert (Phosphate vermindern Magnesiumresorption), und es kommt zum akuten Magnesiummangel. Ein Hörsturz ist auf jeden Fall ein Warnzeichen, denn auch Herzinfarktpatienten weisen erniedrigte Magnesiumwerte auf.

Bedarf

Kinder bis 300 mg/Tag, Erwachsene im Normalfall 300 – 500 mg/Tag, auch abhängig von Nahrungszusammensetzung und Lebensweise. In der Therapie kann problemlos höherdosiert werden, da Überschüsse über Darm und Nieren ausgeschieden werden.

Indikationen

♦ Calciumeinnahme
Die Einnahme hoher Calciumdosen führt zu erhöhter Magnesiumausscheidung und somit zu Magnesiummangelzuständen (Muskelspasmen, -zittern, Gefäßspasmen, Schwitzen) und kann auf die Dauer zu Calciumablagerungen in Arterien, Nieren und Gelenken führen.

♦ Nierensteine
Calciumoxalatsteine, die bei Einnahme hoher Calciumdosen entstehen können, werden durch gleichzeitige Einnahme von Magnesium vermieden.

♦ Nervosität, Reizbarkeit, Schlaflosigkeit, Konzentrationsschwäche, hyperkinetisches Syndrom bei Kindern
Magnesium wirkt als Sedativum, da es die Erregbarkeit der Muskeln und Nerven herabsetzt.

♦ Streß, dauernde Anspannung
Dauerbelastung, auch ohne starke körperliche Arbeit, verbraucht verstärkt Magnesium, weil vermehrt ATP-abhängige Reaktionen ablaufen.

♦ Übermäßige körperliche Aktivität, Muskelkrämpfe
Auch körperliche Aktivität verbraucht verstärkt Magnesium, weil vermehrt ATP-abhängige Reaktionen ablaufen. Bei neuromuskulärer Übererregtheit ist neben Magnesium- auch Calciumeinnahme angezeigt, damit die Membranen stabilisiert werden. Bei starkem Schwitzen verliert der Körper dann auch andere Mineralstoffe.

♦ Migräne, Gefäßspasmen, Spasmen innerer Organe
dabei handelt es sich um akute Magnesiummangelzustände (siehe Mangelsymptome). Einen schnellen Rückgang der Symptome bewirken in diesen Fällen hochdosierte, schnell resorbierbare Magnesiumbrausetabletten.

♦ Alkoholismus
Bei Alkoholmißbrauch ist die Magnesiumresorption beeinträchtigt, und es wird vermehrt Magnesium ausgeschieden.

♦ Hypertonie
Hoher Blutdruck ist ein Risikofaktor für die Entstehung der Arteriosklerose. Die mechanische Belastung der Gefäßwände hat eine Schädigung der Endothelien zur Folge, womit die Voraussetzung für die Bildung arteriosklerotischer Plaques geschaffen ist. Magnesium wirkt blutdrucksenkend.

♦ Hyperlipidämie
Lecithin senkt den Blutcholesterinspiegel. Die Lecithinsynthese ist Vitamin-B_6-abhängig und die Bildung der Coenzymform von Vitamin B_6 (Pyridoxalphosphat) ist als ATP-verbrauchende Reaktion Magnesium-abhängig. Auch auf diese Weise trägt Magnesium zur Arteriosklerose- und Herzinfarktprophylaxe bei.

♦ Thromboseprophylaxe
Durch Verdrängung des Calciums wird die Blutgerinnungsfähigkeit herabgesetzt. Zudem vermindert Magnesium die Tendenz der Thrombozyten sich zusammenzuballen (Herzinfarktprophylaxe).

♦ Herzrhythmusstörungen
Magnesium wirkt stabilisierend auf das Reizleitungssystem des Herzmuskels.

♦ Unterstützung der Herztätigkeit: siehe »Calcium«.

♦ Einnahme von Laxanzien und Diuretika: siehe »Calcium«.

♦ Ernährungsbedingter Magnesiummangel
Magnesiummangel wird häufig durch tägliche Ernährungsgewohnheiten begünstigt: Weißmehl wird häufig gegenüber magnesiumreichem Vollkorn der Vorzug gegeben. Fett- und phosphatreiche Kost (Cola) vermindert die Magnesiumresorption, Kochsalz erhöht die Magnesiumausscheidung. Durch Kochen und Wässern der Nahrungsmittel werden Mineralstoffe ausgeschwemmt.

♦ Schwangerschaft

Kontraindikationen

♦ Hypermagnesiämie, z.B. infolge schwerer Nierenstörungen

Wechselwirkungen

nicht bekannt

Nebenwirkungen

Bei gleichzeitiger Calciumeinnahme sind auch bei hohen Dosierungen keine Nebenwirkungen zu erwarten.

Phosphor

Vorkommen

Reichlich in allen Lebensmitteln tierischer und pflanzlicher Herkunft.

Eigenschaften

Der Körperbestand von 0,7 kg ist zu 80% mit Calcium und Magnesium im Skelett deponiert. Mit Calcium baut Phosphor als Apatit (phosphorsaurer Kalk) Knochen und Zähne auf. Phosphat ist als Puffersystem an der Kontrolle der Wasserstoffionenkonzentration der Körperflüssigkeiten und somit an der Aufrechterhaltung des Säure-Base-Gleichgewichtes des Organismus beteiligt.
Organische Phosphorverbindungen zählen zu den wichtigsten Bausteinen der lebenden Zelle: Phosphat ist von Bedeutung bei der Resorption von Nährstoffen, bei der Energiegewinnung und -freisetzung im Körper (Zuckerphosphate, z.B. bei Gluconeogenese und Glykolyse), bei der Energieübertragung im Zellstoffwechsel und bei der Muskel- und Gehirntätigkeit. ATP (Adenosintriphosphat), das bei der Nährstoffverbrennung gebildet wird (Substratkettenphosphorylierung, oxidative Phosphorylierung in der Atmungskette), ist der wichtigste Energieträger, ohne den energieverbrauchende Stoffwechselprozesse (z.B. Muskelarbeit) nicht möglich wären. Phosphat ist Bestandteil der Nukleinsäuren, der Biomembranen (Phospholipide) und zahlreicher Enzyme (z.B. NADP). Phosphor wird also so gut wie überall gebraucht, deshalb ist es auch in allen natürlichen Nahrungsmitteln reichlich enthalten. Da Phosphorsäure und verschiedene Phosphate (E 338 – E 341, E 450) als Additive in der Lebensmittelindustrie eine weitverbreitete Anwendung finden – ob in Wurst (als Antioxidans und zur Wasserbindung), Schmelzkäse (als Stabilisator), Cola (Säuerungsmittel), Fleisch (Farberhaltung und Erhöhung des Safthaltungsvermögen), Mehl (Verbesserung der Backfähigkeit), Backpulver, Backmischungen, Fertiggerichten, Mayonnaise, Suppen, Soßen, Speiseeis, erhält unser Körper eher zuviel als zuwenig Phosphor. Überschüssiges Phosphat wird zwar über Darm und Nieren ausgeschieden, jedoch behindert zuviel Phosphor auf die Dauer die Knochenmineralisation. Calcium wird aus den Knochen herausgelöst und es kommt in den ableitenden Harnwegen zur Bildung von Calciumphosphat, das über die Nieren ausgeschieden wird. Es entsteht also Calciummangel. Calcium- und Phosphatstoffwechsel sind fest miteinander gekoppelt, daher steht der Phosphorbedarf in enger Beziehung zum Calciumbedarf (idealerweise 1:1). Da die heutige Ernährung zuviel Phosphor enthält, ist das Verhältnis in der Regel zu ungunsten des Calciums verschoben.

Symptome bei Überdosierung

Auf das Überangebot an Phosphat in unseren Nahrungsmitteln reagieren besonders Kinder empfindlich. So verschwinden die Symptome des hyperkinetischen Syndroms häufig nach Verabreichung einer phosphatarmen Diät. In anderen Fällen scheinen jedoch auch andere Zusatzstoffe (z.B. Farb-, Konservierungsstoffe) oder auch zuviel Zucker die Überaktivität auszulösen, da individuell unterschiedliche Überempfindlichkeiten bestehen.
Wenn das Calcium-Phosphat-Verhältnis zugunsten des Phosphats verschoben ist, bei bedenkenloser Ernährung keine Ausnahme, können alle Symptome eines Calciummangels auftreten.

Mangelsymptome, Indikationen

Aus den genannten Gründen ist ein Phosphatmangel nicht zu erwarten. Bei lange andauernder verminderter Zufuhr, also unter Hungerbedingungen, bei Nierenfunktionsstörungen oder bei Vitamin-D-Mangel treten Symptome des Vitamin D-Mangels auf (Regelung des Calcium- und Phosphatstoffwechsels: siehe Eigenschaften, Mangelsymptome »Vitamin D«).

Bedarf

Säuglinge und Kleinkinder 120 – 700 mg, Kinder und Erwachsene 800 mg – 1 g/Tag.

Kalium, Natrium, Chlor

Eigenschaften, allgemein

Der Nährstoffaustausch zwischen den Körperflüssigkeiten durch die Zellmembranen sowie der Flüssigkeitshaushalt des Körpers allgemein sind vom Natrium-, Kalium- und Chloridgehalt abhängig. Die 3 Mineralstoffe sind die wichtigsten Elektrolyte. Die ungleiche Verteilung von Kalium, Natrium und Chlor im Intra- und Extrazellulärraum machen die Erregungsleitung in den Nervenzellen und Kontraktion in den Muskelzellen möglich. Natrium, Kalium und Chlor halten außerdem das Säure-Base-Gleichgewicht, den osmotischen Druck und die Gewebespannung im Körper aufrecht.

Kalium

Vorkommen

Reichlich in Sojabohnen, Hefe, Trockenobst, Hülsenfrüchten, Vollkorn, Gemüse, Fisch, Fleisch, Obst (besonders Bananen).

Eigenschaften

98 % der 140 g Kalium, die im menschlichen Körper gebunden sind, befinden sich als frei bewegliche Kaliumionen (K^+) innerhalb der Zellen, außerhalb hingegen ist der Natriumgehalt hoch. Dieses Gefälle ist verantwortlich für die Einstellung des osmotischen Drucks in den Zellen, für die Erregbarkeit von Muskeln und Nerven und für die Flüssigkeitsausscheidung. Einstellung und Aufrechterhaltung des K/Na-Konzentrationsgefälles erfolgen durch die »K/Na-Pumpe«. Für das Herz hat Kalium eine besondere Bedeutung, da die Erregungsleitung im Herzmuskel hauptsächlich kaliumabhängig ist. Kaliumionen steigern durch Aktivierung von Enzymen zahlreiche Stoffwechselvorgänge (z. B. bei innerer Atmung, Protein- und Acetylcholinsynthese). In all diesen Fällen positiver Katalyse wirken Natriumionen antagonistisch, d. h. sie hemmen diese Vorgänge.

Symptome bei Überdosierung

Selbst bei hochdosierter oraler Zufuhr sind infolge schneller Verteilung im Gewebe und schneller Ausscheidung durch die Nieren keine erhöhten Plasma-Kalium-Spiegel zu erwarten. Kommt es unter bestimmten pathologischen Umständen zu Hyperkaliämie (siehe Kontraindikationen), zeigen sich Muskelschwäche, eventuell Parästhesien, Beeinträchtigung der Atmung, Verwirrtheit, vor allem aber Störungen der Herzfunktion. Abhilfe schaffen häufig Calciuminfusionen oder die orale Zufuhr von Calcium- oder Natriumsalzen.

Mangelsymptome

Die Symptome der Hypokaliämie spielen sich in denselben Organen ab wie bei der Hyperkaliämie. Es kommt gleichfalls zu Muskelschwäche, Störungen der Atmung und der Herzfunktion, im Extremfall zu Herzstillstand, weil die Erregungsleitung im Herzmuskel gestört ist. Zudem sind Appetitlosigkeit, Übelkeit mit Erbrechen sowie Obstipation zu erwarten.

Bedarf

Im Normalfall Säuglinge und Kleinkinder 0,3 – 1 g, Kinder 1 – 3 g, Erwachsene 3 – 4 g/Tag, bei gesunder Mischkost über die Nahrung gedeckt.

Indikationen

♦ Hypokaliämische Zustände durch regelmäßige Einnahme von Pharmaka
Hierzu gehören (nicht-Kalium-sparende) Diuretika sowie Laxanzia, Cortisonpräparate,

Herzglycoside, aber auch Insulin und Glucose bei der Behandlung des diabetischen Komas (akuter Fall: intravenös 1 g/Std., sonst verdünnte Lösungen von Kaliumsalzen, um Schädigungen der Darmschleimhaut zu vermeiden).

♦ **Starkes Schwitzen**
Z. B. bei regelmäßigen Saunabesuchen oder übermäßiger körperlicher Anstrengung verliert der Körper mit dem Schweiß neben anderen Mineralstoffen auch Kalium. Abhilfe schaffen hier elektrolythaltige Energiedrinks oder Mineralstoffbrausetabletten.

♦ **Übermäßige Kochsalzzufuhr**
Ständig überhöhte Natriumchloridzufuhr hat eine gesteigerte Kaliumausscheidung zur Folge. Zwar wird auch Natrium ausgeschieden, jedoch fördert das Nebennierenrindenhormon Aldosteron die Natrium-, Chlorid- und Wasserretention in den Nieren und die Kaliumausschüttung in den Harn.

♦ **Bluthochdruck**
Durch übermäßige Kochsalzzufuhr besteht auch die Gefahr der Blutdruckerhöhung und eine Neigung zu Ödemen, weil das Natrium, das überwiegend in den Extrazellulärräumen vorliegt, Wasser bindet und dadurch das Blutvolumen bzw. das Volumen der Extrazellulärflüssigkeit erhöht wird. Durch Kaliumgaben werden sowohl die Kaliumverluste ausgeglichen als auch der Wasserentzug aus dem Extrazellulärraum und dem Blut gefördert.

♦ **Streß**
Bei Streß wird in der Hypophyse vermehrt das Hormon ACTH (Corticotropin) gebildet, das die Nebennierenrinde zur erhöhten Aldosteronbildung anregt. Folgen: siehe »übermäßige Kochsalzzufuhr«.

Kontraindikationen

♦ Einnahme Kalium-sparender Diuretika oder depolarisierender Muskelrelaxantia (z. B. Suxamethonium)

♦ Nebenniereninsuffizienz

♦ Niereninsuffizienz

♦ Bei Hämolyse nach ausgedehnter Gewebezertrümmerung

Wechselwirkungen

Herzglykoside

Nebenwirkungen

nicht bekannt

Natrium und Chlor

Vorkommen

Als Kochsalz besonders reichlich in sämtlichen zubereiteten Nahrungsmitteln.

Eigenschaften

Etwa zwei Drittel des im menschlichen Körper gebundenen Natriums befinden sich extrazellulär als Natriumionen (Na^+) in den Körperflüssigkeiten, und ein Drittel ist in den Knochen als Reserve eingelagert, die auch bei längerer salzfreier Ernährung erhalten bleibt. Das extrazelluläre Natrium ist zusammen mit Chlorid für die Einstellung des osmotischen Drucks, die Bildung der Magensalzsäure in den Belegzellen der Magenschleimhaut und für die Aktivierung von Enzymen (z. B. der Alpha-Amylasen) notwendig. Chloridionen wirken sonst intra- wie extrazellulär als Gegenionen, damit elektrische Neutralität gewährleistet ist. Auf der Wanderung von Na^+-Ionen durch die Zellmembran durch »Natriumkanäle«, der sogenannten Kalium-Natrium-Pumpe, beruht nicht nur die Einstellung des osmotischen Drucks, sondern auch die Ausbildung von Membranpotentialen, z. B. bei Nervenleitung und Muskelerregung. Kalium wirkt antagonistisch zu Natrium.

Kochsalz ist in der Nahrungsmittelindustrie nicht nur als Würz-, sondern auch als Konservierungsmittel sehr geschätzt, da es der Nahrung Wasser entzieht und so das Wachstum von Bakterien und Pilzen erschwert. Aus diesem Grund enthalten die meisten industriell bearbeiteten Nahrungsmittel beträchtliche Kochsalzmengen.

Bedarf und Symptome bei Überdosierung

Der tägliche Bedarf an Natrium von 1 g wird allgemein mit der Zufuhr von 3 – 7 g (entspricht 8 – 18 g Kochsalz) erheblich überschritten. Bei längerer überhöhter Natriumchloridzufuhr besteht die Gefahr der Blutdruckerhöhung und eine Neigung zu Ödemen, weil das Natrium, das überwiegend in den Extrazellulärräumen vorliegt, Wasser bindet, und dadurch das Blutvolumen bzw. das Volumen der Extrazellulärflüssigkeit erhöht wird. Das überschüssige Natrium kann auf die Dauer nicht über die Nieren eliminiert werden, statt dessen wird vermehrt Kalium ausgeschieden (siehe auch Kalium: Indikation übermäßige Kochsalzzufuhr).

Mangelsymptome und Indikationen

Natrium- bzw. Chlormangel kommt bei unserer Ernährung selten vor. Durch länger andauernde starke Transpiration oder andere Flüssigkeitsverluste, z. B. durch die Einnahme von Diuretika, starkes Erbrechen oder Durchfälle, kann allerdings ein akuter Mangel an den wichtigsten Elektrolyten Calcium, Magnesium, Natrium, Kalium und Chlor im Extremfall zum Kreislaufkollaps führen. Natriumchloridmangel macht sich zunächst durch Durstgefühle, dann durch Appetitlosigkeit, Übelkeit und Muskelkrämpfe bemerkbar. Durch Kochsalzzufuhr lassen sich die Symptome schnell beheben.

Schwefel

Vorkommen

Reichlich in Knoblauch, Lauch, Zwiebeln, Kohl, Senf, Schnittlauch, Meerrettich, Eiern, Fleisch, Fisch, Nüssen, genügend in allen eiweißhaltigen Nahrungsmitteln.

Eigenschaften

Der überwiegende Teil des Schwefels im Körper (ca. 175 g) ist als anorganisches Sulfat Bestandteil von Proteoglykanen der Extrazellulärmatrix des Binde- und Stützgewebes (Chondroitin-, Keratan-, Dermatansulfat), es ist u. a. enthalten im Keratin (Bestandteil von Epidermis, Haaren, Nägeln), im Proteoglykan Heparin (Hemmung der Blutgerinnung), im Glutathion (Radikalfänger in den Erythrozyten). Schwefel dient der Entgiftung von Steroiden, Phenolen und Alkoholen durch die Bildung von Schwefelsäureestern, die neben anorganischem Sulfat über die Nieren ausgeschieden werden. Er ist in Form organischer Sulfate Bestandteil von Vitaminen (Thiamin, Biotin), Hormonen (Insulin) und vor allem ist er Bestandteil der schwefelhaltigen Aminosäuren Cystein, Cystin und Methionin und der aus ihnen aufgebauten Proteine (z. B. als Disulfidbrücken), über die wir Schwefel hauptsächlich mit der Nahrung aufnehmen.

Bestimmte Schwefelverbindungen, wie die in Senfölen vorkommenden Isothiocyanate (in Meerrettich, Rettich, Zwiebeln, Knoblauch, Lauch, Senf, Kohl) besitzen antibiotische Wirkung, andere Verbindungen, wie die schweflige Säure und deren Salze (Sulfite) sowie Schwefeldioxid, dienen als Konservierungsstoffe, auf die viele Menschen empfindlich reagieren (z. B. schweflige Säure im Wein verursacht Kopfschmerzen). Schwefeldioxid ist als Gift maßgeblich verantwortlich für das Waldsterben (»saurer Regen« durch Bildung von Schwefelsäure), beim Menschen schädigt es als giftiges Gas die Atmungsorgane (durch Schädigung der Flimmerhärchen der Bronchialschleimhaut, die die Aufgabe haben, Staub-, Ruß- und andere Partikel aus der Lunge fernzuhalten). Die reaktionsfreudigen Sulfite hemmen die Aktivität bestimmter Enzyme.

Symptome bei Überdosierung

Bei extrem hoher Zufuhr von Thiocyanaten (z. B. regelmäßiger Verzehr von 1 – 2 kg Kohl/Tag) kann es bei ausgeprägtem Jodmangel zu Kropfbildung kommen, da Thiocyanate die Aufnahme von Jod in der Schilddrüse verhindern.

Mangelsymptome

Da Schwefel sowohl in tierischer als auch in pflanzlicher eiweißhaltiger Kost ausreichend vorhanden ist, sind spezielle Schwefel-Mangelsymptome nicht bekannt.

Bedarf

Ca. 850 mg/Tag.

Indikationen

♦ **Psoriasis und andere Hautkrankheiten, Ekzeme**
Schwefelhaltige Salben und Bäder in schwefelhaltigen Quellen können Linderung verschaffen. Besonders effektiv erweist sich die längerfristige Einnahme des Homöopathikums Sulfur (D3 – D12).

♦ **Arthritis**
Die Zufuhr von Schwefel als Bestandteil der Proteoglycane im Knorpel kann sich günstig auswirken. Auch Schwefelbäder sind wirksam.

♦ **Bluthochdruck, Hyperlipidämie**
Die schwefelhaltige Verbindung Allicin im Knoblauch vermag die Blutfettwerte zu senken und das Blut fließfähiger zu machen, indem die Thrombozytenaggregation gehemmt wird.

♦ **Infektionen der Harn- und Atemwege**
Der Verzehr oben genannter Gemüse (siehe Eigenschaften) kann durch den Gehalt antibiotisch wirkender Isothiocyanate eine Therapie unterstützen.

Kontraindikationen

nicht bekannt

Wechselwirkungen

Siehe Symptome bei Überdosierung.

Nebenwirkungen

Nur bei bestimmten Konservierungsstoffen (siehe Eigenschaften).

3. Spurenelemente

Chrom

Vorkommen

Bierhefe, Weizenkeime, Vollkornprodukte, Gewürze (insbesondere schwarzer Pfeffer), Maiskeimöl, Eidotter, Leber, Rindfleisch.

Eigenschaften

Der Körperbestand an Chrom beträgt ca. 6 mg. Chrom hat eine wichtige Bedeutung bei der Vermeidung des sogenannten Altersdiabetes. Bei dieser Erkrankung wird zwar genügend Insulin gebildet, es kann aber den Glucosefluß vom Blut in die Zellen, der durch Permeabilitätsänderung der Zellmembran zustandekommt, nicht auslösen, weil ein Faktor fehlt, der die Bindungsreaktion zwischen Insulin und einem spezifischen Rezeptor an der Zellmembran ermöglicht. Dieser sogenannte Glucosetoleranzfaktor (GTF) ist chromhaltig. Chrom bzw. der GTF verbessert die Glucosebelastbarkeit des Organismus, indem die Wirkung des Insulins verstärkt wird. Zuckermelasse und Getreidekeime enthalten Chrom, aber gerade sie sind die »Rückstände« bei der Zucker- und Weißmehlherstellung. Die Folgeerscheinungen des Diabetes, vermehrte Triglyceridsynthese mit Erhöhung der Blutfettwerte, begünstigen Arteriosklerose.

Symptome bei Überdosierung

Chrom wirkt, wie viele Spurenelemente, in hohen Dosen stark giftig. Von toxikologischer Bedeutung sind die 6wertigen Chromverbindungen, besonders Chromsäure und Alkalimetallchromate, die in der Industrie vielfältige Anwendung finden (z. B. Chromstahl, Chromatieren als Korrosionsschutz, Chromatpigmente in Farben). Sie sind starke Oxidationsmittel und wirken ätzend auf Haut und Schleimhäute (Chromatallergie). Die orale Einnahme sowie das Einatmen von Stäuben kann auf die Dauer karzinogen auf Lunge, Leber und Nieren wirken. Metallisches Chrom sowie 3wertige Verbindungen (Chromgerbung in der Lederindustrie und bei der Farbfotographie) sind weder hautreizend noch karzinogen, jedoch kann der Verzehr von Nahrungsmitteln, die z. B. mit stark chromhaltigem Klärschlamm gedüngt wurden, akute Vergiftungen hervorrufen, die sich durch Leibschmerzen, blutiges Erbrechen, Durchfall, Kreislaufkollaps äußern. Im weiteren Verlauf treten Leber- und Nierenschäden auf. Im Extremfall tritt der Tod durch Nierenversagen ein.

Mangelsymptome

Klinisch manifeste Chrommangellagen sind sehr selten, jedoch liegt die Chromversorgung nicht selten an der unteren Grenze, weil auf chromreiche Nahrung verzichtet wird. Gemeint ist insbesondere der Verzicht auf Vollkornprodukte zugunsten von Weißmehlprodukten und Süßigkeiten. Die Aufnahme von Zucker bewirkt eine erhöhte Chromausscheidung über die Nieren. In diesen Fällen können sich, wie bei Diabetikern, verminderte Glucosetoleranz, Glucosurie, Erhöhung der Blutfettwerte sowie die typischen Folgeerkrankungen, Arteriosklerose mit Angina pectoris und Herzinfarktrisiko, entwickeln.

Bedarf

150 – 1000 µg/Tag, wobei das in den Nahrungsmitteln organisch komplex gebundene Chrom am besten resorbiert wird.

Indikationen

♦ Altersdiabetes
Prophylaxe und Therapie (siehe Eigenschaften).

♦ Arteriosklerose-, Hyperlipidämieprophylaxe (siehe Mangelsymptome).

♦ Erhöhter Bedarf bei Schwangeren, älteren Menschen, Sportlern und Schwerarbeitern
Bei extremer sportlicher Betätigung wird vermehrt Chrom über die Nieren ausgeschieden.

Kontraindikationen

nicht bekannt

Wechselwirkungen

nicht bekannt

Nebenwirkungen

nicht bekannt

Eisen

Vorkommen

Reichlich in Hefe, Nüssen, Vollkorn, Sojaprodukten, Innereien, Hülsenfrüchten, Schalentieren, weniger in Eiern, Fleisch.

Eigenschaften

Der Körperbestand an Eisen beträgt 3 – 6 g. Knapp 70 % davon sind im roten Blutfarbstoff Hämoglobin lokalisiert und für den Sauerstofftransport im Blut verantwortlich. Das komplex gebundene Eisen im Hämoglobinmolekül vermag molekularen Sauerstoff reversibel zu binden. 9 % sind im Myoglobin der Muskulatur festgelegt, einem hämoglobinähnlichen Stoff, der eine noch größere Affinität zu Sauerstoff besitzt. 15 % entfallen auf Ferritin und Hämosiderin, Speicherformen für nicht unmittelbar benötigtes Eisen, die man vorwiegend im Leberparenchym und im retikuloendothelialen System (Mesenchymzellen mit den Fähigkeiten u. a. zu Phagozytose und Immunkörperbildung) findet. Die restlichen Anteile sind hauptsächlich Bestandteile des Transferrins, der Serumtransportform des Eisens, bei dessen Bildung Kupfer eine wichtige Rolle spielt (über die enge Beziehung zwischen Eisen- und Kupferstoffwechsel: siehe Kupfer), und der Cytochrome, die für den Elektronentransport in der Atmungskette verantwortlich sind. Die Höhe des Serumtransferrinspiegels scheint mit der Lymphozytenproliferationsrate zu korrelieren, womit Eisen eine wichtige Funktion im Immunsystem zukäme. Die ca. 30 bekannten Cytochrome sind dem Hämoglobin ähnliche Hämproteine, die durch Wertigkeitswechsel zwischen Fe^{2+} und Fe^{3+} Elektronen transportieren. Diese Elektronenkaskade ist der entscheidende Prozeß der Energiegewinnung in der Zelle.

Auch Katalase, ein körpereigenes intrazelluläres Radikalfängerenzym, enthält Eisen. Andererseits entstehen in Gegenwart von 2wertigen Eisen- und auch Kupferionen aus Wasserstoffperoxid die äußerst aggressiven Hydroxylradikale. Um die Menge freien Eisens und Kupfers möglichst gering zu halten, sind die entsprechenden Ionen daher zum Zweck des Transports an Proteine gebunden (Eisen: Transferrin, Kupfer: Caeruloplasmin).

Nur 3 – 12 % des über die Nahrung aufgenommenen Eisens werden resorbiert, wobei 2wertiges Eisen (in Fleisch) besser resorbiert wird als 3wertiges (in pflanzlicher Kost). Ein von der Magenschleimhaut sezernierter Stoff (Gastroferrin), aber auch Vitamin C fördern die Eisenresorption im Dünndarm, die nur in Anwesenheit von Magensalzsäure stattfinden kann.

Symptome bei Überdosierung

Beim Gesunden wird nicht mehr Eisen als notwendig resorbiert. Bei Eisenverwertungsstörungen, wie sie zum Beispiel beim chronischen Alkoholismus zu beobachten sind, kann es allerdings zu Eisenüberladung kommen, ebenso bei der Eisenspeicherkrankheit. In diesen Fällen lagert Eisen sich u. a. in Haut, Leber, Herzmuskel, Pankreas, Hoden und Hypophyse ab, und es treten entsprechende Gewebeschäden bzw. Folgeerkrankungen auf: Braunfärbung der Haut, Leberzirrhose, Herzmuskelschwäche, Diabetes mellitus, Hodenatrophie.

Mangelsymptome

Da das Eisen im Körper in sehr ökonomischer Weise immer wieder verwendet wird, und da es in der Nahrung ausreichend enthalten ist, sind Mangelzustände, wenn keine starken Blutungen (siehe Indikationen) und keine Resorptionsstörungen vorliegen, bei erwachsenen Personen (Ausnahme: Personen mit erhöhtem Bedarf, siehe Indikationen) recht selten. Bei Eisenmangel treten Blässe, spröde Haut, Löffelnagelbildung, Rhagaden, Zungen- und Speiseröhrenentzündung sowie unspezifische Symptome wie ständige Müdigkeit,

Kopfschmerzen, Appetitlosigkeit, Reizbarkeit, Infektionsanfälligkeit auf.

Bedarf

Im Normalfall Kinder 6 –10 mg/Tag, Männer 12, Frauen 18 mg/Tag, in der Regel über die Ernährung gedeckt, in der Therapie handelsübliche Eisenpräparate.

Indikationen

♦ Hypochrome mikrozytäre Anämie aufgrund von Eisenmangel
80 % aller Anämien sind Eisenmangelanämien, deren äußere Symptome sich in der Regel als allgemeine Schwäche, in starker Blässe der Haut und vor allem der Schleimhäute und häufig auch in Nagelwachstumsstörungen zeigen. Ursachen sind:
♦ mangelhafte Resorption z. B. durch Mangel an Magensäure oder nach Magenresektion.
♦ gesteigerter Bedarf: während des Wachstums, der Schwangerschaft, der Stillperiode und bei Leistungssportlern und Bergsteigern (oder anderen Menschen, die sich längere Zeit in großen Höhen aufhalten). Durch die verstärkte Bildung von Erythrozyten wird mehr Eisen benötigt.
♦ Eisenverluste: Blutungen, vor allem aus dem Verdauungstrakt (z. B. durch Tumoren, Hämorrhoiden, bei Gastritis etc.) und extreme Monatsblutungen bei der Frau sind die häufigste Ursache eines Eisenmangels.

Kontraindikationen

♦ Hämochromatose
Bei der Eisenspeicherkrankheit dürfen keine Eisenpräparate verabreicht werden, ebenso bei

♦ Eisenverwertungsstörungen, z. B. bei chronischem Alkoholismus (siehe Symptome bei Überdosierung).

Wechselwirkungen

Bestimmte Substanzen bilden mit Eisen schwer resorbierbare Komplexe, daher sollte die Einnahme von Eisenpräparaten stets zeitlich versetzt zur Aufnahme der entprechenden Stoffe erfolgen.

Hierzu gehören:
♦ Antibiotika
♦ Antazida
♦ Tannine (in Kaffee, schwarzem Tee und Kräutertees, die viel Gerbsäure enthalten)
♦ Oxalsäure (in Spinat, Rhabarber).

Nebenwirkungen

nicht bekannt

Fluor

Vorkommen

In fast allen Nahrungsmitteln ausreichend vorhanden, besonders reichlich in schwarzen Teeblättern, Seefischen, Walnüssen, Sojabohnen.

Eigenschaften

Der Fluorbestand des menschlichen Körpers beträgt ca. 2 – 3 g. Davon sind mehr als 95 % als Fluorapatit im Skelettsystem und in den Zähnen festgelegt. Da Fluor sowohl in allen Nahrungsmitteln als auch im Wasser enthalten und es sehr gut resorbierbar ist, erscheinen zusätzliche Fluorgaben, wenn überhaupt, nur bei Kindern bis zum Abschluß der Zahnentwicklung sinnvoll, da durch Fluorid die Härte des Zahnminerals und damit die Resistenz gegen Karies zunimmt. Zudem beeinflußt Fluor die Stoffwechselvorgänge der Bakterien der Mundhöhle so, daß weniger Säuren produziert werden. Sinnvolle Ernährung ohne viel Zukker, die sich nicht nur auf die Zähne positiv auswirkt, und vernünftige Mundhygiene machen Fluorzusätze allerdings überflüssig. Zucker bildet mit Bakterien der Mundhöhle unlösliche Verbindungen (Glukane), die sich durch den Speichel nicht entfernen lassen. Es bilden sich dicke bakterienhaltige Beläge (Plaques), die die Mineralstoffaufnahme aus dem Speichel behindern, und die von den Bakterien gebildeten Säuren können vom Mundspeichel nicht mehr neutralisiert werden. Da der Mundspeichel eine Art Kariesschutzfaktor ist, sollte eine Nahrung bevorzugt werden, die die Kauwerkzeuge beansprucht (Vollkornprodukte, Rohkost) und den Speichelfluß (Fruchtsäure in Früchten) anregt.

Symptome bei Überdosierung

Überhöhte Fluoridzufuhr während der Zahnentwicklung (bis zum 10. Lebensjahr) kann die Schmelzbildung beeinträchtigen und zur Dentalfluorose führen (schon bei 2 mg/Tag), bei der sich aufgrund von Strukturveränderungen des Zahnschmelzes fleckförmige gelb-braune Verfärbungen der Zähne zeigen. Im Skelett tritt eine übersteigerte Verdichtung der Knochensubstanz auf, und es kommt zur Verdickung und Versteifung der Gelenke und Knochen (Osteosklerose). Fluoride sind zudem ausgesprochene Gifte, die Enzymsysteme blockieren können.

Mangelsymptome

Durch den Einbau von Fluor in die Knochensubstanz verfestigt sich der Knochen. Da Fluor praktisch überall vorhanden ist, sind diesbezügliche Mängel nicht bekannt.

Bedarf

Kinder 0,25 – 0,75 mg, Jugendliche und Erwachsene ca. 1 mg/Tag, meist über die Ernährung gedeckt.

Indikationen

♦ Zahnentwicklung
zur Härtung des Zahnminerals

♦ Osteoporose
Beim Einbau von Fluor in die Knochensubstanz wird die Grenzfläche zwischen den Mineralkristallen und dem Proteinmaterial bis zu 30 % verkleinert, weshalb sich der Knochen verfestigt. Der Einsatz von zusätzlichem Fluor zur Osteoroseprophylaxe ist jedoch noch umstritten.

Kontraindikationen und Wechselwirkungen

nicht bekannt

Nebenwirkungen

Zur Dentalfluorose kann es schon bei Dosierungen von 2 mg/Tag kommen.

Germanium

Vorkommen

In nahezu allen Nahrungsmitteln, besonders reichlich enthalten in Heilpflanzen wie Ginseng, Knoblauch, Beinwell.

Eigenschaften

Obwohl wir Spuren von Germanium ständig mit der Nahrung aufnehmen, ist noch nicht geklärt, wie es im Stoffwechsel wirkt, und ob es wirklich unentbehrlich ist. In höheren Dosen verabreicht regt es jedoch die körpereigene Interferonbildung und die Makrophagenaktivität an. Durch den anionischen Charakter sind Germaniumverbindungen in der Lage, sowohl die positiv geladenen Wasserstoffionen als auch Schwermetalle zu binden, die auf diese Weise den Körper mit dem Urin verlassen können. Durch die Abpufferung der Wasserstoffionen steigt der pH-Wert im Blut an, und das Hämoglobin gibt dadurch den Sauerstoff in den Geweben leichter ab (»Bohr-Effekt«). Darüber hinaus verhindert Germanium den Abbau von Endorphinen, körpereigenen schmerzblockierenden Substanzen, wodurch ein schmerzstillender Effekt erzielt wird.

Symptome bei Überdosierung und Mangelsymptome

nicht bekannt

Bedarf

Noch nicht bekannt, 1 – 3 mg/Tag werden mit der Nahrung aufgenommen, zur Leistungssteigerung werden 6 mg empfohlen, in der Krebstherapie sind Dosen bis 240 mg keine Seltenheit.

Indikationen

♦ Krebstherapie
zur unterstützenden Behandlung von Tumoren, weil es viel besser verträglich ist als die konventionelle Strahlen- und Chemotherapie. Das Immunsystem wird gestärkt, Metastasierung häufig verhindert und zusätzlich tritt eine Schmerzlinderung ein.

♦ Schwermetallintoxikationen
Zur Therapie und Prophylaxe, da die Belastung mit Schwermetallen oft die Ursache von Allergien und Hautproblemen ist.

♦ Periphere und zerebrale Durchblutungstörungen
Besonders, wenn die Gefäße schon arteriosklerotisch verändert sind. Die Versorgung des Körpers kann durch die bessere Sauerstoffverwertung aufrecht erhalten werden.

♦ Bluthochdruck

♦ Leistungssteigerung
Besonders Sportler können die bessere Sauerstoffversorgung der Gewebe zur Leistungssteigerung nutzen.

Kontraindikationen und Wechselwirkungen

nicht bekannt

Nebenwirkungen

Auch bei längerer Anwendung von Germanium sind keine Nebenwirkungen beobachtet worden.

Jod

Vorkommen

Besonders reichlich in Seefischen und anderen Meeresprodukten (Algen), in Meersalz und in jodiertem Speisesalz.

Eigenschaften

Der Körperbestand an Jod beträgt 20 – 50 mg, davon sind ca. 99 % in der Schilddrüse (Glandula thyroidea) festgelegt. Sie ist befähigt, Jod um das 250- bis 1000fache gegenüber dem Blut zu konzentrieren. Jod ist Bestandteil der stoffwechselregulierenden Schilddrüsenhormone Thyroxin (Tetrajodthyronin, T_4) und Trijodthyronin (T_3), die, in physiologischen Dosen, den Sauerstoffverbrauch in den Geweben und den Grundumsatz steuern. Durch ihren Einfluß auf den Kohlenhydrat-, Fett- und Eiweißstoffwechsel besitzen sie anabole Wirkung und sind daher wichtige Wachstumshormone.

Das bei der Kernspaltung anfallende und bei Reaktorunfällen freiwerdende Jod 131 gehört zu den gefährlichsten radioaktiven Isotopen. Bei Jodmangel wird es vermehrt in die mit Jod unterversorgte Schilddrüse eingelagert. Abhilfe schafft in dem Moment nur die Gabe hochdosierter Jodtabletten, damit die Schilddrüse schnell mit Jod abgesättigt wird, um so die Einlagerung des radioaktiven Jods zu verhindern. Mediziner rechnen mit einer erhöhten Zahl von malignen Schilddrüsentumoren in Deutschland infolge der Tschernobylkatastrophe.

Symptome bei Überdosierung

Bekommt eine gesunde Schilddrüse mehr als 2 mg Jod/Tag angeboten, kann sich eine jodinduzierte Schilddrüsenüberfunktion (Hyperthyreose), sogenannter Jod-Basedow einstellen. Alle Stoffwechselprozesse sind beschleunigt, es kommt zu innerer Unruhe, Schlaflosigkeit, zu Gewichtsabnahme trotz gesteigerten Appetits, Herzjagen, Haarausfall, Durchfall, Exophthalmus, und es kommt zur Kropfbildung durch Wucherung des Schilddrüsenepithels (Struma basedowiana). Bei empfindlichen Personen tritt sogenannter Jodismus auf, der sich in Jodschnupfen, -husten, Konjunktivitis und Hautausschlag (Jodakne) äußert.

Mangelsymptome

Jod gehört zu den seltenen Elementen. Nur Meerwasser und die in ihm lebenden Organismen enthalten größere Mengen Jod. Jodmangelerkrankungen sind daher nicht nur in der Bundesrepublik weit verbreitet. Bekommt die Schilddrüse zuwenig Jod angeboten, entwickelt sich ein Jodmangelstruma infolge Schilddrüsenhyperplasie, die bei ungenügender Bildung von Schilddrüsenhormonen durch erhöhte Ausschüttung von TSH (Thyroideastimulierendes Hormon) aus dem Hypophysenvorderlappen induziert wird. Diese Unterfunktion der Schilddrüse (Hypothyreose) soll somit durch Volumenzunahme kompensiert werden. Weitere Folgen einer Hypothyreose ist eine allgemein verlangsamte Stoffwechselaktivität mit einer Erniedrigung des Grundumsatzes (Trägheit, Gewichtszunahme), u. a. Herabsetzung der Körpertemperatur, Obstipation, verdickter, rauher Haut, Schwerhörigkeit, Bradykardie. Bei Kindern kommt es zudem durch verzögerte Knochenreifung zu Wachstumsstörungen (Zwergwuchs) und ausbleibender oder verzögerter geistiger Entwicklung (Kretinismus). Da in Jodmangelgebieten sowohl das Trinkwasser als auch die Nahrung zuwenig Jod enthalten, wird dort dem Speisesalz Jod zugesetzt.

Wird ein Jodmangelstruma nicht behandelt, besteht das Risiko maligner Entartung.

Bedarf

0,1 – 0,15 mg/Tag, die Zufuhr über die Nahrung reicht in der Regel nicht aus, es sei denn, es werden regelmäßig Fisch und Meeresfrüchte verzehrt sowie Meersalz oder jodiertes Speisesalz bei der Zubereitung der Nahrung verwendet.

Indikationen

◆ Mangelnde Produktion der Schilddrüsenhormone aufgrund von Jodmangel

Zur Sicherung der Diagnose werden die T_3- und T_4-Werte und das Serumjod im Blut bestimmt. Zur Behandlung eines Jodmangelstrumas werden in der Regel Jodidtabletten mit 100 μg Jod/Tablette eingesetzt.

Kontraindikationen

Hyperthyreose

Wechselwirkungen

Die besonders in allen Kohlarten und in Sojaprodukten enthaltenen Isothiocyanate hemmen die Anreicherung von Jod in der Schilddrüse.

Nebenwirkungen

Bei überempfindlichen Personen kann es zu allergischen Reaktionen kommen (Juck-, Niesreiz, Hautausschlag), die jedoch meist nicht durch über die Nahrung aufgenommenes Jod (z. B. Jodsalz) ausgelöst werden.

Kobalt

Vorkommen

Vitamin-B_{12}-haltige Nahrungsmittel.

Eigenschaften

Die Gesamtmenge des Kobalts im menschlichen Körper beträgt 1 – 2 mg. Die einzige bekannte Funktion ist seine Beteiligung am Aufbau des Cobalamins (Vitamin B_{12}, Eigenschaften von Kobalt entsprechen daher Eigenschaften von Vitamin B_{12}).

Symptome bei Überdosierung

Kobalt besitzt eine relativ geringe Toxizität. Erst bei Dosierungen von 25 – 30 mg/Tag tritt eine toxische Wirkung ein, die zu Haut- und Lungenerkrankungen, Magenbeschwerden, Leber-, Herz- und Nierenschäden führt. Da Kobalt normalerweise nur in Form Vitamin-B_{12}-haltiger Nahrungsmittel aufgenommen wird, kommen diese unphysiologischen Dosen nur zustande, wenn z. B. ständig industrielle Kobaltstäube eingeatmet werden (Herstellung blauen Pigments in der Glas-, Keramik- und Textilindustrie).

Mangelsymptome

Siehe Vitamin B_{12}.

Bedarf

Ca. 0,1 mg/Tag entspricht 3 μg Vitamin B_{12}/Tag.

Indikationen, Kontraindikationen, Wechselwirkungen

Siehe Vitamin B_{12}.

Nebenwirkungen

Früher wurde Kobalt therapeutisch zur Vermehrung der Erythrozytenzahl bei bestimmten Formen der Anämie eingesetzt. Bei der länger dauernden Einnahme traten Symptome wie Appetitlosigkeit, Gewichtsverlust sowie Vergrößerung der Schilddrüse auf. Vermehrte Strumabildung wird auch in Gegenden mit kobaltreichen Böden beobachtet. Von den 13 Kobaltisotopen sind 12 radioaktiv, nur eins ist stabil. Sind so vielleicht die Schilddrüsenerkrankungen mit u. U. maligner Entartung zu erklären?

Kupfer

Vorkommen

In fast allen Nahrungsmitteln, besonders reichlich in Leber, Hefe, Schalentieren, Nüssen, Kakao, Vollkorn, Grüngemüse.

Eigenschaften

Der Gesamtbestand an Kupfer im Körper beträgt 100 – 150 mg, die regelmäßig im Blut und in allen Organen verteilt sind. 96% des Serumkupfers sind fest an das Enzym Caeruloplasmin gebunden. Das Metallprotein dient als Kupferspeicher und Transportprotein, um die Menge freier Kupferionen gering zu halten, da 1wertige Kupferionen radikalbildend sind. Die hauptsächliche Funktion des Caeruloplasmins ist jedoch die Oxidation von Fe^{2+} zu Fe^{3+}. Eisen kann so in seiner 3wertigen Form als Transferrin transportiert oder als Ferritin gespeichert werden (siehe auch Eigenschaften: Eisen). Da auch 2wertiges Eisen radikalbildend wirkt, kommt dem Caeruloplasmin somit eine wichtige Funktion als Antioxidans zu. Zwischen Kupfer- und Eisenstoffwechsel besteht weiter eine enge Beziehung, weil Kupfer auch die Resorption des Eisens aus dem Intestinaltrakt begünstigt und für die Erythropoese notwendig ist.

Kupfer ist zudem Bestandteil vieler Enzyme im Proteinstoffwechsel, aber auch anderer, z. B. der Cytochromoxidase (Enzym der Atmungskette, enthält auch Eisen) oder der intra- und extrazellulären Superoxiddismutasen, wichtige körpereigene Radikalfängerenzyme, die auch Zink enthalten.

Symptome bei Überdosierung

Zu hohe Kupferzufuhr ist heute häufig zu beobachten. Besonders über die kupfernen Wasserleitungen, aus denen besonders bei niedrigen pH-Werten Kupferionen herausgelöst werden, wird unser Organismus mit Kupfer überschwemmt. Durch Einnahme von Östrogenen (Antibabypille) und durch starkes Rauchen wird der Kupferspiegel erhöht und durch Zinkmangel wird die Anreicherung von Kupfer im Blut und Gewebe begünstigt. Überhöhte Serumkupferwerte sind bei vielen Krankheiten festzustellen. Bei Infektionen, Arthritis, Bluthochdruck und Herzinfarkt ebenso wie bei Schizophrenie, Psychosen und Depressionen. Auch Hyperaktivität bei Kindern scheint ihre Ursache in zu hoher Kupferbelastung zu haben. Durch erhöhte Kupferzufuhr wird die Aufnahme anderer Spurenelemente wie Zink und Eisen beeinträchtigt.

Die Überlastung mit Kupfer ist ein Beispiel für ein Nährstoffungleichgewicht, welches viele Krankheitserscheinungen zur Folge hat, denn viele Spurenelemente wirken in hohen Dosen toxisch. Zink und Mangan zusammen mit Vitamin C vermindern die Kupferresorption und Molybdän fördert die Ausscheidung über die Galle.

Kupferstaubeinatmung führt zu »Gießerfieber« mit Fieber bis 40 °C, Schüttelfrost, Gelenk- und Muskelschmerzen, die orale Aufnahme von Kupfersalzen führt zu Verätzungen und Vergiftungserscheinungen wie Durchfall, Erbrechen, Koliken, im weiteren Verlauf zu Leberschädigungen.

Bei der erblichen Kupferspeicherkrankheit (Wilson-Erkrankung) ist die Bindung des Kupfers an Caeruloplasmin gestört und die Ausscheidung von Kupfer über die Galle stark erniedrigt. Kupfer lagert sich vermehrt in Organen, besonders in Leber und Gehirn (im Linsenkern, Teil des Großhirns), auch in der Haut (grau-braune Verfärbung) ab. Die Folgen der Kupferablagerung in der Leber ist eine bindegewebige Degeneration des Organs (hepatolentikuläre Degeneration).

Mangelsymptome

Bei Kupfermangel würde eine hypochrome mikrozytäre Anämie entstehen, desweiteren Störungen in der Eisenverwertung, Leukopenie, Appetitlosigkeit, Gewichtsverlust, Pigmentstörungen, Störungen im Zentralnervensystem und durch Neutropenie eine verminderte Immunabwehr.

Bedarf

Kinder 1 – 2 mg/Tag, Erwachsene 2 – 3 mg.

Indikationen, Kontraindikationen, Wechsel- und Nebenwirkungen

nicht bekannt

Mangan

Vorkommen

Reichlich in Teeblättern, Vollkorn- und Sojaprodukten, Nüssen, Hülsenfrüchten, Kakao, tropischen Früchten.

Eigenschaften

Mangan ist ein Spurenelement, welches in intensiv bewirtschafteten Böden häufig zuwenig enthalten ist. Dabei ist es von hoher orthomolekularer Bedeutung, und es ist auch in hohen Dosen (bis zu 300 mg) nichttoxisch, obwohl der Körperbestand nur 10 – 20 mg beträgt, der sich auf alle Organe gleichmäßig verteilt. Innerhalb der Zelle in den Mitochondrien und im endoplasmatischen Retikulum reichert sich das Mangan an. Es ist Bestandteil vieler Enzyme, z.B. einer mitochondrialen Superoxiddismutase (körpereigenes Radikalfängerenzym), aber auch Enzymaktivator, z.B. der Glycosyltransferasen, die für die Synthese von Oligosacchariden, Glycoproteinen und Proteoglycanen verantwortlich sind (Aufbau von Knorpel, Knochen, Bindegewebe). Daher wird Mangan erfolgreich bei vielen Gelenk- und Bindegewebsleiden angewendet (siehe die ersten fünf Indikationen). Vitamin B_1 benötigt die Anwesenheit von Manganionen, um seine Coenzymfunktion im Kohlenhydrat- und Fettstoffwechsel zu erfüllen. Mangan stimuliert u. a. die Biosynthese des für den Aufbau von Steroidhormonen notwendigen Cholesterins, es wird für Atmungskettenphosphorylierungen, den Fettsäureabbau (Bestandteil der Pyruvatcarboxylase) und die Harnstoffbildung (Bestandteil der Arginase) benötigt.

Symptome bei Überdosierung

Auch in sehr hohen oralen Dosen, die weit über den täglichen Bedarf hinausgehen, wird Mangan vom menschlichen Organismus ohne schwerwiegende Störungen toleriert. In Dosen ab 25 – 50 mg kann Mangan lediglich zu Hypertonie führen.
Chronische Manganintoxikationen zeigen sich vor allem beim ständigen Einatmen von Manganstäuben in der manganverarbeitenden Industrie. Die Symptome reichen von Schwindel, Müdigkeit und Apathie bis hin zum Parkinson-Syndrom und akuten Psychosen. Am häufigsten sind allerdings Störungen der Motorik und des Kurzzeitgedächtnisses.

Mangelsymptome

Da Mangan über die Stimulierung der Cholesterinsynthese den Aufbau von Steroidhormonen steuert, kann lang andauernder Manganmangel zu Sterilität führen. Auch Skelett- und Bindegewebsveränderungen treten auf, da die Skelett- und Bindegewebe-aufbauenden Enzyme für ihre Funktion Mangan benötigen (siehe Eigenschaften). Da neben einem Mangan- häufig auch ein Zinkmangel vorliegt, wird vermehrt Kupfer resorbiert, und es treten erhöhte Kupferwerte im Blut mit ihren Folgeerkrankungen auf (siehe Symptome bei Überdosierung: Kupfer).

Bedarf

Im Normalfall ca. 4 mg, deren Zufuhr über die Ernährung häufig nicht gesichert ist, in der Therapie bis 300 mg/Tag.

Indikationen

◆ Gelenk- und Bindegewebsleiden (siehe Eigenschaften) mit Dosen von bis zu 300 mg/Tag. Hierzu gehören:
   ◆ Bandscheibenschäden
   ◆ Gewebeschwächen (z.B. Krampfadern, Hernien)
   ◆ Wachstumsschmerzen bei Jugendlichen
   ◆ chronische Gelenkschmerzen
   ◆ Arthritis und Arthrose
   Mangan fördert neben dem Knorpel- und Knochenaufbau auch die Kupferausscheidung, denn bei Patienten mit Arthritis sind hohe Serumkupferwerte festzustellen.

♦ Erhöhter Kupferspiegel
Mangan fördert die Kupferausscheidung, Zink vermindert die Kupferresorption. Mangan ist daher wirksam bei allen Erkrankungen, die mit einem erhöhten Serumkupferspiegel einhergehen. Hierzu gehören:
♦ Arthritis und Arthrose (s. o.)
♦ Epilepsie, Schizophrenie, Depressionen, Demenz
auch ein Beispiel für erhöhte Kupfer- und zu niedrige Manganwerte im Blut. In allen Fällen wird der Zustand der Patienten durch zusätzliche Manganzufuhr gebessert.
♦ Hyperaktivität, Lernstörungen
Auch bei hyperaktiven Kindern treten erhöhte Serumkupferwerte auf.
♦ Hypotonie
Mangan erhöht in höheren Dosen (25 – 50 mg) den Blutdruck.
♦ Chemikalienüberempfindlichkeit
Das Enzym Superoxiddismutase fängt die freien Radikale ab, die von Chemikalien erzeugt werden.
♦ Allergien
Mangan verhindert die Histaminfreisetzung aus den Speicherzellen.

Kontraindikationen

♦ Hypertonie
Zumindest sollten die Dosierungen vorsichtig eingestellt werden, da höhere Dosen zu erhöhtem Blutdruck führen können.

Wechselwirkungen

nicht bekannt

Nebenwirkungen

Bei höheren Dosierungen kann Hypertonie auftreten.

Molybdän

Vorkommen

Hülsenfrüchte, Vollgetreide, Sojaprodukte, Sonnenblumenkerne, Naturreis, Mais, Innereien, Eier.

Eigenschaften

Molybdän ist im Körper nur in sehr geringen Mengen vorhanden (ca. 5 mg). Es ist Bestandteil einiger Flavoproteine (Enzyme mit FMN oder FAD als Coenzym), z. B. der Xanthinoxidase (Abbau der Purine zu Harnsäure), der Nitritreduktase und der Sulfitoxidase. Sulfite und Nitrite sind heute vielen Nahrungsmitteln als Konservierungsstoffe zugesetzt. Nitrite (z. B. Nitritpökelsalz in Schinken und Wurstwaren) können im Körper zu den karzinogenen Nitrosaminen umgewandelt werden. Die Nitritreduktase reduziert Nitrit zu Stickstoff, bzw. Stickstoffoxid und macht es damit unschädlich. Sulfite sind vielen Nahrungsmitteln (Wein, Bier, Wurst, Früchten, Gemüse, Sauerkonserven usw.), aber auch vielen Medikamenten zugesetzt und erzeugen häufig Überempfindlichkeitsreaktionen, wie Übelkeit, Atemnot, Hautallergien, Schwellungen, die bis zum anaphylaktischen Schock führen. Die Sulfitoxidase oxidiert die Sulfite zu Sulfaten, die über die Niere ausgeschieden werden. Da in der modernen Ernährung die konservierten Nahrungsmittel leider eine größere Rolle spielen als die molybdänhaltigen (vorwiegend Vollkorn), scheint eine zusätzliche Molybdänzufuhr unerläßlich, damit die Nahrungsmittelzusatzstoffe, und damit ihre Wirkungen, entschärft werden.
Molybdän begünstigt auch die Fluorideinlagerung in den Zahnschmelz, und es vermindert die intestinale Resorption von Kupfer und Eisen.

Symptome bei Überdosierung

Bei der Zufuhr hoher Molybdändosen kann es zu Durchfällen und zu vermehrter Harnsäureproduktion kommen. Als Folge eines erhöhten Harnsäurespiegels im Blutserum können sich harnsaure Salze in den Gelenken ablagern, und es entsteht Gicht (Arthritis urica).

Kupfer kann die Molybdänwirkung verhindern.
Das Einatmen molybdänhaltiger Stäube, wie auch das massive, langjährige Einatmen anderer Stäube, kann zur Staublungenerkrankung führen.

Mangelsymptome

Bei Molybdänmangel kann es zu Unverträglichkeiten der schwefelhaltigen Aminosäuren Cystein und Methionin kommen, da die Oxidation der Sulfite zu Sulfaten durch die molybdänhaltige Sulfitoxidase beeinträchtigt ist.

Bedarf

0,5 – 1,5 mg/Tag, die nicht immer über die Ernährung gesichert sind. Eine zusätzliche Zufuhr von ca. 0,5 mg/Tag erscheint sinnvoll.

Indikationen

♦ Entgiftung
Prophylaxe und Therapie gegen die Wirkung bestimmter Nahrungsmittelzusatzstoffe (siehe Eigenschaften).

♦ Kariesprophylaxe
Molybdän begünstigt die Fluorideinlagerung in den Zahnschmelz.

Kontraindikationen

Bei erhöhtem Harnsäurespiegel im Blutserum oder bei Gicht sollte die zusätzliche Zufuhr nicht zu hoch dosiert werden.

Wechsel- und Nebenwirkungen

nicht bekannt

Nickel

Vorkommen

Reichlich in Kakao, Tee, Bierhefe, Hülsenfrüchten, Kaffee, Nüssen, Getreide.

Eigenschaften

Nickel scheint für den Menschen zwar ein essentielles Spurenelement zu sein, doch ist seine Funktion noch nicht eindeutig geklärt. Die biologisch aktive Form ist Ni^{2+}, und der Körperbestand beträgt ca. 10 mg, die sich vor allem auf Lymphknoten, Hoden, Haut, Haare und Knochenmark verteilen. Ein Nickeldefizit kann die Eisenresorption senken, wohingegen ein Eisendefizit die Nickelresorption erhöht. Da verschiedene Enzyme des Kohlenhydrat- und Aminosäurenstoffwechsels bei Nickelmangel weniger aktiv sind, vermutet man, daß Nickel Bestandteil dieser Enzyme ist.
Die Blutserumwerte sind bei bestimmten Krankheiten erhöht (z. B. bei Herzinfarkt, schweren Verbrennungen) und bei anderen erniedrigt (z. B. bei Leberzirrhose, Nierenversagen). Ferner scheint es die Wirkung von Adrenalin zu beeinflussen.

Symptome bei Überdosierung

Bei oraler Aufnahme mit der Nahrung keine. Nickelmetall und Nickelverbindungen wird ein erhebliches allergenes, karzinogenes und mutagenes Potential beigemessen. So können nickelhaltige Gegenstände bei empfindlichen Personen Dermatitis auslösen. Nickel und Nickelverbindungen enthaltende atembare Stäube und Aerosole, die bei der Gewinnung und Weiterverarbeitung von Nickel entstehen gelten als hochkarzinogen. Auch Zigarettenrauch enthält Nickelverbindungen.

Mangelsymptome

nicht bekannt

Bedarf

0,1 – 0,9 mg/Tag, die mit der täglichen Nahrung aufgenommen werden.

Indikationen, Kontraindikationen, und Wechselwirkungen

nicht bekannt

Nebenwirkungen

Siehe Symptome bei Überdosierung.

Selen

Vorkommen

Wenig bis reichlich in Getreidevollkorn (abhängig vom Selengehalt des Bodens), in Innereien, Meerestieren, Sojaprodukten, Hefe.

Eigenschaften

Der Körperbestand an Selen beträgt ca. 15 – 20 (30) mg. Selen und seine Verbindungen sind stark toxisch. In geringen Mengen erweisen sie sich aber als sehr wirksame Zellschutzfaktoren: Eines der wichtigsten Proteine, in das das Selen der Nahrung eingebaut wird, ist nämlich die Glutathionperoxidase (GSH-Px), ein Enzym das den Abbau der reaktiven Hydroperoxide katalysiert. Dies sind vor allem Wasserstoffperoxid (H_2O_2) und Lipidperoxide, die bei der Sauerstoffreduktion während metabolischer und entzündlicher Prozesse sowie durch erhöhte oxidative Belastung von außen (z. B. UV-Strahlen, Umweltgifte) im Körper gebildet werden (Kapitel A.3 »Freie Radikale«). Es existieren verschiedene Formen von GSH-Px: zelluläre (z. B. in Erythrozyten, Thrombozyten, Phagozyten), extrazelluläre, gastrointestinale und phospholipide hydroperoxid-spezifische GSH-Px. Glutathionperoxidase schützt also die Zellmembran (v. a. die Fettsäuren), aber auch andere Zellbestandteile (z. B. Nukleinsäuren), ähnlich wie das Vitamin E, vor der Peroxidation durch freie Radikale, die zu einer Zellschädigung durch Strukturveränderung führt. Radikalreaktionen spielen eine wichtige Rolle bei der Zellalterung sowie bei der Entstehung von Krebs und degenerativen Erkrankungen. Es ist nachgewiesen, daß besonders Krebspatienten unter Selenmangel leiden. Glutathionperoxidase ist das wichtigste antioxidative Enzym, es kann u. a. die Funktion der Katalase, z. B. bei deren genetischem Mangel, übernehmen.

Die selenreichsten Gewebe sind Muskel, Niere und Leber, im Blut sind es Thrombozyten, Erythrozyten und Phagozyten, die den höchsten Selengehalt aufweisen, also Gewebe bzw. Zellen, die einem besonders aktiven oxidativen Stoffwechsel unterliegen.

Selenocystein – Analogon der Aminosäure Cystein, bei der das Schwefelatom durch Selen ersetzt ist – ist Bestandteil aller im Menschen und in Tieren nachgewiesenen Selenoproteine. Hierzu gehören, neben GSH-Px, die in der Schilddrüse enthaltene Typ I-5'-Jodthyronin-Dejodase, die Thyroxin in Trijodthyronin umwandelt, und das Selenoprotein P, das 40% des Plasmaselens beim Menschen ausmacht. Die Funktion des Selenoproteins P ist noch weitgehend unbekannt. Möglicherweise dient es dem Selentransport im Blut.

Weitere im menschlichen Körper vorkommende Selenverbindungen sind das Selenomethionin, ein Analogon von Methionin, sowie die anorganischen Selenite und Selenate.

Bei der Supplementierung zeigen sich unterschiedliche Metabolisierungswege von organischen und anorganischen Selenverbindungen, denn die verschiedenen Glutathionperoxidasen reagieren mit unterschiedlich starkem Aktivitätsanstieg. Organisches Selen (z. B. Selenomethionin enthaltende Selenhefe) verbleibt in der Regel länger im Körper als anorganisches (z. B. in Form von Natriumselenit zugeführte). Ab einer bestimmten Selenkonzentration ist die GSH-Px-Aktivität nicht mehr zu steigern. Um zum Beispiel die Thrombozyten-GSH-Px-Aktivität zu sättigen, werden Plasma-Niveaus von 95 – 115 µg/l nach anorganischem Selen und 110 – 135 µg/l nach organischem Selen benötigt.

Darüber hinaus ist Selen in der Lage, Schwermetalle wie Quecksilber, Blei, Arsen und Kadmium durch Komplexbildung zu neutralisieren, bzw. ihre Absorption im Körper zu verhindern.

Selen besitzt auch Immunkompetenz. So steigert es die Proliferationsrate von Lymphozyten und die Antikörpersynthese.

Symptome bei Überdosierung

Akute Selen-Vergiftungen werden bei Arbeitern in Kupferschmelzen beobachtet. Dabei treten Irritationen der Schleimhäute und oberen Luftwege, Kopfschmerzen, Schwindel, Müdigkeit, Erbrechen und in schweren Fällen Kreislaufversagen auf.

Stärker zu bewerten ist die chronische Toxizität, da Selen im Körper gespeichert wird. Die Toxizität wird darauf zurückgeführt, daß Selen den Schwefel in Proteinen verdrängen kann.

Die ersten Anzeichen einer chronischen Selenvergiftung treten erst nach mehrmonatiger Einnahme von mehr als 2000 µg Selen/Tag auf. Hierzu gibt es Untersuchungen aus selenreichen Gebieten, wo es bei bestimmter Ernährung (viel Getreideprodukte) zu dauernder hoher Selenaufnahme kommt. Klinisch zeigen sich Veränderungen der Fingernägel sowie Haar- und Nagelverluste, metallischer Geschmack im Mund, knoblauchartiger Geruch der Ausatmungsluft (Ausscheidung von Dimethylselenid über die Lunge), Rötungen und Schwellungen der Haut, Gewichtsabnahme, Durchfälle und Erbrechen. Bei Dosen ab 5000 µg/Tag oder höher über längere Zeiträume kommt es zu Störungen des ZNS, und es kann der Tod eintreten.

Bei einer täglichen Zufuhr von 750 – 850 µg Selen treten keine Nebenwirkungen auf. Unter Berücksichtigung eines Sicherheitsfaktors von 2 gilt die Aufnahme von 400 µg Selen/Tag über einen längeren Zeitraum als unbedenklich.

Vitamin C vermag die Giftwirkung von Selen zu neutralisieren. Zink kann die toxische Wirkung hoher Selenitgaben abschwächen.

Mangelsymptome

Der gesamte europäische Raum ist Selenmangelgebiet, genauso wie Finnland, Neuseeland und einige Teile Chinas und der ehemaligen Sowjetunion. Die ausreichende Versorgung mit Selen über die in der EG produzierten Nahrungsmittel ist daher problematisch. Hinzu kommt, daß die Düngemittel häufig zu zuviel Sulfate enthalten. Da die Pflanzen vermehrt den angebotenen Schwefel aufnehmen, wird die Selenaufnahme zusätzlich reduziert. Der menschliche Organismus verwertet das in Pflanzen gebundene Selen besser als das in Fleisch und Fisch vorkommende.

Bei leichtem Selenmangel mit erniedrigten Selenwerten im Blut ist zunächst ein Rückgang der Glutathionperoxidase-Aktivität zu verzeichnen. Mit zunehmender Schwere der Selendefizite entwickelt sich dann das klinische Bild eines Selenmangels mit Pseudo-Albinismus, Veränderungen der Haarstruktur, Muskelschwäche (durch Veränderung der Myofibrillen-Struktur) und Kardiomyopathie, die sich in Herzinsuffizienz, Herzvergrößerung, Arrhythmien und später in multifokalen Myokardnekrosen mit Narbenbildung und bindegewebigem Ersatz äußert. Die Symptome einer schweren Kardiomyopathie decken sich mit dem Krankheitsbild der Keshan-Krankheit, die in Teilen Chinas auftritt, wo die tägliche Selenaufnahme unter 20 µg liegt. Die Letalität liegt bei 50 %.

In Selenmangelgebieten Ostsibiriens und Chinas tritt eine als Kashin-Beck-Erkrankung bezeichnete Osteoarthropathie auf, die besonders bei Kindern zu schweren degenerativen Gelenkveränderungen führt. Hinzu kommen hier noch andere Faktoren, die radikalbildend wirken und so den Krankheitsverlauf beeinflussen (radikalproduzierende Huminsäuren im Trinkwasser).

Bedarf

Im Selenmangelgebiet Deutschland mindestens 50 – 200 µg/Tag zusätzlich zur Nahrung, um die Glutathionperoxidase-Aktivität zum Zwecke des Zellschutzes aufrecht zu erhalten. Zu der ohnehin kritischen Selenversorgung kommen häufig Belastungen durch Schwermetalle (z. B. Quecksilber in Zahnfüllungen), die den Pool an verfügbarem Selen zusätzlich vermindern können.

Tägliche Dosen von 400 µg über einen längeren Zeitraum sind unbedenklich.

Bei Schwermetallintoxikationen und anderen Erkrankungen, die mit verminderten Selenspiegeln einhergehen, sind Dosierungen von 1000 µg/Tag keine Seltenheit (Selenstatus bestimmen lassen!)

Da der Körper heute unter erhöhter oxidativer Belastung steht, sollten außer Selen auch andere Antioxidantien (Vitamine E, C und β-Carotin) zusätzlich zur Nahrung aufgenommen werden (Schutz gegen Krebs, Arteriosklerose, rheumatische Erkrankungen und andere radikalabhängige Prozesse, siehe auch Kapitel A.3 »Pathogenetische Bedeutung freier Radikale«).

Indikationen

♦ Zellschutz, Krebsprophylaxe

Als Bestandteil des antioxidativen Enzyms Glutathionperoxidase schützt Selen die Zellmembran und andere Zellbestandteile vor dem Angriff durch freie Radikale.

♦ Krebstherapie
Tumorpatienten weisen immer niedrigere Selenkonzentrationen im Serum und Vollblut auf als Kontrollgruppen. Selen scheint über seine Wirkung als Antioxidans hinaus auch eine hemmende Wirkung auf die Karzinogenese auszuüben, indem es Reparaturenzyme der DNS aktiviert und so als Antimutagen funktioniert. Zudem kann Selen generell die DNS-Synthese und somit die Fehlerrate bei der Zellproliferation verringern.
Unter der kombinierten Gabe von Selen sowie der Vitamine E, C und β-Carotin ist die Überlebenszeit deutlich verbessert.

♦ Infektabwehr
Selen steigert die Lymphozytenproliferation und die Antikörpersynthese. Da ein gewisser Wirkungssynergismus von Vitamin E und Selen besteht, empfiehlt sich eine kombinierte Gabe von Vitamin E und Selen (siehe Vitamin E).

♦ Rheumatisch-arthritischer Symptomenkomplex
Patienten mit Erkrankungen des rheumatischen Formenkreises weisen eine erhöhte Produktion reaktiver Sauerstoffverbindungen, wie z.B. Wasserstoffperoxid auf. Als Folge zeigen sich bei ihnen erniedrigte Selenspiegel im Blut. Es gibt Fälle, bei denen selbst nach mehrjähriger Krankheitsdauer hochdosierte Selengaben (1000 µg Selenit) noch eine Dauerheilung mit kompletter Beschwerdefreiheit brachten. Auch die Gelenkveränderungen bei der Kashin-Beck-Erkrankung (siehe Mangelsymptome) sind nach Selengaben teilweise reversibel. Auf jeden Fall ist die Erkrankung dadurch zu verhindern.

♦ Arteriosklerose (Prophylaxe)
Oxidationsschäden an Zellmembranen spielen bei der Pathogenese der Arteriosklerose eine hervorragende Rolle. Lipidperoxide (oxidierte Fettsäuren der im Blut enthaltenen LDL-Partikel) lagern sich zusammen mit Monozyten/Makrophagen an den Arterienwänden ab und bilden so die arteriosklerotischen Plaques.

♦ Angina pectoris-, Herzinfarktprophylaxe
Sind die Herzkranzgefäße arteriosklerotisch verändert (Koronarsklerose), steigt das Herzinfarktrisiko z.B. durch thrombotischen Verschluß eines Koronargefäßes. Auch Herzinfarktpatienten weisen erniedrigte Plasmaselenspiegel auf. Die Glutathionperoxidase greift in den Prostaglandinstoffwechsel der Thrombozyten ein. Ein Selenmangel führt zu einem Ungleichgewicht zwischen Prostacyclin und Thromboxanen und so zu einer gesteigerten Thrombozytenaggregation. Das Risiko eines Gefäßverschlusses steigt.

♦ Kardiomyopathien: siehe Mangelsymptome.

♦ Schutz vor UV-Strahlen
Bei systemischer und lokaler Applikation verschiedener organischer Selenverbindungen zeigt sich eine UV-protektive Wirkung durch Verminderung entzündlicher Hautreaktionen.

♦ Vorbeugung gegen »Altersflecken«
Bei diesen Lipofuszinpigmenten handelt es sich um nicht abbaubare Stoffwechselprodukte, die mit zunehmendem Alter in der Haut abgelagert werden (Folge vermehrter Radikalproduktion in der Haut).

♦ Vorbeugung gegen vorzeitige Hautalterung

♦ Schwermetallintoxikationen
Selen ist in der Lage, Schwermetalle wie Quecksilber (Amalgam!), Blei und Cadmium, aber auch Arsen in inaktive Komplexe zu überführen. Dabei wird Selen allerdings auch inaktiv. Diese Belastung durch Schwermetallspuren führt häufig, trotz ausreichender Selenzufuhr, sekundär zu Selenmangelzuständen.

♦ Erhaltung des Sehvermögens
Die Retina ist zum Schutz vor der Schädigung durch freie Radikale besonders selenreich. Selenmangel wird mit erhöhter Katarakthäufigkeit in Verbindung gebracht.

Kontraindikationen

Chronische Selenintoxikation, z.B. infolge länger andauernder zu hoher Selenzufuhr mit der Nahrung.

Wechselwirkungen

♦ Mit Schwermetallen (siehe Indikationen).

♦ Zink kann die toxische Wirkung zu hoher Selenitgaben abschwächen.

♦ Auch Vitamin C vermag die Giftwirkung von Selen zu neutralisieren.

Nebenwirkungen

Bei Einhaltung der Dosierungsempfehlungen keine.

Silicium

Vorkommen

Pflanzliche Nahrungsmittel (besonders reichlich in Pektin und Kartoffel- und Getreidestärke) und Mineralwässer.

Eigenschaften

Der Körperbestand des zweithäufigsten Elementes der Erdkruste beträgt etwa 1,4 g, die sich auf Arterien, Knorpelstrukturen, Sehnen und Haut, besonders Hornhaut, verteilen. Im lebenden Organismus kommt Silicium in Form von Silikaten, Siliciumdioxid (aus SiO_2 bestehen auch Mineralien wie Quarz, Opal, Bergkristall usw.) und Kieselsäureestern vor. In Pflanzen liegt Silicium hauptsächlich an Pektin und Stärke gebunden vor. Es dient dazu, ihr Stützgewebe zu festigen. Auch bei Menschen und Wirbeltieren wird es in Knorpel, Knochen, Zähne und Bindegewebe eingelagert, zusätzlich fördert es die Calciumaufnahme in die Knochen. Es sorgt durch Erhöhung des Feuchtigkeits-Speichervermögens für Festigkeit und Elastizität der Haut und ihrer Anhangsorgane (Haare, Nägel).
Im Alter nimmt der Siliciumgehalt insbesondere der Haut und Blutgefäße ab, wobei die Abnahme des Siliciumbestandes bei arteriosklerotisch veränderten Arterien am gravierendsten ist. Warum das so ist, weiß niemand. Möglicherweise spielt die Abnahme der Hormontätigkeit im Alter eine Rolle. Interessant ist, daß in Gegenden mit niedrigen Siliciumwerten des Trinkwassers häufiger Arteriosklerose auftritt.
Silicium scheint die Anzahl von Lymphozyten und Phagozyten zu steigern und entzündungshemmend zu wirken. Über die Wirkmechanismen ist jedoch noch wenig bekannt.
Nichtsdestoweniger finden zahlreiche siliciumreiche Produkte in der Therapie seit langem, innerlich wie äußerlich, erfolgreiche Anwendung. In erster Linie spielen hier Kieselerdeprodukte eine Rolle. Kieselerde besteht im wesentlichen aus den Panzern abgestorbener mikroskopisch kleiner Kieselalgen. Die unverweslichen Siliciumdioxidgerüste bilden im Laufe der Zeit dicke Ablagerungen. Kieselsäuren sind Verbindungen aus Siliciumdoxid und Wasser.

Symptome bei Überdosierung

Auch die Einnahme großer Mengen Kieselerde oder anderer Siliciumprodukte schadet nicht.
Gefährdet sind allerdings Arbeiter im Bergbau sowie in der Stein-, Kies-, Sand- und keramischen Industrie durch die dauernde Einatmung siliciumhaltiger Stäube. Die dort häufig auftretende Silikose, eine anerkannte Berufserkrankung, führt häufig zur Lungenfibrose.

Mangelsymptome

Da die Resorptionsquote für Silicium sehr gering ist, kann es bei einer Ernährung ohne oder mit sehr wenig Pflanzenkost und bei Verzicht auf Mineralwasser oder mineralwasserhaltige Getränke zu Mangelerscheinungen kommen. Symptome sind Hautjucken, brüchiges Haar und brüchige Nägel, Haarausfall, Eingeweidebrüche, Bänderschwäche, Bandscheibenbeschwerden und eine geschwächte Immunabwehr.

Bedarf

20 – 30 mg/Tag, der z. B. durch 100 g Kartoffeln oder Getreide oder 200 ml Mineralwasser gedeckt werden kann.

Indikationen

♦ welke oder trockene Haut, evtl. mit Juckreiz

♦ Bindegewebs- und Bänderschwäche

♦ brüchige Nägel und brüchiges Haar

♦ Haarausfall

♦ Sonnenbrand, Insektenstiche

♦ Hautreizungen, Schürf- und Schnittwunden

♦ Ekzeme

♦ Entzündungen im Mund- und Rachenbereich

Als Silicea (D3 – D 12) findet Silicium auch in der Homöopathie Anwendung. Es wird u. a. eingesetzt bei verzögerter Wundheilung, Ekzemen, Wachstumsstörugen der Haare und Nägel.

Kontraindikationen, Wechsel- und Nebenwirkungen

nicht bekannt

Vanadium

Vorkommen

Besonders reichlich in Linolsäure-reichen pflanzlichen Ölen, weniger in Innereien.

Eigenschaften

Der Körperbestand an Vanadium beträgt ca. 20 mg, die hauptsächlich in Leber, Nieren, Milz, Schilddrüse, Hoden und Knochen deponiert sind. Über die physiologische Bedeutung von Vanadium liegen noch keine gesicherten Erkenntnisse vor. Da es dort, wo es vorhanden ist auch ständig verbraucht wird, scheint es essentiellen Charakter zu besitzen. In anionischer Form vermag es als Vanadat kompetetiv zum Phosphat in dessen Stoffwechsel einzugreifen. Auf diese Weise könnten Enzyme stimuliert oder gehemmt werden. Als Kation könnte es mit Proteinen in Wechselwirkung treten.
Gesichert scheint zu sein, daß Vanadium eine blutzuckersenkende Wirkung ausübt, die Insulin-unabhängig ist. Der Wirkmechanismus ist jedoch noch unbekannt.
Auch ist ein hemmender Einfluß auf die Cholesterinsynthese und somit auf die Entstehung der Arteriosklerose nicht auszuschließen.
Zu den Vanadiumverbindungen, denen therapeutische Bedeutung beigemessen werden, gehören die Peroxovanadat-Komplexe, die sich als Zytostatika bei bestimmten Leukämie-

Symptome bei Überdosierung

In unphysiologischen Konzentrationen sind alle Vanadiumverbindungen giftig. Vanadiumstaubinhalation führt zunächst zu Schleimhautreizungen, später zu Übelkeit, Erbrechen, asthmatischen Beschwerden. Vitamin C vermag die Giftwirkung von Vanadium zu neutralisieren.

Mangelsymptome

nicht bekannt

Bedarf

1 – 2 mg/Tag, die mit der Nahrung zugeführt werden.

Indikationen

♦ Bestimmte Leukämieformen: siehe Eigenschaften.

Kontraindikationen, Wechsel- und Nebenwirkungen

nicht bekannt

Zink

Vorkommen

Innereien, Fleisch, Meerestiere (besondes Austern), Getreidevollkorn, Hefe, Käse, Eier.

Eigenschaften

Der menschliche Körper enthält ca. 4 g Zink, die für das Wachstum und die regelgerechte Funktion des Stoffwechsels notwendig sind. Zink ist in allen Organen sowie in den Erythrozyten und Leukozyten enthalten und dort vor allem Bestandteil von Enzymen. Knochen, Haut, Haare, Nägel sowie die Geschlechtsorgane weisen besonders hohe Zinkgehalte auf. Mehr als 200 zinkhaltige Enzyme sind bereits bekannt. Wichtige Zink-Metalloenzyme sind z. B. spezielle Superoxiddismutasen (im Intra- und Extrazellulärraum, enthalten auch Kupfer), die Glutamat-Dehydrogenase (Harnstoffsynthese in der Leber), die Alkohol-Dehydrogenase (Alkoholabbau in der Leber), die Nierenphosphatasen (Rückresorptionsvorgänge in der Niere), die Carboanhydrase (in den Erythrozyten, verantwortlich für den CO_2-Transport), die alkalischen Phosphatasen (sind u. a. für die Knochenneubildung verantwortlich), um nur einige Enzyme zu nennen. Zink wirkt als Stabilisator biologischer Membranen, und es ist als Bestandteil oder Aktivator DNA-bindender Enzyme an der Synthese von Nukleinsäuren und Proteinen beteiligt. Aufgrund dieser Rolle in der Proteinbiosynthese und während der Zellteilung kommt diesem Spurenelement eine besondere Rolle beim Wachstum, im Immunsystem (z. B. Lymphozytenproliferation) und bei der Wundheilung (Gewebeneubildung) zu. Entscheidend für die Wundheilung sowie den Schutz sämtlicher Epithelien ist auch, daß Zink im Vitamin-A-Stoffwechsel eine wesentliche Rolle spielt, denn Vitamin A ist das Epithelschutz-Vitamin schlechthin: Zink wird für die Synthese des zellulären retinolbindenden Proteins (CRBP) in der Leber benötigt (siehe auch Vitamin A) und ist außerdem für die Integrität der Retina mitverantwortlich (zinkhaltige Retinaldehydrogenase). Ferner nimmt Zink an der Bildung der Speicherform von Insulin in den B-Zellen des Pankreas teil. Dieser Auszug aus der Liste der vielfältigen biochemischen Funktionen soll einen Eindruck darüber vermitteln, was für eine wichtige Rolle Zink in vielen zentralen Stoffwechselprozessen spielt. Gerade Zink gehört aber zu den Spurenelementen, an denen es den intensiv bewirtschafteten Böden mangelt, und unsere moderne »Weißmehlernährung« trägt auch dazu bei, daß Zinkmangel in der Bevölkerung weit verbreitet ist.

Eiweiß erhöht die Resorption, Ballaststoffe und Phytinsäure (in pflanzlichen Organen, siehe Inositol) vermindern sie. Zink wird aus tierischen Produkten daher besser resorbiert als aus pflanzlichen.

Symptome bei Überdosierung

Die toxischen Grenzen von metallischem Zink und Zinksalzen nach oraler Aufnahme liegen ziemlich hoch. Bei der Aufnahme von 1 bis 2 g Zinkchlorid oder Zinksulfat (entspricht 275 bzw. 550 mg Zink) kommt es zu einer akuten, aber vorübergehenden Übelkeit wenige Minuten nach der Aufnahme. Hinzu können Schwindel, zugeschnürter Hals, Erbrechen, Kolik sowie Durchfall kommen. Zinkchlorid und Zinksulfat können sich bilden, wenn saure Lebensmittel (z. B. Früchte, Salate) in verzinkten Behältern aufbewahrt oder zubereitet werden. Das Einatmen von Zink- oder Zinkoxiddämpfen führt zu Fieberanfällen mit Schüttelfrost sowie Gelenk- und Muskelschmerzen (»Gießerfieber«). Die Symptome verschwinden nach einige Stunden.

Da Zink so gut wie nicht gespeichert wird, sind chronische Intoxikationen nach oraler Einnahme nicht zu erwarten.

Mangelsymptome

Die Palette der Mangelsymptome spiegelt die Vielfalt der physiologischen Wirkungen des Zinks im Enzymsystem wider: Wachstumsstörungen mit verzögerter sexueller Reifung, Dermatitis, verzögerte Wundheilung, Erregbarkeit, Muskelzittern, Abmagerung, Nachtblindheit, Muskelschwäche, Haarausfall, herabgesetzte Immunabwehr, weiße Flecken oder Furchen an Fingernägeln. Zudem kommt es zu einem Verlust der Geschmacksempfindung (Hypogeusie).

Bedarf

Im Normalfall brauchen Erwachsene ca. 15 mg/Tag, Kinder sowie werdende und stillende Mütter etwas mehr, ältere Menschen weniger. Da die Aufnahme über die Nahrung meist nicht gesichert ist, und da Zink erst im Gramm-Bereich leicht toxisch wirkt, empfiehlt sich eine Aufnahme zusätzlich zur Nahrung.

Indikationen

♦ Akrodermatitis enterohepatica
Eine erbliche Zinkmangelkrankheit, die auf Malabsorption beruht. Sie äußert sich in Hautveränderungen in der Umgebung aller Körperöffnungen und an den Akren. Zu den Symptomen gehören u. a. die Besiedlung mit Candida albicans, Durchfall, Ausfall sämtlicher Körperhaare. Hohe Zinkdosen (bis 150 mg/Tag) bringen Therapieerfolge.

♦ Akne vulgaris und andere Hautkrankheiten
Akne vulgaris wird erfolgreich behandelt mit

einer individuellen Kombination von Zink, Selen und der Vitamine A, E und Folsäure.

♦ Infektionsanfälligkeit
Zink übt einen Einfluß auf die zelluläre Abwehr aus, indem es mit Hilfe zinkabhängiger Enzyme in den Phagozytoseprozeß der Makrophagen eingreift. Durch die Beteiligung zinkabhängiger Enzyme an Nukleinsäure- und Proteinsynthese spielt Zink auch eine wesentliche Rolle z. B. bei der Lymphozytenproliferation.
Zink kann Verlauf und Dauer eines grippalen Infektes um die Hälfte verkürzen. Bei der zusätzlichen Einnahme von Vitamin C wegen möglicher Wechselwirkungen (evtl. Bildung inaktiver Komplexe?) auf eine zeitlich versetzte Zufuhr achten!

♦ Verzögertes Wachstum
Tritt häufig in Zinkmangelgebieten auf.

♦ Verzögertes Eintreten der Geschlechtsreife: siehe oben.

♦ Lebererkrankungen
Zink ist Coenzym vieler Leberenzyme, u.a. der Alkohol-Dehydrogenase. Daher sind Zinkgaben auch angezeigt bei:

♦ Alkoholismus

♦ Diabetes mellitus
Insulin wird in Form eines Zink-Insulin-Komplexes in der Bauchspeicheldrüse gespeichert. Bei der Insulinfreisetzung wird dieser Komplex aufgespalten (der Mechanismus ist noch unbekannt), und das freiwerdende Zink wird in neu produziertes Insulin eingebaut. Bei Patienten mit Altersdiabetes muß bei diesem Ablauf eine Störung vorliegen. Jedenfalls wird bei den Patienten eine Erniedrigung des erhöhten Blutzuckerwertes und eine verbesserte Wundheilung festgestellt, wenn sie 3x tgl. ca. 20 mg Zink erhalten (entsprechen 3x 100 mg Zinkaspartat).

♦ Wundheilung
Zink ist an Protein- und Nukleinsäuresynthese sowie am Vitamin-A-Stoffwechsel beteiligt (siehe Eigenschaften). Die Kombination mit Vitamin C ist sinnvoll, da Vitamin C für die Kollagensynthese benötigt wird (vorsichtshalber zeitlich versetzt einnehmen!).

♦ Erhöhter Kupferspiegel
Zink vermindert die Kupferresorption und somit die Kupferanreicherung in Blut und Gewebe. Wie Mangan, das die Kupferausscheidung fördert, ist es daher wirksam bei allen Erkrankungen, die mit erhöhten Serumkupferspiegeln einhergehen. Hierzu gehören:
♦ Arthritis und Arthrose
♦ Schizophrenie
♦ Depressionen
♦ Hyperaktivität
♦ präsenile und senile Demenz
♦ Epilepsie

♦ Schwangerschaft
Bei erniedrigtem Serumzinkspiegel ist das Risiko von Fehlgeburten und Mißbildungen erhöht.

♦ Zinkmangellagen mit typischen Symptomen:
♦ Störungen der Geruchs- und Geschmacksempfindungen
♦ verzögerte Wundheilung
♦ weiß gefleckte Fingernägel
♦ vorzeitiges Ergrauen der Haare
♦ Störungen des Haarwachstums

♦ Hypotonie
zusammen mit Mangan und den Vitaminen C und B_6.

♦ Chemikalienüberempfindlichkeiten
Diese Wirkung ist durch die antioxidative Eigenschaft des Enzyms Superoxiddismutase zu erklären (siehe Mangan).

Kontraindikationen

nicht bekannt

Wechselwirkungen

♦ mit Kupfer
♦ u. U. mit Vitamin C, siehe Indikationen

Nebenwirkungen

Sofern die Einzeldosen nicht im Gramm-Bereich liegen, gibt es in der Regel keine Nebenwirkungen.

Zinn

Vorkommen

In Spuren ist Zinn in pflanzlichen und tierischen Geweben weit verbreitet.

Eigenschaften, Mangelsymptome

Seit einigen Jahren gilt Zinn für den Menschen als essentielles Spurenelement. Es ist zwar im Körper regelmäßig vorhanden, aber über seine Wirkungen ist wenig bekannt. Zinn könnte eine Rolle bei der Proteinsynthese spielen, denn ein Mangel ruft Symptome wie Appetitlosigkeit, Haarausfall und Hautveränderungen hervor, bei zinnfrei ernährten Säugetieren zeigen sich zudem nach ein bis zwei Wochen Wachstumsverzögerungen.

Auf jeden Fall ist Zinn Bestandteil des Gewebshormons Gastrin, das die Salzsäureproduktion im Magen reguliert. Wahrscheinlich wird die Gastrinbildung durch Zinn erst ermöglicht.

Symptome bei Überdosierung

Metallisches Zinn sowie Zinnsalze werden im allgemeinen als ungiftig betrachtet. Selbst größere oral aufgenommene Mengen rufen im Verdauungstrakt nur vorübergehende Störungen hervor, da das Zinn offenbar sehr schwer resorbierbar ist. Diese kurzfristigen Vergiftungen, die mit Kopf- und Magenschmerzen sowie Erbrechen und Durchfall einhergehen, treten besonders dann auf, wenn man in einer geöffneten Konservendose tagelang den Inhalt stehenläßt und ihn dann verzehrt. Weißblechdosen enthalten Zinn, das teilweise an den Doseninhalt abgegeben wird. Dieser Vorgang wird unter Sauerstoffeinwirkung stark beschleunigt, besonders wenn der Inhalt sauer ist. Häufig sind Konservendosen heute mit einer inneren Schutzschicht versehen. Die Dose verfärbt sich dann nicht mehr, wenn man den Inhalt entfernt.

Giftig sind hingegen viele zinnorganische Verbindungen (z. B. in Desinfektionsmitteln, Fungiziden), die bei Hautkontakt zu Verätzungen, beim Einatmen zu Atemnot, bei oraler Aufnahme in schweren Fällen zu Bewußtseinsstörungen und Lähmungen führen können.

Bedarf

Entspricht wohl der Zufuhr mit der Nahrung: 1,5 – 3,5 mg/Tag.

Indikationen, Kontraindikationen Wechsel- und Nebenwirkungen

Zinn ist im Körper regelmäßig vorhanden, jedoch ist nicht sicher, ob es für den Menschen essentiellen Charakter besitzt. Bei Versuchstieren ergeben sowohl Zinnmangel als auch eine Belastung mit unphysiologisch hohen Zinnmengen eine Wachstumsverminderung. Beim Menschen halten sich die Zinnwerte, durch die Aufnahme zum Teil zinnhaltiger Konservierungsstoffe und der Inhalte zinnhaltiger Konservendosen über die Nahrung und durch das Einatmen von Zinnverunreinigungen der Atemluft, in physiologischen Grenzen.

4. Aminosäuren

4.1 Essentielle Aminosäuren

Die essentiellen Aminosäuren können vom Organismus nicht durch Eigensynthese hergestellt werden und müssen mit der Nahrung zugeführt werden. Sie sind für Wachstum, Erhaltung und Fortpflanzung unentbehrlich. Bei einem Mangel an essentiellen Aminosäuren wird die Stickstoffbilanz negativ, d.h. daß das Verhältnis von Nahrungsstickstoff/ausgeschiedenem Stickstoff (Harn, Faeces) <1 wird. Wachstumsstillstand und ernsthafte Stoffwechselstörungen sind ebenso die Folge wie die Schwächung der humoralen und zellulären Immunität, denn die Funktion des Immunsystems hängt letztlich auch von der Verfügbarkeit essentieller Aminosäuren für die Proteinbiosynthese ab.

Die essentiellen Aminosäuren haben fast alle auch spezielle Wirkspektren, die sie als natürliche orthomolekulare Heilmittel ausweisen.

Isoleucin

Eigenschaften und Indikationen

Isoleucin ist eine essentielle proteinbildende Aminosäure und wird auch bei der Therapie der Schizophrenie zusammen mit Niacin angewendet. Dabei verstärkt Isoleucin die Wirkung von Niacin, indem es dessen Ausscheidung herabsetzt.

Bedarf

Erwachsene ca. 1,4 g/Tag.

Leucin

Eigenschaften

Leucin gehört zu den Eiweißbestandteilen aller Organismen und ist auch für viele Tiere essentiell. Die Aminosäure ist besonders reichlich in Serum-Albuminen und -Globulinen enthalten. Ein Mindergehalt im Blutplasma kann auf chronischen Alkoholismus hindeuten. Ein hoher Leucingehalt beeinträchtigt den Tryptophanstoffwechsel. Die daraus folgende verminderte Bildung von NAD führt zu einem erhöhten Niacinbedarf (siehe auch Tryptophan und Vitamin B_3).

Bedarf

Erwachsene ca. 2 g/Tag, in der Therapie mehr.

Indikationen

Leucin wird meist in Kombination mit Isoleucin und Valin bei unphysiologischen Streßzuständen verabreicht.

Lysin

Eigenschaften

In vielen Carboxylasen (Enzyme, die CO_2-Gruppen übertragen) ist Lysin im aktiven Zentrum anzutreffen, wo es Coenzym (Biotin) und Substrat kovalent verbindet. Lysin kommt als Eiweißbestandteil in vielen tierischen, weniger in pflanzlichen Proteinen vor. Es fehlt in den meisten Getreideproteinen, die daher keine biologisch vollwertigen Proteine sind. Da Lysin das Knochenwachstum und die Verknöcherung fördert und die Zellteilung und Nucleosidsynthese anregt, ist es wichtig für das Wachstum. Es ist am Aufbau von Trypsin (proteinspaltendes Enzym des Pankreas) und wesentlich (mit ca. 30 %) am Aufbau des Kollagens beteiligt.

Bedarf

Erwachsene ca. 1,6 g/Tag, in der Therapie mehr.

Indikationen

♦ Herpes simplex

Lysin ist ein Antagonist zu Arginin, einer nichtessentiellen Aminosäure, die das Substrat der Herpesviren darstellt.

♦ Schwangerschaft, Wachstum
Lysin fördert Knochenwachstum und Zellteilungsaktivität.

♦ Wundheilung
Lysin unterstützt die Wundheilung, weil es am Aufbau des Kollagens beteiligt ist und die Zellteilung anregt.

♦ Vegetarische Ernährungsweise
Da Lysin in vielen pflanzlichen Nahrungsmitteln gar nicht oder nur unzureichend enthalten ist und auch beim Kochen zerstört wird, kann es leicht zu einem Mangel an Lysin kommen. Die Verringerung der Aktivität lebenswichtiger Enzyme ist die Folge.

Methionin

Eigenschaften

Methionin ist, wie die anderen schwefelhaltigen Aminosäuren Cystein und Cystin, für uns die wichtigste Quelle für organisch gebundenen Schwefel. Methionin ist eine Initiator-Aminosäure der Proteinbiosynthese. Sie ist nicht nur Proteinbaustein, sondern übt als Adenosylmethionin auch die Funktion eines Methylgruppen-Überträgers (Übertragung von CH_3-Gruppen) im Intermediärstoffwechsel aus. Zum Beispiel sind zahlreiche Entgiftungsvorgänge in der Leber Methylierungsreaktionen, genauso wie die Bildung des Cholins, einem Bestandteil des Lecithins, und die Umwandlung von Noradrenalin zu Adrenalin. Bei diesen Transmethylierungen geht Methionin reversibel in L-Homocystein über. Aus Homocystein (+ Serin) wird zum Beispiel auch Cystein, eine nichtessentielle Aminosäure hergestellt.

Bedarf

Erwachsene 2,4 – 3 g/Tag, in der Therapie mehr.

Indikationen

♦ Leberschutz: Zur Unterstützung der Entgiftungsreaktionen in der Leber und zur Therapie der Fettleber (siehe »Cholin«), z. B. bei Alkoholismus.

♦ Unterstützung der Wundheilung: Die Basalmembranen von Blutgefäßen enthalten schwefelhaltige Kollagene (Kollagen Typ IV). Schwefelhaltige Aminosäuren unterstützen die Gefäßeinsprossung.

♦ Allergien: Methionin gilt als natürliches Antihistaminikum, weil es in der Lage ist, die Bluthistaminwerte, durch Methylierung des Histamins, zu senken.

Phenylalanin

Eigenschaften

Die aromatische Aminosäure Phenylalanin kann in der Leber leicht zu Tyrosin, einer nichtessentiellen Aminosäure, umgewandelt werden. Tyrosin ist Ausgangsmaterial für die Synthese der Hormone der Schilddrüse (Thyroxin, Trijodthyronin) und des Nebennierenmarks (Adrenalin, Noradrenalin) sowie des Pigments Melanin, die alle Dihydroxyphenylalanin (DOPA) als Vorstufe haben. Aus DOPA entsteht Dopamin, ein wichtiger Transmitter im Zentralnervensystem, aus dem Noradrenalin und Adrenalin gebildet werden.

Bedarf

Erwachsene ca. 2,2 g/Tag, in der Therapie mehr.

Indikationen

♦ Schmerzzustände
Phenylalanin vermindert den Abbau von Endorphinen, körpereigenen schmerzstillenden Stoffen, und wirkt somit als natürliches Analgetikum.

♦ Parkinsonsche Erkrankung
Die Ursache liegt in der mangelnden Produktion von Dopamin in bestimmten Bereichen des Mittelhirns (Substantia nigra). Eine bewährte Therapie besteht in der Verabreichung von DOPA, da Dopamin die Blut-Hirn-Schranke nicht zu passieren vermag. Auch die Verabreichung von Phenylalanin kann Erfolge bringen.

♦ Depressionen

Phenylalanin bildet das Ausgangsmaterial für wichtige Transmittersubstanzen im ZNS. Möglicherweise gibt es bei depressiven Patienten diesbezügliche Mängel oder Ungleichgewichte. Eine Phenylalanin-Therapie kann jedenfalls Erfolge bringen.

Threonin

Eigenschaften

Threonin war die erste anerkannte essentielle Aminosäure. Sie ist in Proteinen von Eiern, Fleisch und Milch zu ca. 5%, von Mehl, Reis, Kartoffeln, Hülsenfrüchten und Kohl zu ca. 3 – 4% enthalten. Besonders reich an Threonin sind Haar-Keratin und Avidin. Für Threonin sind keine speziellen Indikationen bekannt, jedoch ist sie als essentielle Aminosäure wichtig für ein gesundes Wachstum, auch führt ein Mangel zu Störungen der Knochenentwicklung. Threonin fehlt, wie Lysin, in den meisten Getreideproteinen.

Bedarf

Erwachsene ca. 0,5 g/Tag.

Tryptophan

Eigenschaften

Von den Protein-aufbauenden Aminosäuren ist Tryptophan eine der weniger häufigen. Sie ist in den meisten Proteinen zu 1 – 2% enthalten, fehlt jedoch z.B. in Kollagen und Insulin. Tryptophan bildet die Vorstufe von Nicotinsäure, hat also den Charakter eines Provitamins. Nicotinsäure-Mangelerscheinungen können daher nur bei Tryptophan-armer Ernährung auftreten. Ein weiterer Stoffwechselweg führt über 5-Hydroxytryptophan zu Serotonin, einem Gewebshormon und Neurotransmitter im zentralen und peripheren Nervensystem. Durch Umwandlung von Serotonin in Melatonin wird die biologische Uhr, also z.B. der Schlaf-Wach-Rhythmus gesteuert.

Bedarf

Erwachsene 0,5 g/Tag, in der Therapie mehr.

Indikationen

♦ Schlaf-, Einschlafstörungen

Melatonin steuert die biologische Uhr und reguliert so den Schlaf-Wach-Rhythmus. Durch Hemmung der Serotonin-Synthese (z.B. durch 4-Chlorphenylalanin), und somit der Melatonin-Produktion, läßt sich Schlaflosigkeit erzeugen.

♦ Schmerzzustände

Die Verminderung der Schmerzempfindung ist unter Umständen auch auf eine Wirkung von Serotonin zurückzuführen, da es auch an der Regulation sensorischer Wahrnehmungen beteiligt ist.

♦ Depressionen

Tryptophan ist, wie Phenylalanin, an der Produktion von Neurotransmittern beteiligt (siehe auch Phenylalanin). Liegt u.U. ein Ungleichgewicht in der Transmitterproduktion vor, wobei zuwenig Serotonin vorhanden ist, könnte eine Therapie mit Tryptophan erfolgreich sein.

Valin

Eigenschaften

Valin kommt in nahezu allen Proteinen zu 5 – 8% vor, in Elastin zu mehr als 15%. Die Aminosäure ist für das normale Funktionieren des Nerven-Muskel-Apparates wichtig. Bei unzureichender Valinversorgung beobachtet man Überempfindlichkeit, Bewegungsstörungen, Drehkrämpfe, Degeneration der Vorderhorn- und Muskelzellen. Spezielle Indikationen für Valin gibt es noch nicht.

Bedarf

Erwachsene ca. 1,6 g/Tag.

4.2 Nichtessentielle Aminosäuren und Derivate

Es gibt vierzehn nichtessentielle Aminosäuren. Einige von ihnen, bzw. ihre Derivate, haben bereits orthomolekulare Bedeutung erlangt.

Arginin

Eigenschaften und Indikationen

Arginin ist eine halbessentielle Aminosäure, die nur im Säuglingsalter essentiell ist. Sie entsteht im Harnstoffzyklus aus Ornithin, Carbamoylphosphat und Aspartat und dient dabei der Entgiftung des Körpers von Ammoniak. Als proteinogene Aminosäure ist Arginin weit verbreitet und findet sich in nahezu allen Eiweißen. Als Baustein für die Proteinbiosynthese beeinflußt es sowohl die Zellteilung als auch die Aktivität zahlreicher Enzyme. Schließlich ist Arginin als sekretionsfördernder Faktor für Wachstumshormone, Insulin, Glucagon, Pankreaspolypeptide, Somatostatin und Prolactin anzusehen.

Alle diese Eigenschaften haben auch eine starke immunmodulierende Wirkung zur Folge. Aus diesem Grunde ist Arginin in letzter Zeit in das Zentrum des Interesses gerückt, denn es hat sich herausgestellt, daß bei Argininsupplementierung unter pathologischen Bedingungen eine beschleunigte Wundheilung, eine verstärkte Kollagensynthese sowie eine stark erhöhte Proliferation bestimmter Abwehrzellen stattfindet. Eine erhöhte Argininzufuhr führt besonders bei alten Patienten und bei Krebskranken auch zu signifikant erhöhten Konzentrationen von Thymulin (ein Thymushormon) im Blut sowie zu einer verstärkten Proliferation von T-Helferzellen, einer bestimmten Lymphozytenpopulation, die für die Erkennung von Antigenen und damit für die Immunabwehr sehr wichtig sind. Zur Förderung der Wundheilung ist eine Kombination von Arginin und Lysin (zu 30% am Aufbau des Kollagens beteiligt), vielleicht in Kombination mit Vitamin C, besonders effektiv.

Histidin

Eigenschaften und Indikationen

Histidin ist eine halbessentielle Aminosäure, d. h. Erwachsene können ohne Nahrungshistidin für kürzere Perioden ein Stickstoffgleichgewicht aufrechterhalten, Säuglinge und Kinder benötigen es jedoch für das Wachstum. Histidin ist reichlich (11%) im Globin, aber auch in vielen anderen Proteinen wie z. B. Casein, Fibrin, Keratin enthalten. Beim Fehlen von Histidin beobachtet man eine Anämie, die durch eine gestörte Globinsynthese zustande kommt. Histidin ist besonders häufig Bestandteil des aktiven Zentrums in Enzymen. Das biogene Amin des Histidins ist das Histamin. Zuweilen wird Histidin erfolgreich bei rheumatischer Arthritis angewendet. Der Wirkmechanismus ist noch unbekannt.

Cystein, Cystin

Eigenschaften

Cystein und Cystin sind schwefelhaltige Aminosäuren, ebenso wie Methionin, aus der sie gebildet werden können. Dabei entsteht durch Demethylierung von Methionin zunächst Homocystein und, zusammen mit Serin, wird im Verlauf zweier weiterer Reaktionsschritte Cystein gebildet. Aus 2 Molekülen Cystein kann im Körper durch einen oxidativen Prozeß leicht Cystin synthetisiert werden. Cystein ist ein wesentlicher Bestandteil des Glutathions und als Selenocystein Bestandteil der Glutathionperoxidase (siehe »Selen«). Es ist zudem in den meisten Proteinen enthalten und in Enzymen direkt oder indirekt am Katalysemechanismus beteiligt. Cystein ist als zentrale Verbindung des Schwefelstoffwechsels anzusehen, da sich viele schwefelhaltige Derivate von ihm ableiten.

Cystin ist im Keratin, dem Hauptprotein der Haare und Hornsubstanzen (Nägel, Außenschicht der Epidermis), zu 12% enthalten. Cystein und Cystin bilden mit Schwermetallen wasserlösliche Verbindungen, die mit dem Urin ausgeschieden werden können. Als Supplement wird meist Cystein verabreicht, da es die biochemisch aktivere Form darstellt.

Indikationen

♦ Haarausfall, Haar-, Nagelwachstumsstörungen

♦ Wundheilung, Unterstützung der Hautregeneration
z. B. nach Operationen und Verbrennungen

♦ Schwermetallintoxikationen

Taurin

Eigenschaften und Indikationen

Taurin ist keine Aminosäure, sondern eine schwefelhaltige Verbindung, die im Organismus beim Abbau von Cystein entsteht. In der Gallenflüssigkeit ist Taurin an Cholsäure gebunden und bildet die Taurocholsäure, die zu den Gallensäuren zählt und emulgierend auf Blutfette sowie regulierend auf die Zusammensetzung des Pankreassaftes wirkt.

Taurin spielt eine wichtige Rolle bei der Entwicklung des ZNS und beeinflußt Transportvorgänge 2wertiger Metallionen, wie z. B. Calcium und Magnesium. Der stabilisierende Effekt auf die Membranen von Nervenzellen wäre so zu erklären.

Taurin könnte auch als inhibierender Neurotransmitter oder Neuromodulator wirken, zumal beim Gesunden relativ hohe Taurin-Konzentrationen im ZNS und im Herz nachgewiesen sind. Taurindefizite wiederum liegen z. B. bei Epilepsie und Herzrhythmusstörungen vor. Beides läßt sich häufig erfolgreich mit Taurin behandeln.

Darüber hinaus beeinflußt es auch den Zuckerstoffwechsel, indem es die Wirkung des Insulins unterstützt (Senken des Blutzuckerspiegels), und es scheint blutdrucksenkend zu sein.

Glutamin

Eigenschaften

Glutamin ist das Säureamid der Aminosäure Glutaminsäure. Es spielt eine wichtige Rolle bei der Entgiftung des Ammoniaks (NH_3), das eine stark neurotoxische Substanz darstellt. Ein Anstieg der Ammoniakkonzentration im Blut führt zu Vergiftungserscheinungen, die sich in Zittern, verwaschener Sprache und Sehstörungen äußern und auf die Dauer zu geistiger Retardierung führen. In schweren Fällen treten Koma oder sogar Tod ein. Das bei dem Abbau von Aminosäuren entstehende Ammoniak wird hauptsächlich durch die Harnstoffsynthese in der Leber aus dem Blut entfernt, aber auch in einer Reaktion, bei der Glutaminsäure mit Ammoniak zu Glutamin reagiert. Das biogene Amin der Glutaminsäure ist die Gamma-Aminobuttersäure, ein inhibitorischer Transmitter im Zentralnervensystem.

Indikationen

♦ Alkoholismus

Da bei Alkoholikern Leberinsuffizienz bzw. sogar Leberzirrhose vorliegt, bei der das funktionelle Leberparenchym durch Bindegewebe ersetzt ist, ist die Einschleusung von Ammoniak in den Harnstoffzyklus stark vermindert, und es kommt zu den für Alkoholiker typischen Vergiftungserscheinungen (hepatozerebrales Syndrom). Mit Glutamin unterstützt man die Entgiftung. Es kann, im Gegensatz zu Glutaminsäure, die Blut-Hirn-Schranke passieren und wird durch Reaktion mit einem anderen Abbauprodukt von Aminosäuren (α-Ketoglutarat) zu Glutaminsäure umgebaut (1 Molekül Glutamin ergibt dabei 2 Moleküle Glutaminsäure), die somit zur Aufnahme von Ammoniak zur Verfügung steht.

♦ Lernschwierigkeiten bei Kindern, Hyperaktivität

Die Verminderung der Gamma-Aminobuttersäurekonzentration ist von einer erhöhten Erregbarkeit des Nervensystems begleitet, die für Konzentrationsschwäche und Lernschwierigkeiten verantwortlich sein kann. Durch Glutamin, das im Zentralnervensystem zu Glutaminsäure umgebaut wird, die ihrerseits von der Glutamatdecarboxylase in Gamma-Aminobuttersäure umgewandelt wird, kann eine Besserung des Zustandes erreicht werden. Dabei ist auf ausreichende Vitamin-B_6-Zufuhr zu achten bzw. Vitamin-B_6- Mangel auszuschließen (siehe auch »Vitamin B_6«). Die mangelnde Zufuhr dieses Vitamins kann nämlich den gegenteiligen Effekt auslösen, da

Glutaminsäure nicht oder nur ungenügend in Gamma-Aminobuttersäure umgewandelt wird und Glutaminsäure ein exzitatorischer Neurotransmitter ist.

Ein Mangel an Gamma-Aminobuttersäure kann auch vorliegen bei:

- Depressionen
- Schlafstörungen
- Unruhezuständen
- Epilepsie
- Demenz
- Reise-, Seekrankheit

5. Die essentiellen Fettsäuren

Die mehrfach ungesättigten Fettsäuren Linolsäure und α-Linolensäure, die auch als essentielle Fettsäuren bezeichnet werden, nehmen eine Sonderstellung ein, da ihr völliges Fehlen in der Nahrung zu Mangelerscheinungen führt, die durch Wachstumsstillstand, Dermatitis, Nierenschädigung und Beeinträchtigung der Fortpflanzung charakterisiert ist. Dies erklärt sich daraus, daß die ungesättigten Fettsäuren in hohen Konzentrationen in den glandulären Organen, vor allem in den Gonaden zu finden sind und einen hohen Anteil an den Membranlipiden der Zellen und der subzellulären Partikel besitzen.

Linolsäure

Eigenschaften und Vorkommen

Die Linolsäure ist eine Omega-6-Fettsäure, die vorwiegend in pflanzlichen Ölen vorkommt (Sonnenblumen-, Soja-, Distelöl, Nachtkerzenöl enthalten 50–70%, Olivenöl ca. 10%). Aus ihr kann, über das Zwischenprodukt Gamma-Linolensäure, die zweite wichtige Omega-6-Fettsäure Arachidonsäure gebildet werden, die Bestandteil von Biomembranen ist und unter dem Einfluß einer Phospholipase A_2 aus seiner Bindung freigesetzt werden kann. Durch weitere enzymatisch vermittelte Umwandlung wird die freie Arachidonsäure in außerordenlich stark wirksame Lokalhormone umgewandelt (Prostaglandine, Prostacyclin PGI_2, Thromboxan A_2 und Leukotriene), die für physiologische Abläufe und pathophysiologische Mechanismen, zum Beispiel Entzündungsvorgänge, große Bedeutung besitzen.

Indikationen

Die vielfältigen Stoffwechseleffekte der Prostaglandine eröffnen zahlreiche therapeutische Anwendungsmöglichkeiten. Sie liegen beispielsweise in der Behandlung von Asthma (krampflösende Wirkung von Prostaglandin E_1 auf die Bronchialmuskulatur), von Magengeschwüren (Zurückdrängung der Magensekretion), von Kreislauferkrankungen (blutdrucksenkende Wirkungen der Prostaglandine vom E-Typ) und von Allergien und Hautekzemen (ausgelöst durch einen Mangel an Prostaglandin E, das normalerweise die Immunglobulin E-abhängige Histaminausschüttung kontrolliert).

Aus dem Wirkungsmechanismus des Prostacyclins PGI_2 und des Thromboxans A_2 ergibt sich, daß zwischen ihnen ein sogenannter funktioneller Antagonismus bezüglich Thrombozytenaggregation und Gefäßweite herrscht. Während Prostacyclin PGI_2, das in Endothelzellen gebildet wird, die Aggregation und die Adhäsion von Thrombozyten hemmt und vasodilatatorisch wirkt, fördert das in den Thrombozyten gebildete Thromboxan A_2 die Aggregation und Adhäsion von Thrombozyten und hat einen vasokonstriktorischen Effekt auf die Gefäßwand.

Für die Vorgänge bei der Entzündung sind vor allem die Leukotriene B_4 wichtig, da sie die chemotaktische Aktivität der Leukozyten erhöhen und somit ihre Immigration in das entzündete Gewebe stimulieren.

α-Linolensäure

Eigenschaften und Vorkommen

Die Alpha-Linolensäure ist das Ausgangsprodukt für zwei andere wichtige Omega-3-Fettsäuren, die Eicosapentaen- und die Docosahexaensäure. Da Alpha-Linolensäure nur in sehr geringen Konzentrationen in den pflanzlichen Ölen vorkommt und auch sonst in der Nahrung spärlich vorhanden ist, und da die Bildung der Eicosapentaen- und Docosahexaensäure nur eingeschränkt möglich ist (das Enzym Desaturase, das sowohl Omega-3- als auch Omega-6-Fettsäuren umsetzt, hat eine höhere Affinität zu den Omega-6-Fettsäuren), ist es ratsam, die beiden desaturierten Endglieder mit der Nahrung aufzunehmen. Besonders die aus der Eicosapentaensäure hervorgehenden Thromboxane A_3 und Prostacycline PGI_3 besitzen wichtige Stoffwechselfunktionen. Zwischen ihnen herrscht kein funktioneller Antagonismus wie zwischen den Thromboxanen A_2 und den Prostacyclinen PGI_2. Dadurch entsteht eine vasodilatatorische und die Aggregation der Thrombozyten hemmende Wirkung, wodurch die Blutviskosität herabgesetzt wird.

Die Eicosapentaen- und Docosahexaensäure sind reichlich in Kaltwasserfischen enthalten und es gibt sie auch schon in Form von Fisch- bzw. Lachsölkapseln zu kaufen. Die ungesättigten Fettsäuren brauchen größere Mengen Vitamin E als Oxidationsschutz.

Indikationen

Arteriosklerose-, Herzinfarktprophylaxe
Neben der gefäßerweiternden und blutviskositätvermindernden Wirkung (Verminderung der Thrombosegefahr, Blutdrucksenkung) senkt Eicosapentaensäure die Cholesterin- und hebt die HDL-Werte im Blut.

C. Lexikon

A

A-β-Lipoproteinämie: Aufgrund eines genetischen Defektes sind die Chylomikronen und die LDL im Serum praktisch nicht vorhanden. Diese fungieren jedoch als Träger lipophiler Stoffe, so auch des Vitamin E. Folgen: Ataktische Neuropathie und Retinopathie.

Acetylcholin: Transmittersubstanz v. a. im vegetativen Nervensystem (v.a. Parasympathikus, z.T. Sympathikus) und an den motorischen Endplatten. Wirkungen: Verlangsamung der Herzfrequenz, Blutdrucksenkung durch Vasodilatation, Kontraktion der glatten Muskulatur (Bronchialkonstriktion, Tonussteigerung des Darms), Zunahme der Drüsensekretion (u. a. Zunahme der Produktion von Verdauungsenzymen).

Acetylsalicylsäure: Salicylsäurederivat, Schmerzmittel mit fiebersenkender und entzündungshemmender Wirkung.

Achlorhydrie: Fehlende Absonderung von Salzsäure durch die Magenschleimhaut.

Achylia gastrica: Gastrische Achylie; Magensaftmangel bzw. Fehlen der gesamten Sekretbildung im Magen.

Adrenalin: Hormon des Nebennierenmarks und Transmittersubstanz des Sympathikus und im peripheren Nervensystem; hauptsächliche Wirkungen: Erhöhung der Kontraktionskraft und Schlagfrequenz des Herzmuskels, Erweiterung der Gefäße in Skelettmuskulatur und Leber, Verengung der Gefäße in Haut, Schleimhäuten, Baucheingeweiden, Erschlaffung der glatten Muskulatur (Erweiterung der Bronchien, Verminderung der Darmperistaltik), Erhöhung des Blutzuckerspiegels durch Mobilisierung der Glykogenreserven, Erhöhung des Grundumsatzes; »Streßhormon«, löst zentralnervöse Unruhe und Angstgefühl aus.

adrenerg: Auf Adrenalin ansprechend; durch Adrenalin bewirkt.

Adsorption: Anlagerung; physikalische Bindung von Gasen oder gelösten Stoffen an oberflächenaktive Feststoffe (oder Flüssigkeiten).

Akinesie: Bewegungshemmung im Bereich der Rumpf-, Gliedmaßen- und Gesichtsmuskeln.

Akne: Zusammenfassende Bezeichnung der mit Knötchen- und Pustelbildung einhergehenden Erkrankungen bzw. Entzündungen der Talgdrüsen.

Aktionspotential: Nervenimpuls. An allen Zellmembranen besteht durch unterschiedliche intra- und extrazelluläre Ionen-Konzentrationen (Na^+ extra-, K^+-intrazellulär, siehe Natrium-Kalium-Pumpe) und Ungleichheiten der Membranpermeabilitäten, v. a. für Na^+- und K^+-Kationen, eine Spannungs- bzw. Potentialdifferenz. In der Ruhe überwiegt die Kaliumpermeabilität, daher strömen K^+-Ionen im Überschuß entlang dem Konzentrationsgefälle von innen durch die Membran nach außen, so daß das Membranpotential innen negativ wird (durch intrazelluläre Proteinanionen, die aufgrund ihrer Größe die Membran nicht passieren können). Dieses negative Potential weisen nahezu alle Zellen auf und beträgt in der Ruhe -60 bis -100 mV (Ruhepotential).
Die Fähigkeit, aufgenommene Reize durch kurzzeitige Änderung des Membranpotentials weiterzuleiten, d. h. ein Aktionspotential auszubilden, haben nur Nervenzellen: Wird eine Nervenzelle gereizt, wird die Membran für ca. 1 ms durchlässig für Na^+-Ionen, die jetzt entlang ihrem Konzentrationsgefälle ins Innere der Zelle strömen. Dort entsteht kurzfristig ein Überschuß an positiven Ladungen, dadurch wird die Membran depolarisiert, und es bildet sich ein Membranpotential von +30 bis + 40 mV aus (Aktionspotential). Um das Ruhepotential wiederherzustellen, strömen jetzt vermehrt K^+-Ionen aus dem Inneren der Zelle nach außen. Unter Energieaufwand werden dann die Na^+-Ionen wieder aus der Zelle nach außen befördert (Natrium-/Kalium-Pumpe).
Die Depolarisationswelle breitet sich über die ganze Zelle und somit auch entlang des Axons aus.

Aldehyd: Organische Verbindungsklasse. Entsteht aus Alkoholen durch Entzug von zwei Wasserstoffatomen. Wichtig als Zwischenstufe bei biochemischen Vorgängen.

Alkoholdehydrogenase: Alkohol oxidierendes Enzym. Vorkommen in der Leber. Syntheserate und Aktivität steigen bei häufigem Alkoholgenuß.

Alkoholismus: Alkoholkrankheit; somatische, psychische oder soziale Schädigung durch Alkohol; Mißbrauch von Alkohol mit psychischer Abhängigkeit oder Auftreten eines Entzugssyndroms bei Abstinenz. Tiefgreifende Wirkung auf die Enzymsysteme. Häufig starke Schädigung der Leber (Leberzirrhose).

Allergie: Überempfindlichkeit, Hypersensibilität. Erworbene erhöhte Reaktionsfähigkeit des Organismus auf normalerweise harmlose Substanzen, zumeist bedingt durch erhöhten IgE(Immunglobulin E)-Spiegel.

Alopezie: Haarausfall bis Haarlosigkeit, Kahlheit infolge eines vermehrten Haarausfalls.

Aminosäuren: Elementare Bausteine der Eiweiße. Organische Säuren mit mindestens einem Aminogruppen(NH_2)-Rest. In den meisten Proteinen kommen 20 verschiedene Aminosäuren vor. 8 Aminosäuren sind essentiell.

Ammoniak: Farbloses Gas mit stechendem Geruch. Stoffwechselprodukt beim Abbau von Aminosäuren. Bei Überschreitung der Entgiftungskapazität der Leber Ammoniakvergiftung (Verschiebung des Säuregrades im Blut).

Amnesie: Erinnerungs-, Gedächtnislücke bezüglich eines bestimmten Zeitraums vor (retrograd) oder nach (anterograd) einer Bewußtseinsstörung, z.B. infolge von Hirntraumen oder Intoxikationen, nach Hypnose oder epileptischen Anfällen.

Anabolika: Verbindungen, die den Aufbau von Körpersubstanzen (Eiweißen) fördern. Natürliche Anabolika sind das Wachstumshormon (Somatotropin), Insulin und Testosteron. Vor allem Derivate des Testosterons werden von Kraftsportlern zur Steigerung der Muskelmasse mißbraucht.

Anabolismus: Aufbaustoffwechsel; Gesamtheit der Vorgänge im Stoffwechsel, die zur Zubildung von Körpersubstanz (vorwiegend von Eiweißstoffen) führen und hauptsächlich während des Wachstums in größerem Umfang ablaufen.

Beim erwachsenen Menschen besteht ein Fließgleichgewicht zwischen Anabolismus und Katabolismus.

Anämie: »Blutarmut«. Verminderung von Erythrozytenzahl, Hämoglobinkonzentration und/oder Hämatokrit unter die Normwerte bei gleichbleibendem Blutvolumen (Ausnahme: Blutungsanämie).

- **hyperchrome:** Anämie, bei der die Erythrozyten aufgrund von Störungen der Zellteilung einen erhöhten Hämoglobingehalt aufweisen. Dabei sind Zelldurchmesser und -volumen meist erhöht (makrozytär), manchmal jedoch auch normal (normozytär).
- **hypochrome:** Bei Eisenmangel, Störungen der Eisenresorption oder Störungen der Hämsynthese entsteht eine hypochrome mikrozytäre Anämie, bei der die Erythrozyten klein und blaß sind.
- **megaloblastische:** Hyperchrome Anämie mit Megaloblasten im Knochenmark. Aufgrund einer DNA-Synthesestörung ist die Erythrozytenreifung gestört, und es werden abnorm große Erythrozyten, die Megalozyten, gebildet. Vorstufen sind die Megaloblasten. Ursachen: Vitamin-B_{12}-, Folsäuremangel.
- **perniziöse:** Megaloblastische Anämie, deren Ursache eindeutig auf einen Mangel an Intrinsic Factor und somit auf Vitamin-B_{12}-Mangel zurückzuführen ist. Bei der perniziösen Anämie handelt es sich um eine Autoimmunerkrankung mit Antikörperbildung gegen Intrinsic Factor sowie gegen die Belegzellen der Magenschleimhaut. Daher bildet sich auch eine Achlorhydrie aus.

Analgetika: Schmerzstillende Pharmaka.

Anencephalie: Schwerste relativ häufige Fehlbildung mit Fehlen des Schädeldaches und wesentlicher Teile des Gehirns.

Angina pectoris: Akute Koronarinsuffizienz mit plötzlich einsetzenden Schmerzen im Brustkorb, die durch ein Mißverhältnis zwischen Sauerstoffangebot und -bedarf entsteht, eine Folge arteriosklerotisch veränderter Gefäße.

Anion: Negativ geladenes Ion.

Anorexia nervosa: Magersucht; psychogene Eßstörung mit anormaler Einstellung zur Nahrungsaufnahme und krankhafter Angst vor Gewichtszunahme.

Anorexie: Appetitlosigkeit

Antazida: Pharmaka zur Neutralisation der Magensalzsäure; enthalten meist Aluminium-, Magnesium- oder Calciumverbindungen.

Antiallergika: Mittel gegen Symptome, die bei allergischen Reaktionen auftreten (Calcium, Antihistaminika, Corticosteroide)

Antibiotika: Arzneimittel mit antibakterieller Wirkung. Gewinnung aus niederen pflanzlichen Organismen wie Bakterien, Pilzen, Flechten, Moosen. Zu dieser Gruppe gehören z. B. Penicilline, Tetracycline, Erythromycin u.a.m.

Antigen-Antikörper-Reaktion: Spezifische Reaktion zwischen eintretendem Fremdstoff und Immunglobulinen; Neutralisierung des Fremdstoffes. Dadurch wird der Organismus vor Infektionen oder – bei Überempfindlichkeit – vor der Auslösung einer allergischen Reaktion geschützt.

Antigene: Substanzen, die im Organismus die Bildung von Antikörpern/Immunglobulinen anregen; meist hochmolekulare Substanzen, z. B. Pollen, Staub.

Antihistaminika: Medikamente, die die Ausschüttung von Histamin unterbinden (reversible Blockierung der Histaminrezeptoren) und damit den Ausbruch einer allergischen Reaktion verhindern.

Antikoagulanzien: Die Blutgerinnung hemmende oder verzögernde Mittel.

Antikörper: Spezifisches Reaktionsprodukt einer immunologischen Reaktion auf ein Antigen; werden von umgewandelten B-Lymphozyten (Plasmazellen) gebildet. Die chemische Struktur und das Reaktionsvermögen hängen von der determinanten Struktur des Antigens ab; werden zumeist als Immunglobuline bezeichnet und gehören zu den Glycoproteinen; Vorkommen auf den Zellen, in den Körperflüssigkeiten und auf den Schleimhäuten.

Antikonvulsiva: Krampflösende bzw. krampfverhindernde Mittel mit Angriff an der glatten Muskulatur (z. B. Spasmolytika) und am Zentralnervensystem (Antiepileptika).

Antioxidantien: Verbindungen, die die Oxidation von Stoffen hemmen. Werden selber äußerst leicht oxidiert. Ihre Wirkung besteht meist darin, daß sie als Radikalfänger für die bei der Autoxidation auftretenden freien Radikale wirken. Viele natürlich vorkommende Substanzen werden als Antioxidantien verwendet, z. B. Vitamin C, Vitamin E, Vitamin A, β-Carotin.

Arachidonsäure: Wird zusammen mit Linolsäure und Linolensäure zu den essentiellen Fettsäuren gerechnet. Arachidonsäure wird aus Phospholipiden infolge von Zellmembranschädigungen jeglicher Art freigesetzt. Ihre enzymatische Oxidation führt zu einer Vielzahl biochemisch bedeutender Verbindungen wie den Prostaglandinen, Thromboxanen, Prostacyclinen, Leukotrienen, die alle im Entzündungsgeschehen eine wichtige Rolle spielen.

Arachidonsäuremetabolismus: Bezeichnung für die vielfachen Stoffwechselwege, die die nach Gewebeschädigungen gebildete Arachidonsäure einschlagen kann. Die gebildeten Verbindungen sind entweder fieber- und schmerzerzeugende Substanzen (Prostaglandine) oder Stoffe, die an zahlreichen Entzündungsvorgängen beteiligt sind (Thromboxane und Prostacycline).

Auf einem anderen Stoffwechselweg entstehen Mediatoren der Entzündung bzw. der allergischen Reaktion (Leukotriene), die Gefäßpermeabilität sowie Broncho-, Muskel- und Gefäßkontraktion beeinflussen.

Arteriosklerose: Arterienverkalkung. Fortschreitende Degeneration der arteriellen Gefäße infolge krankhafter Veränderung der Endothelien mit Verhärtung, Verdickung, Elastizitätsverlust und Einengung. Bluthochdruck ist ein wichtiger pathogenetischer Faktor. Durch konstante Überdehnung werden die Endothelien geschädigt, und es können sich oxidierte LDL, die von Makrophagen aufgenommen, aber nicht verarbeitet werden können (der LDL/Makrophagenkomplex bildet sog. Schaumzellen), sowie Calcium einlagern.

Arterioskleroseprophylaxe: Maßnahmen, um dem Krankheitsbild der Arteriosklerose vorzubeugen.

Arthritis: Bezeichnung für primär entzündliche Gelenkerkrankungen unterschiedlicher Genese mit Schmerzen, Schwellung, Bewegungseinschränkung des betroffenen Gelenks aufgrund einer Entzündung der Synovialmembran (Synovitis). Bei chronischem Verlauf steht der Funktionsverlust mit Destruktionen im Vordergrund.

Arthrose: Primär degenerative Gelenkerkrankung, die in erster Linie aus einem Mißverhältnis zwischen Beanspruchung und Leistungsfähigkeit der einzelnen Gelenkanteile und -gewebe entsteht. Im Verlauf der Erkrankung kommt es durch Abrieb und Abschliff zur Zerstörung des Gelenkknorpels. Abriebpartikel rufen sekundär eine Synovitis hervor, die Schmerzen verursacht.

Astereognosie (Stereoagnosie): Unfähigkeit, bei geschlossenen Augen Gegenstände durch Abtasten – trotz erhaltener Tiefen- und Oberflächensensibilität – zu erkennen.

Astrozyten: Zur Phagozytose befähigte Zellen des Hüll- und Stützgewebes (Neuroglia) des Nervensystems, die mit pseudopodienartigen Fortsätzen ausgestattet sind; sind am Aufbau der Blut-Hirn-Schranke beteiligt.

Ataxie: Störung des koordinierten Ablaufs von Muskelbewegungen.

Atmungskette: In den Mitochondrien der Zellen lokalisiertes Multienzymsystem, das hintereinandergeschaltete Redoxsysteme katalysiert, die durch Wasserstoff- und Elektronenübertragung Substrat-Wasserstoff schrittweise zu Wasser oxidieren (»Elektronenkaskade«). Die dabei freiwerdende Energie wird in Form von ATP gespeichert.

Atomabsorptions-Spektroskopie: Konzentrationsbestimmung von in die Gasphase überführten Atomen bestimmter Substanzen durch Messung des von ihnen absorbierten Lichts. Ein auch im klinisch-chemischen Labor eingesetztes Analyseverfahren mit hoher Empfindlichkeit und guter Spezifität bzw. Selektivität; besonders zur Analyse von Elektrolyten in Körperflüssigkeiten und von Spurenelementen.

ATP: Adenosintriphosphat; Energieträgersubstanz. An Adenosin sind energiereich drei Phosphatreste gebunden. Bei Spaltung der Bindung wird Energie frei, die für energieverbrauchende Vorgänge, z. B. Muskelarbeit, benötigt wird.

Avidin: Glykoprotein aus Hühnereiklar mit 4 hochaffinen Bindungsstellen für Biotin. Diese Eigenschaft macht Avidin zum Gegenspieler von Biotin. Da der Avidin-Biotin-Komplex weder verdaut noch resorbiert wird, kann es bei regelmäßigem Genuß von rohem Eiklar zu Biotin-Mangelerscheinungen kommen.

Axone: Fortsätze der Nervenzellen.

Azidämie: Dekompensierte Azidose. Säureüberschuß im Blut mit Abfall des pH-Wertes unter 7,36.

Azidurie: Säureüberschuß im Urin.

B

Basen: Verbindungen, die mit Säuren durch Neutralisation Salze bilden oder in wässrigen Lösungen Hydroxid (OH^-)-Ionen abspalten, bzw. die Wasserstoffionenkonzentration des Wassers verringern, d. h.: Basen nehmen H^+-Ionen (Protonen) auf.

benigne: Gutartig, keine Metastasen bildend (bei Tumoren).

Biogene Amine: Durch Decarboxylierung (Entzug von Kohlendioxid) aus Aminosäuren entstehende Amine mit spezifischer Wirkung auf bestimmte Gewebe bzw. Funktionen. Beispielsweise entsteht aus der Aminosäure Histidin das Histamin, welches die Durchlässigkeit von Kapillaren erhöht.

Blut-Hirn-Schranke: Arbeitet wie eine das ganze Gehirn umschließende Barriere mit Kontrollfunktion. Aufbau: Kapillarendothel, dessen Zellen untereinander Verschlußkontakte (»tight junctions«) ausbilden und Neurogliazellen (Astrozyten), deren pseudopodienartige Fortsätze die äußeren Kapillarwände umhüllen. Die Barrierefunktion dient dazu, schädigende Substanzen von den Nervenzellen fernzuhalten. Für Kohlenhydrate und Proteine gibt es spezifische Transportsysteme, wohingegen fettlösliche Stoffe fast ungehindert passieren.

Blutplasma: Blutflüssigkeit mit Eiweißkörpern (Albumine, Globuline, Fibrinogen), Wasser, anorganischen Salzen, Transportstoffen (z. B. Nahrungsstoffe, Hormone, Enzyme), jedoch ohne Blutkörperchen (Erythrozyten, Leukozyten, Thrombozyten).

Blutserum: Blutplasma minus Fibrinogen; nach dem Gerinnungsvorgang sich abscheidende meist hellgelbe, klare Blutflüssigkeit.

Blutviskosität: Durch Reibung der Eiweißkörper und Blutzellen infolge unterschiedlicher elektrischer Ladung entstehende »Klebrigkeit« des Blutes.

Bohr-Effekt: Abhängigkeit der O_2-Aufnahme und -Abgabe im Blut vom CO_2-Partialdruck: Steigt der CO_2-Partialdruck im Blut, nimmt die Affinität des O_2 zu Hämoglobin ab und umgekehrt. Der Bohr-Effekt erleichtert die O_2-Aufnahme in der Lunge und die -Abgabe im Gewebe sowie die O_2-Aufnahme des Feten über die Plazenta.

Bulimia nervosa (Eß-/Brechsucht): Psychogene Eßstörung. Exzessives Zuführen von Nahrung wechselt ab mit selbstinduziertem Erbrechen oder mit anderen Maßnahmen (z. B. Mißbrauch von Laxanzien oder Diuretika), die das Körpergewicht in einem subnormalen Rahmen halten sollen.

C

Cheilosis: Schrundenbildung auf der Lippenschleimhaut.

Chemotaxis: Gerichtete Bewegung durch Orientierung nach dem Konzentrationsgefälle bestimmter chemischer Reizstoffe. Von infizierten Entzündungsherden ausgehende chemische Reize, z. B. durch Toxine von Bakterien oder Stoffwechselprodukte des befallenen Gewebes, bewirken die Einwanderung und Ansammlung der Zellen des Immunsystems.

Cholestase: Gallenstauung, zu geringer oder fehlender Abfluß von Galle in den Darm.

Cholesterin: Hydroaromatischer Kohlenwasserstoff (Sterin). Cholesterin ist die Ausgangssubstanz für die Synthese von Vitamin D_3, für Gallensäuren und Steroidhormone. Hauptbildungsort ist die

Leber, doch auch in der Nebennierenrinde, in Haut, Darm, Testes und Aorta wird Cholesterin gebildet. Das zu den Lipiden gerechnete Cholesterin ist neben Phospho- und Glycolipiden wichtiger Bestandteil von Biomembranen. Im Blut werden Cholesterin und seine Ester wie alle Lipide in Form von Lipoproteinen transportiert, die sich hinsichtlich ihrer Dichte, d. h. ihres Fettanteils (Cholesterin, Triglyceride, Phospholipide) unterscheiden:
VLDL (very low density lipoproteins) mit sehr geringer Dichte: Fettanteil ca. 90 %, LDL (low density lipoproteins) mit geringer Dichte: Fettanteil ca. 70 %, HDL (high density lipoproteins) mit hoher Dichte: Fettanteil ca. 50 %. Ein hoher LDL-Plasmaspiegel in Verbindung mit niedrigen HDL-Werten begünstigt die Entstehung der Arteriosklerose.

cholinerg: Auf Acetylcholin ansprechend; durch Acetylcholin bewirkt.

Chromatographie: Methode zur Trennung organischer Stoffgemische durch Anlagerung (Adsorption) an anorganische Substanzen und folgende Auswaschung mit organischen Lösungsmitteln.

Chylomikronen: Transportform von Lipiden in der Lymphflüssigkeit. Sie transportieren die mit einer lipidreichen Mahlzeit aufgenommenen Lipide über die Lymphgefäße ins Blut. Die durch enzymatischen Abbau entstehenden Chylomikronenreste sind Vorstufen der Lipoproteine.

Citratzyklus: Auch Zitronensäure-Zyklus, Krebs-Zyklus; Bezeichnung für den Stoffwechselzyklus des oxidativen Abbaus der Nährstoffe (Kohlenhydrate, Fette, Eiweiße) zu Kohlendioxid in den Mitochondrien. Wesentliches Merkmal des Citratzyklus ist der Energiegewinn, der mit dem Abbau der jeweils zwei Kohlenstoffatome umfassenden Acetyl-Reste verbunden ist: Die Acetylreste treten in den Citratzyklus als Acetyl-CoA ein, bei dessen Abbau energiereiche Verbindungen (GTP = Guanosintriphosphat) und sog. Reduktionsäquivalente (= chemisch gebundener Wasserstoff, als FADH$_2$, NADH$_2$) entstehen. Sie dienen als Transportsubstanzen für Wasserstoff in die Atmungskette, der hier schrittweise auf Sauerstoff übertragen wird. Die dabei freiwerdende Energie wird in Form von ATP gespeichert. Diese oxidative Phosphorylierung ist der eigentliche energieliefernde Vorgang.

Claudicatio intermittens: »Intermittierendes Hinken«. Heftige Wadenschmerzen beim Gehen, die ihre Ursache in einer Minderdurchblutung der Muskulatur haben, die wiederum die Folge von Gefäßveränderungen der unteren Extremität ist.

Co-Faktor: Coenzym

Coenzyme: Auch Cosubstrate, Transportmetabolite; Substanzen, die an Enzymreaktionen beteiligt sind, bei denen z. B. Elektronen, Ionen oder Molekülgruppen übertragen, d. h. vom Coenzym aufgenommen und abgegeben werden. Viele Vitamine und Spurenelemente sind direkt an der Regulierung der Enzymtätigkeit beteiligt oder dienen als Vorstufen für Coenzyme.

Colitis ulcerosa: Unspezifische, meist chronisch rezidivierende entzündliche Erkrankung des Dickdarms. Ätiologie: unbekannt, autoimmunologische Prozesse werden angenommen.

Cortison: Ein Glucocorticoid.

Cystathioninurie: Seltene Störung im Aminosäurestoffwechsel (Defekt des Enzyms Cystathionin-gamma-lyase).

Cytochrome: Gruppe von Hämproteinen, denen bei der Energiegewinnung in der Atmungskette zentrale Bedeutung zukommt: Verschiedene Cytochrome dienen, gemäß der Reihenfolge ihrer Redoxpotentiale, durch Wertigkeitswechsel des im Häm gebundenen Eisens als Elektronenüberträger auf molekularen Sauerstoff.

D

Darmflora: Bakterielle Besiedlung der unteren Darmabschnitte, vom unteren Dünndarm (Ileum) abwärts, bestehend aus 100 – 400 Bakterienarten. Die Erhaltung einer intakten und optimal zusammengesetzten Darmflora beugt einer Besiedlung des Darmes durch Pilze vor. Pilztoxine können die verschiedensten Beschwerden hervorrufen und schwere Erkrankungen vortäuschen.

Demenz: Erworbene, auf organische Hirnschädigungen beruhende dauernde Geistesschwäche; Verblödung.

Derivate: Abkömmlinge chemischer Verbindungen, die aus diesen häufig nur in einem Reaktionsschritt gebildet werden und so in einem engen chemischen Verwandtschaftsgrad zu diesen stehen. Z. B. sind Ester und Amide Derivate der Carbonsäuren.

Dermatitis: Akute Hautentzündung mit Hautrötung, Schwellung, Bläschen-, Krusten- und Schuppenbildung. Ursachen sind chemische, physikalische, allergische oder mikrobielle Schädigungen, auch Mangel an z. B. B-Vitaminen.

– **seborrhoische:** Seborrhoisches Ekzem. Ekzem bei konstitutioneller Seborrhoe.

Desaturasen: Enzyme, die gesättigten und ungesättigten Fettsäuren an bestimmten Stellen Wasserstoff entziehen und auf diese Weise Doppelbindungen einfügen.

Deutsche Gesellschaft für Ernährung: Abgekürzt DGE; satzungsgemäßer Auftrag der DGE ist es, die Bevölkerung zur richtigen und vollwertigen Ernährung anzuleiten, um Gesundheit und Leistungsfähigkeit zu erhalten oder wiederherzustellen. Die DGE stellt regelmäßig Empfehlungen für die Nährstoffzufuhr zusammen und aktualisiert diese je nach Erkenntnisstand. Sitz der DGE ist Frankfurt/Main.

Diabetes mellitus: Eine Störung des Kohlenhydratstoffwechsels, entweder durch Insulinmangel (juveniler Diabetes) oder durch verminderte Insulinwirkung (Altersdiabetes). Die Krankheit geht einher mit neurologischen Störungen und hohen Blutfettwerten, die wiederum die Entstehung von Arteriosklerose begünstigen.

Diarrhoe: Durchfall

Disaccharide: Entstehen aus zwei Monosacchariden (Einfachzucker) unter Austritt von Wasser, bekanntestes Beispiel für ein Disaccharid ist die Saccharose (Rohrzucker), die aus einem Molekül Glucose und einem Molekül Fructose besteht.

Diskrimination: Fähigkeit, gleichzeitig an verschiedenen Punkten gesetzte Reize zu erkennen und zu unterscheiden.

Dissoziation: Aufspaltung

Diuretika: Harntreibende Mittel; Arzneimittel, die durch direkte Wirkung an der Niere die Ausscheidung von Natrium und Wasser steigern. Diuretika, die eine vermehrte Natriumausscheidung bewirken, nennt man auch Saluretika.

Divertikel: Angeborene oder erworbene sackförmige Ausstülpung bestimmter Wandteile eines Hohlorgans, meist im Verdauungstrakt.

Divertikulitis: Entzündung der Wand eines Divertikels.

DNA: Auch DNS, Abkürzung für Desoxyribonukleinsäure (bzw. engl. – acid); doppelsträngiges Riesenmolekül und Träger der Erbanlagen. Die Bausteine der DNA sind die Nukleotide. Sie bestehen jeweils aus einer Base (Adenin, Thymin, Cytosin oder Guanin) sowie einem Zucker (Desoxyribose) und einem sauren Phosphatrest. Die Zucker zweier aufeinanderfolgender Nukleotide sind über die Phosphatbrücken verbunden. Zwei gegenüberliegende Nukleotide des Doppelstranges sind über ihre Basen durch Wasserstoffbrückenbindungen verbunden. Es entsteht eine Art Strickleiter (Zucker und Phosphatreste bilden die Holme, die Basen bilden die Sprossen), die sich zudem um eine gedachte Achse windet: die DNA-Doppelhelix. Aufgrund chemischer Wechselwirkungen bilden stets Adenin und Thymin sowie Guanin und Cytosin ein Basenpaar. Diese komplementären Basenpaare des Doppelstranges sind der Schlüssel zur Weitergabe genetischer Information, denn: Die Chromosomen, die Träger der Erbanlagen, bestehen im wesentlichen aus diesen doppelsträngigen DNA-Molekülen. DNA bildet somit im Zellkern fast aller lebenden Zellen das genetische Material, die sog. »Erbsubstanz«. Die Verschlüsselung dieser Erbinformation, der genetische Code, ist durch die Anordnung bzw. die Reihenfolge der 4 Basen (= 4 verschiedene Nukleotide) innerhalb der DNA gekennzeichnet. Jeweils 3 Basen (Basentriplett) bilden in unterschiedlicher Kombination eine definierte Informationseinheit, ein Codon. Diese aneinandergereihten Codons beinhalten z. B. die Information, in welcher Reihenfolge Aminosäuren zu körpereigenen Eiweißen zusammengesetzt werden sollen (Proteinbiosynthese).
Die Codons der gegenüberliegenden Nukleotide tragen die komplementäre Erbinformation. Vor jeder Zellteilung trennen sich die Basenpaare des DNS-Doppelstranges nach Art eines Reißverschlusses in der Mitte, und an jedem Einzelstrang wird ein exakt komplementärer Strang synthetisiert (identische Verdopplung, Replikation). Auf diese Weise entstehen zwei identische DNS-Moleküle, und die Weitergabe der genetischen Information auf die Tochterzelle ist gewährleistet.

DOPA: Abk. für Dihydroxyphenylalanin; Vorstufe von Dopamin, wird als Medikament bei der Parkinsonschen Erkrankung eingesetzt, da es, im Gegensatz zu Dopamin, durch die Blut-Hirn-Schranke treten kann.

Dopamin: Entsteht durch Decarboxylierung (Entzug von Kohlendioxid) aus DOPA; biochemische Vorstufe von Adrenalin und Noradrenalin und Überträgersubstanz, die an adrenergen Nerven freigesetzt wird.

Doppelbindung: -C = C-, doppelte Bindung zwischen zwei Atomen, meist zwischen Kohlenstoffatomen, Vorkommen: z.B: in den ungesättigten Fettsäuren.

Dupuytrensche Kontraktur: Beugekontraktur meist der Finger 4 und 5 infolge bindegewebig-derber Verhärtung und Schrumpfung der Palmaraponeurose.

Dysmenorrhoe: Menstruationsbeschwerden

Dysplasie: Fehlbildung oder Fehlentwicklung eines Gewebes oder Organs mit unzureichender Differenzierung.

Dystonie, vegetative: Polysymptomatisches Beschwerdebild ohne nachweisbare pathophysiologische oder anatomische Ursachen. Symptome: häufig Kopfschmerzen, Magen- und Herzbeschwerden, Herzstolpern, Schwindel, Atembeschwerden, Rückenschmerzen, Müdigkeit, Nervosität, Reizbarkeit, Konzentrationsschwäche. Ursache: psychische Belastungen (Streß, Konfliktsituationen).

E

Ektoderm: Äußeres Keimblatt des tierischen und menschlichen Keimes, aus der später u. a. die Epidermis, das Nervensystem, die Sinnesorgane sowie Anfangs- und Endteil des Darmes hervorgehen.

Elektrolyt: Jeder Stoff, der der elektrolytischen Dissoziation unterliegt und demzufolge in der Schmelze oder in Lösungen elektrischen Strom leiten kann (z. B. Salze, Säuren, Basen). Die in der Natur als Salze vorkommenden Mineralstoffe liegen demzufolge in den Körperflüssigkeiten als Kationen und Anionen vor und werden als Elektrolyte bezeichnet. Die für den Organismus wichtigsten Kationen sind Calcium, Kalium, Magnesium, Natrium, die wichtigsten Anionen sind Chlorid, Hydrogencarbonat, Phosphat, Sulfat.

Elektrolythaushalt: Bestand an Elektrolyten im Organismus, die sich auf die intra- und extrazellulären Raum verteilen, wobei die Zusammensetzung unterschiedlich ist (intrazellulär überwiegen Kalium und Phosphat, extrazellulär Natrium und Chlorid). Die Regulation des Elektrolythaushaltes steht in enger Verbindung mit dem Wasserhaushalt. Ein intakter Elektrolythaushalt sichert die Aufrechterhaltung des osmotischen Druckes, des Säuregrades des Blutes und der übrigen Körperflüssigkeiten, sowie des Blutvolumens. Den Elektrolyten kommt eine entscheidende Funktion bei der Reizleitung im Nervensystem zu, sie wirken mit bei der Muskelkontraktion und der Stabilisierung von Membranen. Die positiven und negativen Ladungen gleichen sich im Organismus aus.

elektrolytische Dissoziation: Aufspaltung der Moleküle eines lösbaren Stoffes im Lösungsmittel in entgegengesetzt geladene Ionen, in Kationen (+) und Anionen (−).

Elektronen: Negativ geladene Elementarteilchen. Elektronen umkreisen den positiv geladenen Atomkern eines Atomes.

Embolie: Siehe Thrombose.
Endoplasmatisches Retikulum: ER, intrazelluläres Membransystem; unterteilt die Zelle in verschiedene Kompartimente und ermöglicht intrazellulären Stofftransport sowie zahlreiche Synthesevorgänge. Man unterscheidet das glatte und das rauhe ER. Das rauhe ER ist mit Ribosomen besetzt, an denen die Proteinsynthese stattfindet, das glatte ER dient der Synthese verschiedener Lipide und Steroide und ist daher besonders ausgeprägt in hormonproduzierenden Zellen. Mit Ausnahme der Erythrozyten besitzen alle Zellen ER.
Endothel: Geschlossener einschichtiger, die Herzkammern und -vorkammern, die Blut- und Lymphgefäße auskleidender Verband von Epithelzellen.
Enteritis: Dünndarmentzündung
Enterokolitis: Dickdarmentzündung
Enzephalomalazie: Gehirnerweichung. Hirninfarkt mit Anoxie des betreffenden Areals. Folge: Verflüssigung der nekrotischen Zellen (Kolliquationsnekrose).
Enzyme: Fermente, »Biokatalysatoren«; Proteine, die biochemische Reaktionen im Organismus initiieren und beschleunigen.
Epidermis: Oberhaut; gefäßlose, äußerste Schicht der Haut, bestehend aus mehrschichtigem, unterschiedlich verhorntem Plattenepithel.
Epilepsie: Bezeichnung einer Gruppe erblicher, traumatisch bedingter oder auf organischen Schädigungen beruhender Erkrankungen, die durch eine plötzliche abnorme Aktivitätssteigerung des zentralen Nervensystems gekennzeichnet sind. Charakteristische Zeichen sind u. a. zerebrale Krampfanfälle, Bewußtlosigkeit, Schaum vor dem Mund.
Erythem: Entzündliche Rötung der Haut infolge Hyperämie.
Erythropoese: Produktion und Reifung der Erythrozyten (im roten Knochenmark) bis zur Ausschwemmung ins Blut.
Erythrozyten: Rote Blutkörperchen; kernlose Blutzellen ohne Zellorganellen, enthalten den roten Blutfarbstoff (Hämoglobin), der dem Sauerstofftransport dient; Syntheseort ist das rote Knochenmark, die Lebensdauer beträgt 120 Tage, der Abbau erfolgt in der Milz.

essentiell: Unentbehrlich, lebensnotwendig, wesentlich. Essentielle Stoffe sind solche, die vom Körper nicht selbst gebildet werden können und daher mit der Nahrung zugeführt werden müssen.
Exanthem: Endogen bedingter, vom Gefäßbindegewebe ausgehender Hautausschlag.
Exophthalmus: Ein- oder beidseitiges Hervortreten des Augapfels aus den Augenhöhlen.
Extrazellularflüssigkeit: Gesamtheit der außerhalb der Körperzellen im Extrazellularraum befindlichen Flüssigkeit: Blutplasma, interstitielle Flüssigkeit, Lymphe.
extrazellulär: Außerhalb der Zelle gelegen.
Extrazellulärmatrix: Der Raum zwischen den Zellen, der das Bindegewebe enthält. Hierzu gehören außer Bindegewebszellen und Bindegewebsfasern die interstitielle Flüssigkeit, Proteoglykane, Glycoproteine.

F

FAD: Abk. für Flavin-Adenin-Dinukleotid; Coenzym zahlreicher Flavoproteine (Flavoenzyme), enthält Riboflavin; übt als Wasserstoff- und Elektronenüberträger in der Atmungskette und im Citratzyklus Redoxfunktion aus; reduzierte Form: $FADH_2$.
Fette und Öle: Triglyceride; Ester aus Glycerin und höheren (langkettigen) Fettsäuren (siehe auch Cholesterin, Lipide, Lipoproteine)
Fettresorption: Vorgang, der an die Fettverdauung im Magen-Darm-Trakt anschließt: Übertritt der Bestandteile des Fettes (freie Fettsäuren, Mono-, Di- und Triglyceride, Cholesterin, Phospholipide) in die resorbierenden Epithelzellen der Dünndarmschleimhaut. In den Zellen werden die Bestandteile wieder zu kompletten Fetten zusammengebaut.
Fettleber: Übermäßiger Fettgehalt des Leberparenchyms. Die Leber ist gelblich gefärbt, teigig weich und eventuell vergrößert. Ursachen sind v. a. Fettsucht, Proteinmangel, Diabetes mellitus, chronischer Alkoholismus.
Flavoproteine: Flavoenzyme (z. B. Dehydrogenasen, Oxidasen, Reduktasen).

Fettsäuren: Bestandteile der Fette; organische Säuren, bestehend aus einer meist unverzweigten Kohlenstoffkette, die im Organismus überwiegend mit einer geraden Anzahl von C-Atomen vorkommen. Niedere Fettsäuren mit bis zu 4 C-Atomen zeichnen sich durch üblen Geruch aus (z. B.: Buttersäure), höhere sind geruchlos:
- gesättigte Fettsäuren, z. B.: Palmitinsäure (16:0), Stearinsäure (18:0);
- einfach ungesättigte Fettsäuren (mit einer Doppelbindung), z. B.: Ölsäure (18:1), 18 C-Atome, 1 Doppelbindung;
- mehrfach ungesättigte Fettsäuren (mit zwei oder mehr Doppelbindungen), z. B.: Linolsäure (18:2), 18 C-Atome, 2 Doppelbindungen; Linolensäure (18:3), 18 C-Atome, 3 Doppelbindungen.

Fibroblasten: Bildungszellen des faserigen Bindegewebes.
Fibrozyten: Bindegewebszellen
Flush: Hautrötung mit Hitzegefühl
FMN: Abk. für Flavinmononucleotid; reduzierte Form: $FMNH_2$ (sonst siehe FAD)
Fructose: Fruchtzucker, ein Monosaccharid; mit Glucose bildet sie das Disaccharid Saccharose (Rohrzucker); in Pflanzen und Früchten weit verbreitet.

G

Gallengangatresie: Verschluß der Gallengänge.
Gallensäuren: Von den Leberzellen gebildete biologisch wichtige Bestandteile der Galle; Zusammensetzung: hauptsächlich die aus Cholesterin gebildeten Cholsäuren, die mit Glycin oder Taurin Konjugate bilden, z. B. Glyco- oder Taurocholsäure; Bedeutung: u. a. Emulgierung der Nahrungsfette.
Gaschromatographie: Chromatographie zur Trennung von Gasgemischen oder dampfförmigen Flüssigkeitsgemischen.
Gastrektomie: Operative Entfernung des Magens.
Gastritis: Magenschleimhautentzündung
Gelenkknorpel: Stützgewebe von hoher Festigkeit und Elastizität, das die knöchernen Gelenkenden überzieht.

Gicht: Arthritis urica; Störung des Purinstoffwechsels, die Gelenkentzündungen infolge von Ablagerungen harnsaurer Salze in den Gelenken zur Folge hat.

Gingivitis: Akute oder chronische Entzündung des Zahnfleisches.

Glossitis: Zungenentzündung; entzündliche Veränderung der Zungenschleimhaut, häufig in Verbindung mit Stomatitis bei Infektionskrankheiten.

Glucocorticoide: Gruppe von Steroidhormonen, die in der Nebennierenrinde gebildet werden, wichtigste Vertreter: Cortisol und Cortison, die den Kohlenhydrat-, Fett- und Eiweißstoffwechsel regulieren, z. B.: bei extremer körperlicher Belastung Erhöhung des Blutzuckerspiegels durch Glucoseneubildung aus Aminosäuren (Gluconeogenese), Entzündungshemmung durch Hemmung der Lymphozytenproliferation und der Phagozytosetätigkeit der Granulozyten, dadurch aber auch Verzögerung der Wundheilung.

Glucose: Traubenzucker, wichtigstes Monosaccharid im menschlichen und tierischen Organismus und meistverbreitete organische Verbindung auf der Erde; 2 Glucosemoleküle bilden das Disaccharid Maltose (Saccharose: 1 Glucose, 1 Fructose). Auch das Polysaccharid Stärke besteht nur aus Glucosemolekülen. Glucose ist auch am Aufbau anderer Kohlenhydrate sowie am Aufbau physiologisch wichtiger Glycoproteine und Glycolipide beteiligt. Für die Zellen ist Glucose ein leicht verwertbarer Energielieferant.

Glucosurie: Erhöhte Ausscheidung von Zucker im Harn.

Glukagon: In den A-Zellen der Langerhans-Inseln des Pankreas gebildetes Polypeptidhormon, Funktion: Steigerung des Blutzuckerspiegels durch Glykogenolyse in der Leber.

Glutaminsäure: Eine Aminosäure. Wichtiger Baustein von Eiweißstoffen. Wichtige Substanz für die Ammoniakentgiftung. Wird im Zentralnervensystem zu Glutamin und dann zu Gamma-Amino-Buttersäure (GABA) umgebaut, welche ein Überträgerstoff mit hemmender Wirkung ist.

Glutathionperoxidase: Abk.: GSH-Px; selenhaltiges Enzym. Baut hochreaktive Fettsäure-Peroxidverbindungen sowie H_2O_2 (Wasserstoffperoxid) ab, die sonst Ausgangsstoffe für freie Radikale sind und zu Zellmembranschädigungen führen.

Glycerin: Alkoholische Komponente sämtlicher natürlicher Fette und Öle.

Glycolipide: Lipide, die einen Kohlenhydratanteil, häufig Glucose, enthalten; wichtige Membranbestandteile, v. a. im Nervengewebe (Bestandteile von Membranrezeptoren).

Glycolyse: Abbau der Glucose bis zum Pyruvat. Dieser im Cytoplasma aller Zellen stattfindende katabolische Stoffwechselweg liefert Energie in Form von ATP sowie $NADH_2$, das in den Mitochondrien in der Atmungskette unter weiterer ATP-Bildung verwertet wird. Pyruvat tritt in den Citratzyklus ein (auch in den Mitochondrien), in dessen Verlauf ein weiterer Gewinn von ATP und $NADH_2$ stattfindet.
Die Glykolyse kommt in allen Zellen vor. Da ohne Sauerstoff Energie gewonnen werden kann, ist die Glykolyse die Energiequelle unter anaeroben bzw. sauerstoffarmen Bedingungen, wo Pyruvat noch zu Lactat reduziert wird, z. B. bei anaeroben Bakterien, in der Skelettmuskulatur (bei starker Beanspruchung), in der Retina, im Knorpel, in den Dünndarmschleimhautzellen.

Glycoproteine: Eiweiße, die einen Kohlenhydratanteil, meist aus Glucose, kovalent gebunden haben. Hierzu gehören viele Serumproteine (z. B. Caeruloplasmin, Immunglobuline), Hormone, Membranproteine (z. B. Blutgruppensubstanzen) sowie Kollagen.

Glykogen: »Tierische Stärke«; aus Glucosemolekülen aufgebautes Reservekohlenhydrat, das vorwiegend in Leber und Muskeln gespeichert wird.

Granula: Membranumschlossene Bläschen mit unterschiedlichem Inhalt.

Granulozyten: Leukozyten, die sich hinsichtlich ihres Granulagehaltes unterscheiden:

- **neutrophile:** Dienen der unspezifischen Immunabwehr; haben phagozytäre Eigenschaften, Eiterbildung.
- **eosinophile:** Dämmen durch Histaminabbau allergische Reaktionen ein.
- **basophile:** Auch Blutmastzellen genannt, enthalten in ihren Granula Histamin (Allergieauslösung), Heparin (Hemmung der Blutgerinnung), Serotonin (Schmerzverminderung).

H

Hämochromatose: Durch erhöhte Eisenresorption, Eisenablagerung in Geweben und Organen und zirrhotischen Umbau von Leber und Pankreas charakterisierte chronische Eisenspeicherungskrankheit unbekannter Ätiologie. Symptome: braun-graue Hautpigmentierung, Myokardschädigung, Hodenatrophie, später Leberzirrhose, Diabetes mellitus.

Hämoglobin: Abk.: Hb; roter Blutfarbstoff in den Erythrozyten; besteht zu 94% aus einem Eiweißanteil (Globin) und und zu 6% aus der Eisen-(II)-haltigen prosthetischen Gruppe Häm; dient dem Sauerstofftransport: Aufnahme in der Lunge unter Bildung von Oxi-Hb, Abgabe in den Gewebskapillaren durch Dissoziation (siehe Bohr-Effekt).

Hämolyse: Physiologischer Abbau von Erythrozyten. Eine gesteigerte Hämolyse hat verschiedene Ursachen und kann zu hämolytischer Anämie führen.

Harnsäurespiegel: Harnsäurekonzentration im Blut. Harnsäure ist das Endprodukt des Purinstoffwechsels. Die wichtigsten Purinbasen für den Aufbau der Nukleinsäuren sind Adenin und Guanin.

HDL: Abk. für High Density Lipoproteins; Lipoproteine hoher Dichte. Transportform von Fetten und Cholesterin im Blut als Lipid-Eiweiß-Komplex (siehe Cholesterin, Lipoproteine).

Heparin: Körpereigene blutgerinnungshemmende Substanz, die vor allem in der Leber und in den basophilen Granulozyten vorkommt; wird in den Mastzellen gebildet.

Hepatitis: Entzündung der Leber; Hepatitis epidemica: ansteckende Hepatitis durch Virusinfektion (Hepatitis A, 99%: auf oralem Wege, z. B. durch verunreinigte

Nahrungsmittel übertragene Hepatitis; Hepatitis B, 1%: durch Transfusion übertragene Hepatitis, die folgenschwerere Form, die in einen chronischen Zustand übergehen kann); Hepatitis interstitialis (Leberzirrhose); Hepatitis parenchymatosa chronica (Leberatrophie).

hepatozerebrales Syndrom: Die ammoniakalische Enzephalopathie bei akuter Leberinsuffizienz mit Bewußtseinsstörung, Delirzeichen, Krampfanfällen. Aufgrund der Leberinsuffizienz wird Ammoniak nicht mehr in den Harnstoffzyklus eingeschleust, und es kommt zu einem erhöhten Ammoniakgehalt im Blut, der im Gehirn zu Vergiftungserscheinungen führt und die genannten Symptome auslöst.

Herpes simplex: Fakultativ neurotrope Viruserkrankung. Das Herpesvirus dringt als Nukleokapsid (Virus-Nukleinsäure, von schützender Proteinschicht umgeben) in die Nervenendigungen ein und gelangt mit dem axonalen Strom in die zugehörigen Ganglien. Die Aktivierung oder Reaktivierung der Viren hängt von der Irritation latent infizierter Neurone (Fieber, Verletzungen, Streß) und von der Abwehrlage des Organismus ab und äußert sich in der Ausbildung zahlreicher, sich gruppenförmig zusammenschließender Bläschen im Bereich der Schleimhaut der Nase, der Lippen und äußeren Geschlechtsteile.

Herpes zoster: »Gürtelrose«, akute Viruserkrankung der Spinalganglien und der dazugehörigen Spinalnerven im Rumpf- und Kopfbereich, Symptome: heftige brennende Schmerzen mit meist nachfolgendem Exanthem der entsprechenden Hautareale.
Verlauf: Das Varicella-Virus löst auch Windpocken aus. Die gebildeten Antikörper erfassen nicht die Viren in den Spinalganglien, so daß jeder, der als Kind an Windpocken erkrankt war nur eine Teilimmunität besitzt. Das in den Spinalganglien persistierende Virus kann bei Resistenzminderung des Organismus reaktiviert werden und zu den genannten Symptomen führen.

Herzinfarkt: Myokardinfarkt; akute Komplikation bei der koronaren Herzkrankheit: durch plötzlichen Verschluß eines sklerotisch verengten Koronararterienastes kommt es zu einer territorialen Mangelversorgung des Herzmuskels und zum Gewebsuntergang. Ursachen für den plötzlichen Verschluß, der besonders bei Streß und körperlicher Belastung auftritt, sind u. a. Koronarspasmen oder in den Kreislauf verschleppte abgelöste Thromben, die eine Thrombembolie auslösen.

Herzinsuffizienz: Akutes oder chronisches Unvermögen des Herzens, bei Belastung (=Belastungsinsuffizienz) oder schon in Ruhe (= Ruheinsuffizienz) den für den Stoffwechsel erforderlichen Blutauswurf aufzubringen bzw. den venösen Rückfluß aufzunehmen.

Herzkrankheit, koronare: Koronarsklerose; arteriosklerotische Veränderungen der Herzkranzgefäße, dadurch erhöhtes Herzinfarktrisiko.

Histamin: Entsteht durch Kohlendioxidentzug aus der Aminosäure Histidin. Kommt besonders in Mastzellen und basophilen Granulozyten vor; wird bei allergischen Reaktionen freigesetzt und führt dann zu erhöhter Kapillarpermeabilität, vermehrter Magensaftsekretion und Anspannung bis Verkrampfung der glatten Muskulatur (z. B. Bronchien).

Homocystinurie: Seltene familiäre Störung im Aminosäurestoffwechsel (Defekt des Enzyms Cystathionin-β-Synthase).

Hormone: Chemische Botenstoffe unterschiedlicher Stoffgruppen (z. B. Proteine, Steroide), die meist in sehr geringen Mengen auf Stoffwechselvorgänge ihrer Zielzellen wirken. Obwohl die Botenstoffe über den Blutkreislauf auf den ganzen Körper verteilt werden, sprechen nur bestimmte Zellen, Gewebe oder Organe auf diese an.

HPLC: Abk. für High Pressure Liquid Chromatography. Die Hochdruck-Flüssigkeitschromatographie ist ein aufwendiges, kostenintensives chromatographisches Trennverfahren, das sich jedoch durch eine hohe Trennleistung auszeichnet.

humorale Abwehr: Im Gegensatz zur zellulären Abwehr erfüllen hier in der Körperflüssigkeit gelöste Stoffe Abwehrfunktionen. Die von den B-Zellen produzierten löslichen Antikörper sowie die löslichen Plasmaproteine des unspezifischen Immunsystems, das sog. Komplementsystem, sind u. a. Bestandteile des humoralen Abwehrsystems (siehe auch Immunsystem).

hydrophil: »Wasserliebend«; mit besonderer Affinität zu Wasser.

Hyperämie: Blutüberfüllung eines Organs; Blutreichtum.

Hyperästhesie: Überempfindlichkeit gegen Berührungsreize.

Hyperaktivität: Siehe hyperkinetisches Syndrom.

Hypercholesterinämie: Erhöhter Cholesteringehalt im Blut, Risikofaktor arteriosklerotischer Gefäßerkrankungen.

Hyperglykämie: Über der Norm liegender Gehalt des Blutserums an Glucose (120 mg/100 ml bzw. $> 6{,}7$ mmol/l), z. B. bei Diabetes mellitus.

Hyperkalzämie: Erhöhter Calciumgehalt des Serums durch Steigerung der intestinalen Calciumresorption, durch Verminderung der renalen Calciumausscheidung oder (und) durch gesteigerte Calciumfreisetzung aus den Knochen. Hyperkalzämie tritt vor allem bei Hyperparathyreoidismus auf.

Hyperkeratose: Übermäßig starke Verhornung der Haut mit Schwielen- und Warzenbildung.

Hyperkinesie: Pathologische Steigerung der Motorik mit zum Teil unwillkürlich ablaufenden Bewegungen.

hyperkinetisches Syndrom: Ausgeprägte Hyperaktivität von Kindern durch Störung des biochemischen Hirnstoffwechsels. In allen Fällen liegen Störungen des Mineralstoffhaushaltes vor. Symptome: Aggressivität, Konzentrationsschwäche, leichte Ablenkbarkeit, nervöse »Zappeligkeit«, Ticks.

Hyperlipidämie: Erhöhter Gehalt des Serums an Gesamtlipiden (z. B. Triglyceride, Cholesterinester, Lipoproteine).

Hyperlipoproteinämie: Erhöhung der Lipoproteine (HDL, LDL, VLDL) im Serum.

Hyperoxalurie: Genetisch bedingte Enzymopathie, die mit Calciumoxalatstein-bedingten schweren Nierenschäden und vermehrter Ausscheidung von Oxalsäure einhergeht. Es besteht ein Defekt des

Glyoxylat in Glycin umwandelnden Enzyms. Dadurch akkumuliert Glyoxylat, das eine wesentliche Vorstufe der endogenen Oxalsäurebildung darstellt.

Hyperparathyreoidismus: Überfunktion der Nebenschilddrüse mit vermehrter Bildung von Parathormon. Die Ursache ist meist ein Parathyreoideaadenom. Wichtigstes diagnostisches Zeichen ist die Hyperkalzämie. Die Therapie besteht in der Entfernung des Adenoms, ansonsten kommt es aufgrund der regellosen Entkalkung der Knochen zu massiven Skelettdeformationen.

Hypertonie: Bluthochdruck; dauernde Erhöhung des Blutdrucks auf einen systolischen Wert > 140 mmHg und einen diastolischen Wert > 90 mmHg.

Hypoglykämie: Senkung des Glucosegehaltes im Blutplasma unter die Norm (50 mg/100 ml bzw. < 2,8 mmol/l).

Hypokalzämie: Verminderter Calciumgehalt des Blutserums.

Hypoparathyreoidismus: Unterfunktion der Nebenschilddrüse mit verminderter oder fehlender Produktion von Parathormon. Die Ursache ist meist die ungewollte chirurgische Entfernung der Nebenschilddrüsen anläßlich einer Strumaresektion.

Hypophyse: Hirnanhangsdrüse; an der Hirnbasis gelegene Hormondrüse, die u. a. die Funktion der übrigen Hormondrüsen des Körpers reguliert.

Hypotonie: Erniedrigung des Blutdrucks mit einem systolischen Wert < 100 mmHg und einem diastolischen Wert < 60 mmHg.

I

Ileitis: Dünndarmentzündung speziell im Bereich des Ileums (Krummdarm).

Immunglobuline: Besondere Gruppe von Proteinen mit Antikörperaktivität, die außer im Blutplasma auch in anderen Sekreten und Körperflüssigkeiten vorkommen. Werden nach Antigenkontakt von umgewandelten B-Lymphozyten (Plasmazellen) gebildet und an das Blut abgegeben (humorale Immunität). Man unterscheidet IgG, IgM, IgA, IgD und IgE (siehe Immunsystem).

Immunität: Angeborene oder durch Impfung bzw. Überstehen einer Krankheit erworbene (Bildung von Antikörpern) Unempfänglichkeit des Organismus für Krankheitserreger bzw. deren Toxine.

Immunsystem: Gesamtheit der für die Abwehr körperfremder Stoffe verantwortlichen funktionellen Gewebe (lymphatische Organe), Zellen und biologisch aktiven Komponenten. Man unterscheidet ein spezifisches und ein unspezifisches Immunsystem. Zu beiden Systemen gehören Zellen (zelluläre Abwehr) und lösliche Faktoren (humorale Abwehr). Die unspezifische Immunabwehr bildet die vorderste Verteidigungslinie: Granulozyten, Monozyten und Gewebsmakrophagen phagozytieren körperfremdes Material (zelluläre Abwehr), lösliche Plasmaproteine (sog. Komplementsystem, humorale Abwehr) schädigen z. B. körperfremde Zellen und bringen sie zum Platzen.

Häufig reicht die unspezifische Immunabwehr nicht aus, da eine spezifische Reaktion auf unterschiedliche Krankheitserreger nicht möglich ist. Hier greift das spezifische Immunsystem ein, das aus B- und T-Lymphozyten sowie den von den B-Lymphozyten produzierten löslichen Antikörpern besteht: Seine Funktion beruht im wesentlichen auf der Erkennung und Unterscheidung von körperfremden Stoffen (Antigenen), der Proliferation immunkompetenter Zellen (Lymphozyten), der Produktion spezifischer Antikörper (B-Lymphozyten wandeln sich in Plasmazellen um, die von ihnen produzierten Antikörper werden ans Blut abgegeben – humorale Abwehr –, die T-Lymphozyten behalten ihre produzierten Antikörper an ihrer Oberfläche gebunden – zelluläre Abwehr) und der Ausbildung des immunologischen Gedächtnisses (ein Teil der durch Antigene stimulierten Lymphozyten wandelt sich in sog. Gedächtniszellen um, die in die lymphatischen Organe wandern. Auf diesen Gedächtniszellen beruht die Immunität, denn bei erneutem Kontakt mit dem gleichen Antigen kann die Antikörperproduktion blitzschnell stattfinden).

Neben den B- und T-Lymphozyten gibt es noch eine dritte, bisher wenig erforschte Lymphozytenart, die natürlichen Killerzellen (NK-Zellen), die vor allem gegen Tumorzellen und virusinfizierte Zellen eingesetzt werden.

Indikation: Heilanzeige; Grund oder Umstand, eine bestimmte Therapie oder ein bestimmtes Heilmittel anzuwenden.

Infektion: Lokale oder allgemeine Störung des Organismus durch Krankheitserreger (Mikroorganismen wie z. B. Viren, Bakterien, Pilze), die von außen in die Organe oder Gewebe eindringen und sich dort vermehren und auf andere Individuen übertragen werden können.

Insulin: In den Langerhans-Inseln des Pankreas produziertes Hormon; besteht aus 51 Aminosäuren; Funktion: Senkung des Blutzuckerspiegels durch Förderung des Glykogenaufbaus.

Interferone: Artspezifische Glykoproteine, die von vielen tierischen und menschlichen Zellen im Rahmen der Immunantwort hauptsächlich gegen virale Erreger gebildet werden; gelten als Hemmstoffe der intrazellulären Virusvermehrung (Hemmung der DNS-Neusynthese) Es gibt alpha-, beta- und gamma-Interferone; klinische Anwendung bei verschiedenen Viruserkrankungen und Tumoren.

interstitiell: Von Interstitium; Raum zwischen Körperorganen oder -geweben.

intrazellulär: Innerhalb der Zelle gelegen.

Intrinsicfaktor: In der Magenschleimhaut gebildetes Glykoprotein, das mit Vitamin B_{12} eine lose, für Darmbakterien unangreifbare Verbindung eingeht und so die Vitamin-B_{12}-Resorption ermöglicht.

Ionen: Positiv oder negativ geladene Teilchen, die aus neutralen Atomen oder Molekülen durch Anlagerung oder Abgabe von Elektronen entstehen.

K

Kalium-Natrium-Pumpe: Siehe Natrium-Kalium-Pumpe.

Kardiomyopathie: Klinischer Begriff, der alle Erkrankungen des Herzmuskels umfaßt, die nicht durch

Koronarsklerose, Erkrankungen des Perikards, eine arterielle oder pulmonale Hypertonie oder angeborene oder erworbene Herzfehler bedingt sind.

Karies: »Knochenfraß«, lokale Zerstörung von Knochengewebe. Meist ist Zahnkaries (Caries dentium) gemeint, die fortschreitende Zerstörung der Zahnhartsubstanzen (Dentin, Schmelz) mit Defektbildung durch enzymatische Auflösung.

Karpaltunnelsyndrom: Medianuskompressionssyndrom. Schädigung des Endastes des Nervus medianus im Bereich der Handwurzelknochen, die durch Druckwirkung des pathologisch vermehrten Bindegewebes oder durch ödematöse Schwellung und Proliferation der synovialen Sehnenscheiden in dem entsprechenden Bereich zustandekommt. Symptome: Sensibilitätsstörungen der Hohlhand und der Finger 1 - 3 und der radialen Seite des 4. Fingers.

karzinogen: Krebserregend

Kashin-Beck-Erkrankung: Degenerative Gelenkerkrankung, die in selenarmen Gebieten besonders häufig auftritt. Sie äußert sich in Minderwuchs durch Deformierungen der Extremitätengelenke; schmerzhafte Hand- und Kniegelenkschwellungen, die bis zur Invalidität führen können.

Katabolismus: Gesamtheit aller biochemischen und biophysikalischen Vorgänge beim Stoffabbau im Rahmen des Stoffwechsels.

Katalysator: Stoff, der eine chemische oder biologische Reaktion anregt, beschleunigt, verzögert oder ihren Verlauf bestimmt, ohne selber dabei verändert zu werden.

Katarakt: Trübung der Linse des Auges (grauer Star).

Kation: Positiv geladenes Ion.

Keloid: Strang- oder plattenförmiger Hautwulst, Wucherungen von Narbengewebe.

Keratitis: Entzündung der Hornhaut des Auges.

Keratokonjunktivitis: Entzündung der Hornhaut und der Bindehaut des Auges.

Keratosis follicularis: Verhornungsstörung der Haut, mit aus den Haarfollikelmündungen herausragenden Hornpröpfchen.

Kohlenhydratstoffwechsel: Die Aufnahme, Verdauung und Resorption sowie der Ab-, Um- und Aufbau der Kohlenhydrate zum Zweck der Energieversorgung der Zelle, bei der Glucose eine zentrale Bedeutung besitzt (daher auch Zuckerstoffwechsel), da alle aufgenommenen Kohlenhydrate zu Monosacchariden (das ist meistens Glucose) abgebaut werden müssen, ehe sie über die Dünndarmschleimhaut in die Blutbahn gelangen; steht u. a. unter der Kontrolle von Insulin und Glucagon; einer der wichtigsten Abbauwege der Glucose ist die Glycolyse.

Kollagen: Gerüsteiweiß; stark quellende Eiweißkörper im Bindegewebe, in Sehnen, Bändern, Knorpel und Knochen.

Koma: Zustand tiefer Bewußtlosigkeit, durch keinen äußeren Reiz zu unterbrechen.

Konfabulation: Durch Erinnerungstäuschung bedingte Darstellung vermeintlich erlebter Vorgänge.

Kontraindikation: Gegenanzeige; Umstand, der die Anwendung einer an sich zweckmäßigen oder notwendigen therapeutischen Maßnahme verbietet.

Kreatinurie: Auftreten von Kreatin im Harn (Stoffwechselstörung).

Krebs: Karzinom; vom Epithelgewebe ausgehende bösartige Geschwulst mit zerstörendem Wachstum ohne Berücksichtigung von Gewebs- oder Organgrenzen und mit Bildung von Tochtergeschwülsten (Metastasen).

Krebsprophylaxe: Vorbeugende Maßnahmen, um die Bildung einer Geschwulst im Ansatz zu verhindern.

L

Laxanzien: Abführmittel

LCAT: Abk. für Lecithin-Cholesterin-Acyltransferase. Enzym, welches an der Überführung freien Cholesterins in einen Ester beteiligt ist. So kann das Cholesterin in die → HDL eingebaut werden, und Ablagerungen in den Gefäßen werden vermieden.

LDL: Abk. für Low Density Lipoproteins; Lipoproteine geringer Dichte (siehe Cholesterin, Lipoproteine).

Leberzirrhose: Chronische Lebererkrankung mit irreversibler narbigbindegewebiger Umwandlung der Leber infolge Parenchymuntergangs.

–, biliäre L.: Von den Gallengängen ausgehende Leberzirrhose.

Lecithine: Phosphatidylcholine; Phospholipide, die sich aus Fettsäuren, Glycerin, Phosphorsäure und Cholin zusammensetzen; sind Bestandteile der Zellmembranen aller Lebewesen.

Leinersche Krankheit: Erythrodermia desquamativa neonatorum. Ein bei Säuglingen auf die gesamte Körperoberfläche sich ausdehnendes schuppendes, ödematöses **Erythem.** Maximalform des **seborrhoischen Ekzems.**

Leukopenie: Leukozytopenie; Verminderung der Gesamtleukozytenzahl unter 2000/ml Blut. Ursache: meist Bildungsstörung im Knochenmark.

Leukozyten: Weiße Blutkörperchen; Einteilung in Granulozyten (60 - 70%), Lymphozyten (20 - 30%) und Monozyten (2 - 6% der Blutleukozyten), die alle im Dienste des Immunsystems stehen; Bildungsort: Knochenmark und lymphatische Gewebe (z. B: Lymphknoten).

Lichtdermatose, polymorphe: Durch Sonnenlicht, vor allem im Frühjahr hervorgerufene Hauterscheinungen. Die nach einigen Stunden bis Tagen nach Sonnenexposition auftretenden, von Juckreiz begleiteten Exantheme zeigen eine hohe Rezidivneigung. Wahrscheinlich liegt eine Störung im Tryptophanstoffwechsel vor.

Lipide: Sammelbezeichnung für strukturell sehr unterschiedliche, in allen Zellen vorkommende Stoffe, die allgemein in Wasser unlöslich und in organischen Lösungsmitteln (z. B. Äther, Chloroform, Benzol) löslich sind. Einfache Lipide sind z. B. alle Kohlenwasserstoffe (z. B. Cholesterin), Alkohole (z. B. Glycerin), Carbonsäuren (z. B. Fettsäuren), Ester (z. B. Triglyceride, Wachse); komplexe Lipide sind Glyco- und Phospholipide (siehe auch Lipoproteine, Cholesterin).

lipophil: »Fettliebend«; mit besonderer Affinität zu Fetten.

Lipoproteine: Sammelbezeichnung für Konjugate aus Lipiden und Proteinen; sind für den Transport der Lipide im Blut verantwortlich: Man unterscheidet VLDL, LDL und HDL (siehe Cholesterin, Lipide).

lipotrope Substanz: Stoffe, die durch ihre Neigung, sich an Fette anzulagern der Fettablagerung in den Leberzellen und somit der Entstehung einer Fettleber entgegenwirken.

Lupus erythematodes: Bezeichnung für eine schwere, prognostisch ungünstige Erkrankung des Gefäßbindegewebes, eine Autoimmunkrankheit mit gegen DNA auftretenden Antikörpern.

lymphatische Organe: Komponenten des spezifischen Abwehrsystems. Man unterscheidet hierbei aufgrund ihrer Funktion zwei Typen von lymphatischen Organen:
- primäre lymphatische Organe: die der Bildung, Entwicklung und Reifung der Lymphozyten dienen (Thymus, Knochenmark).
- sekundäre lymphatische Organe: in die die Lymphozyten einwandern (Milz, Lymphknoten, lymphatische Gewebe der Schleimhäute). In sekundären lymphatischen Organen halten sich 98% der Lymphozyten auf, nur 2% im Blut. Es findet eine Lymphozytenrezirkulation zwischen Blut und lymphatischen Organen statt.

Lymphozyten: Zählen zu den Leukozyten; Zellen des spezifischen Immunsystems; B- und T-Lymphozyten sowie natürliche Killer-Zellen (siehe Immunsystem und lymphatische Organe).

M

Makrophagen: Im Dienste der unspezifischen Immunabwehr stehende, zur Phagozytose befähigte Zellen; gehen aus den Monozyten hervor; Funktionen: besitzen die Fähigkeit krankheitserregende Mikroorganismen, Zelltrümmer, Fremdkörper aufzunehmen und enzymatisch abzubauen; agieren als Antigen-präsentierende Zellen und stimulieren so B- und T-Lymphozyten, Antikörper zu produzieren.

Malabsorption: Störung des Nährstofftransports vom Darmlumen in die Blut- und Lymphbahn.

maligne: Bösartig (meist auf Tumoren bezogen im Sinne von »Metastasen bildend«).

Masern (Morbilli): Viruserkrankung mit Fieber, Entzündungen der Schleimhäute (Bronchien) und Bindehautentzündung, besonders im Kindesalter auftretend. Verbunden mit charakteristischen rötlichen Ausschlägen, die sich über den ganzen Körper ausbreiten.

Mastzellen: 2 Zelltypen, die reichlich Histamin und andere Mediatoren der Entzündung enthalten bzw. bilden und bei allergischen Reaktionen freisetzen: basophile Granulozyten (Blutmastzellen) im Blut und Gewebsmastzellen oder Mastozyten im Gewebe.

Mediatoren: Überträgerstoffe bzw. gewebseigene Wirkstoffe, die einen Gewebsreiz in ein Symptom übertragen.

Medikamentenabusus: Übermäßiger Gebrauch bzw. Mißbrauch von bestimmten Arzneimitteln.

Melatonin: Hormon der Epiphyse (Zirbeldrüse), wird aus Serotonin gebildet und reguliert die biologische Uhr, z.B. den Schlaf-Wach-Rhythmus; hochwirksames Antioxidans und neuerdings als Wundermittel gegen das Altern gepriesen. Im Alter kommt es zu degenerativen Veränderungen der Drüse, und die Umwandlung von Serotonin in Melatonin nimmt dramatisch ab. Charakteristischerweise schlafen alte Menschen auch schlecht. Werden alten gesunden Mäusen Epiphysen junger Mäuse implantiert, erhöht sich die Lebensqualität der alten Tiere, und sie leben auch länger als vergleichbare alte Tiere, die nicht operiert wurden.

Membranlipide: Lipide, die am Aufbau der Zellmembranen beteiligt sind: Glyco- und Phospholipide.

Mengenelemente: Mineralstoffe, die vom Organismus in größeren Mengen als Bauelemente und für Stoffwechselfunktionen benötigt werden. Die erforderliche tägliche Zufuhr liegt über 100 mg pro Tag.

Mesenchym: Embryonales Bindegewebe; Muttergewebe aller Formen von Binde- und Stützgewebe, der quergestreiften Muskulatur, fast aller glatten Muskelzellen, der Herzmuskulatur, der Gefäßendothelien, Blutzellen und spezialisierten Bindegewebszellen.

Metastasen: i.e.S. Geschwulstmetastasen; Tochtergeschwülste insbesondere maligner Tumoren: durch Verschleppung von Tumorzellen auf dem Blut- oder Lymphweg entsteht an vom Ursprungsort entfernt gelegenen Körperstellen sekundär ein Tumor.

Methämoglobinämie: Vermehrung von Methämoglobin (oxidierte Form des Hämoglobins) im Blut aufgrund von Vergiftungen, durch erblichen Mangel an NADH-Diaphorase (autosomal-rezessiv) oder bei der erblichen Hämoglobin-Methämoglobin-Krankheit (dominant).

Mineralocorticoide: Gruppe von in der Nebennierenrinde gebildeten Steroidhormonen mit besonderer Wirkung auf den Mineralstoffwechsel; wichtigstes Hormon: Aldosteron, wirkt auf die Niere und beeinflußt den Wasserhaushalt durch Kaliumausscheidung und Natriumrückgewinnung.

Mitochondrien: »Kraftwerke der Zelle«; im Zytoplasma liegende fadenförmige Gebilde, die die für alle Stoffwechselprozesse notwendige Energie liefern. In ihnen findet der Abbau von Kohlenhydraten, Fetten und Proteinen statt, wobei im Rahmen eines Verbrennungsprozesses mit Hilfe von Sauerstoff die freiwerdende Energie in Form von ATP gespeichert wird.

Molekül: Baustein der Materie; aus zwei oder mehreren Atomen bestehender kleinster selbständiger Teil einer chemisch einheitlichen Substanz. Man unterscheidet nieder- und hochmolekulare Verbindungen. Letztere, die Makromoleküle, bestehen aus mehr als 1000 Atomen.

Monosaccharide: Einfachzucker, die nur aus einem zuckerartigen Baustein bestehen, z.B. Glucose (Traubenzucker), Fructose (Fruchtzucker); Grundkörper der Kohlenhydrate; verfügen meist über eine Kette von fünf oder sechs Kohlenstoffatomen.

Monozyten: Im Dienste der unspezifischen Abwehr stehende bewegliche Zellen, die zur Phagozytose befähigt sind; zu den Leukozyten gehörend. Vorstufe der Makrophagen: Die Monozyten zirkulieren 1–2 Tage im Blut, dann differenzieren sie sich nach Auswanderung in verschiedene Organe bzw. Gewebe zu ortsständigen gewebetypischen Makrophagen.

Monozyten-Makrophagensystem: Ältere Bezeichnung: retikuloendotheliales bzw. retikulohistiozytäres System; zusammenfassende Bezeichnung für alle Phagozytoseaktiven, von Monozyten abstammenden Zellen, insbesondere Makrophagen der verschiedenen Gewebe und Körperhöhlen.

Morbus Crohn (Enteritis regionalis Crohn): Unspezifische Entzündung, die alle Abschnitte des Magen-Darm-Traktes befallen kann. In etwa 40% aller Fälle ist ausschließlich das terminale Ileum betroffen. Ätiologie: unbekannt, Autoimmunmechanismen sowie genetische Disposition und bakteriell-infektiöse Ursachen werden diskutiert.

Morbus Wilson: Wilson-Syndrom. Autosomal-rezessiv erbliche Erkrankung mit Kupferanreicherung im Gewebe, die zur Degeneration der Stammganglien führt.

motorische Endplatte: Neuromuskuläre Synapse; das Endorgan für die Erregungsübertragung von der cholinergen motorischen Nervenfaser auf den quergestreiften Muskel (willkürliche Bewegungen).

Mukoviszidose: Siehe zystische Fibrose.

Multiple Sklerose: Primär entzündliche Erkrankung des ZNS, bei der im weiteren Verlauf die Myelinscheiden der Axone des ZNS sowie der peripheren Nerven zerstört werden. Ätiologie: unklar, wahrscheinlich Autoimmunisierung. Die Symptomatik ist abhängig davon, welche Nerven betroffen sind, z. B. extrapyramidale Symptome (spastische Lähmungen), Vorderhornsyndrom (schlaffe Lähmungen), Hirnstammsymptome (Augenmuskellähmungen), spinale Symptome (Querschnittslähmung).

Muskeldystrophie: Erbliche chronisch-degenerative Erkrankung mit Atrophie der Skelettmuskulatur.

Myelose, funikuläre: Siehe Spinalerkrankung, funikuläre.

Myoglobin: Roter Farbstoff der Muskulatur; ein dem Hämoglobin ähnliches Protein, es enthält wie dieses Eisen, besitzt jedoch eine 6fach höhere O_2-Affinität. Aufgabe des Myoglobins ist die Speicherung und Bereitstellung von Sauerstoff für die Muskelarbeit.

N

NAD: Abk. für Nikotinamid-Adenin-Dinukleotid (siehe auch Vitamin B_3); ist an vielen enzymatischen Redoxreaktionen als Coenzym beteiligt und spielt, ähnlich wie FAD, die Rolle eines Wasserstoff- bzw. Elektronenüberträgers; oxidierte Form: NAD (andere Abk.: NAD^+), reduzierte Form: $NADH_2$ (andere ABK.: NADH). Dabei wird NAD im Katabolismus (z. B. Glykolyse, Citratzyklus) reduziert und speist auf diese Weise den Wasserstoff in die Atmungskette ein, wo er schließlich schrittweise zu Wasser oxidiert wird. Dieser Vorgang ist der wichtigste Prozeß der Energiegewinnung in der Zelle. Die dabei freiwerdende Energie wird in Form von ATP gespeichert.

NADP: Abk. für Nikotinamid-Adenin-Dinukleotid-Phosphat; in Aufbau und Chemismus dem NAD sehr ähnliches Redoxsystem, es schlägt jedoch einen anderen Stoffwechselweg ein: Der auf NADP übertragene Wasserstoff steht für Biosynthesen zur Verfügung (z. B. Fettsäuren, Steroide).

Natrium-Kalium-Pumpe: Aktiver (energieverbrauchender), gegen einen hohen elektrochemischen Gradienten erfolgender Transport von, vor allem während eines Aktionspotentials in die Zelle eingeströmten, Na^+-Ionen vom intra- durch die Zellmembran hindurch in den extrazellulären Raum bei gleichzeitigem Transport von Ka^+-Ionen in das Zellinnere.

Nervensystem: Gesamtheit des Nervengewebes als morphologische und funktionelle Einheit mit der Befähigung zur Reizaufnahme, der Erregungsbildung, -leitung und -weiterverarbeitung und der Reizbeantwortung; verschiedene Einteilungen:
topographisch:
- zentrales Nervensystem (ZNS): Gehirn und Rückenmark,
- peripheres Nervensystem: Hirnnerven, Rückenmarksnerven, periphere Ganglien.

funktionell:
- animalisches Nervensystem: regelt die willkürlichen Funktionen des Organismus (= ZNS + peripheres NS),
- vegetatives Nervensystem: regelt die unwillkürlichen, unbewußt ablaufenden Funktionen (z. B. Atmung, Verdauung, Stoffwechsel); zwei antagonistische Komponenten:
  a. Sympathikus: überwiegt in Streßsituationen, hat katabolen Charakter,
  b. Parasympathikus: überwiegt in der Ruhe, hat anabolen Charakter.

Neuralgie: Bezeichnung für Schmerzsyndrome, die auf das Ausbreitungsgebiet eines Nervs beschränkt sind; ausgelöst durch einen Reizzustand des Nervs, ohne krankhafte Veränderungen.

Neuritis, periphere: Entzündung eines Hirnnervs oder peripherer Nerven mit primärer segmentaler Entmarkung und Degeneration der betroffenen Nerven. Symptome: Parästhesien, Sensibilitätsstörungen, Ausfälle entsprechend dem Innervationsgebiet der betroffenen Nerven.

Neuroglia: Bindegewebige Stützsubstanz des Zentralnervensystems.

Neuroleptika: Psychopharmaka mit sedierender und psychomotorisch dämpfender Wirkung.

Neuropathie, Polyneuropathie: Erkrankung des peripheren Neurons und seiner Hüllen. Ätiologie: u. U. toxische oder hypoxische Schädigung peripherer Nerven infolge Läsion der sie versorgenden Blutgefäße im Epi- und Perineurium. Symptome: Parästhesien und Sensibilitätsstörungen, meist an der unteren Extremität beginnend. Häufigste Formen: diabetische und alkoholische Polyneuropathie.

-, sensorische: Neuropathien vorwiegend der Geruchs- und Geschmacksbahnen.

Neurotransmitter: Überträgerstoffe im Nervensystem; chemische Substanzen, die an den Umschaltstellen von Nervenzelle zu Nervenzelle (Synapsen) oder von Nervenzelle zum Erfolgsorgan (motorische Endplatte) die Erregung weiterleiten. Sie werden dort in kleinen Bläschen gespeichert, durch ein Aktionspotential freigesetzt, diffundieren durch den Spalt zwischen den Nervenzellen (synaptischer Spalt) und bewirken an der Membran der folgenden Nervenzelle (postsynaptische Membran)

eine Potentialänderung (Weiterleitung des Aktionspotentials oder, an der motorischen Endplatte, Auslösung z. B. einer Muskelkontraktion).
Neurotransmitter sind z. B. Acetylcholin, Adrenalin, Noradrenalin, Dopamin, GABA, Serotonin, auf die jeweils unterschiedliche Nervenzellen ansprechen.

Neutropenie: Verminderung der neutrophilen Granulozyten im Blut.

Nierensteine: Nephrolithiasis; Bildung von Konkrementen in Niere, Nierenbecken und Harnleiter; bestehen zu 25 % aus organischen und zu 75 % aus Mineralsalzen, die normalerweise im Harn vorkommen; protein- und fettreiche Kost, Störungen des Harnsäure- oder Calciumstoffwechsels begünstigen die Bildung.

Nitrosamine: Karzinogene Stickstoffverbindungen; N-Nitrosoverbindungen von Aminen; z. B. im Tabakrauch, verschiedenen Bieren, geräucherten und gepökelten Nahrungsmitteln (können sich hier auch aus den zugesetzten Nitriten z. B. beim Grillen bilden). Auch im sauren Milieu des Magen-Darm-Traktes können sie sich aus Nitriten (Konservierungsstoffe, z. B. Nitritpökelsalz) und biogenen Aminen bilden. Biogene Amine entstehen bei bakterieller Zersetzung von Eiweiß und sind z.T. wichtige Schlüsselverbindungen, z.B.: Histamin, Serotonin, Dopamin, Adrenalin, Noradrenalin, Acetylcholin. Ascorbinsäure wirkt der Bildung von Nitrosaminen entgegen, da sie mit Nitrit schneller reagiert als die biogenen Amine.

Noradrenalin: Hormon des Nebennierenmarks und Transmittersubstanz des Sympathikus; unterscheidet sich chemisch nur wenig von Adrenalin, manchmal jedoch physiologisch, da die Wirkungen z.T. gegensätzlich (senkt Pulsfrequenz), z.T. schwächer sind (schwache zentralnervöse Wirkung). Beide Hormone werden jedoch unter Streßbedingungen freigesetzt und wirken im Sinne einer erhöhten Energiebereitstellung.

O

Obstipation: Stuhlverstopfung, erschwerte Stuhlentleerung infolge Erschlaffung der Darmwand oder Krampf der Darmmuskulatur.

Osteomalazie: Sekundäre Ossifikationsstörung in höherem Alter (vor allem bei Frauen) mit mangelhafter Kalkeinlagerung in das ausgebildete starre Skelett. Bei dieser Erkrankung handelt es sich um die Erscheinungsform der Rachitis beim Erwachsenen. Als Ursache kommt meist nicht die mangelnde Vitamin-D-Zufuhr in Frage, sondern Fettresorptionsstörungen im Darm. Es kommt zu Wirbel- und Beckendeformationen, an den Stellen größter Beanspruchung (Scham-, Sitzbeinäste, Schenkelhals, oberer Femurschaft) treten schleichende Frakturen auf.

Osteoporose: Quantitative Verminderung des Knochengewebes bei erhaltener Knochenstruktur durch gesteigerten Knochenabbau, weniger durch verminderten Anbau. Betroffen sind vor allem Frauen jenseits der Menopause, wenn die Östrogenproduktion abnimmt.

Oxalatsteine: Nieren-, Harnsteine aus Calciumoxalat; häufigste Steinform. Pathogenese unbekannt, jedoch begünstigen eine protein- und fettreiche, aber wasserarme Kost sowie endokrine Störungen des Calciumstoffwechsels (z. B. bei Überfunktion der Nebenschilddrüse mit vermehrter Bildung von Parathormon) die Steinbildung.

Oxidation: Chemische Vereinigung von Elementen oder Verbindungen mit Sauerstoff (Bildung von Oxiden) bzw. Entzug von Wasserstoff (H_2); Vorgang, bei dem ein Element oder eine Verbindung Elektronen abgibt. Mit jeder Oxidation ist eine Reduktion (Element bzw. Verbindung nimmt Elektronen auf) verbunden (Redox-System). Ein Stoff oxidiert einen anderen, indem er selbst reduziert wird und umgekehrt.

P

Pankreas: Bauchspeicheldrüse; produziert verschiedene Verdauungsenzyme und in den Langerhans-Inseln die Hormone Insulin und Glucagon.

Pankreatitis: Entzündung der Bauchspeicheldrüse.

Parästhesie: Anormale Körperempfindung, z. B. Kribbeln, Einschlafen der Glieder.

Parenchym: Das der spezifischen Funktion eines Organs dienende Organgewebe, im Gegensatz zum Binde- und Stützgewebe.

parenterale Ernährung: Ernährung unter Umgehung des Magen-Darm-Traktes, d. h. durch intravenöse (i.v.) Injektion.

Parkinsonsche Erkrankung: »Schüttellähmung«. Degeneration dopaminproduzierender Zellen im Mittelhirn (Substantia nigra). Leitsymptome: Akinesie, Rigor, Tremor. Häufigste neurologische Erkrankung des fortgeschrittenen Lebensalters. Dopamin ist ein wichtiger Transmitter des extrapyramidalen Systems (hier Basalganglien/Corpus striatum), das für die Verfeinerung grobmotorischer Bewegungen und für die Koordination von Bewegungen verantwortlich ist.

Parodontitis: Entzündung des Zahnhalteapparates.

Parodontose: Veraltete Bezeichnung für nicht entzündliche Erkrankungen des Zahnhalteapparates, heute meist: Parodontopathien.

Periphere Durchblutungsstörungen: Verringerte Blutdurchströmung der äußeren Körperregionen, wie z. B. der Arme und Beine.

Peroxidation: Einfügung von O_2-Molekülen bzw. $O_2^-\bullet$-Anionen (= Superoxidanion = Hyperoxid, ein Sauerstoffradikal) in organische Verbindungen.

pH-Wert: **p**otentia **h**ydrogenii = Stärke des Wasserstoffs; negativer dekadischer Logarithmus der Wasserstoffionenkonzentration; Maßeinheit für die Wasserstoffionenkonzentration in wässrigen Lösungen, die den Säure- oder Basengehalt der Lösung bestimmt; pH-Werte 1 – 14: < 7 = sauer, > 7 = alkalisch, 7 = neutral.

Phagozytose: Aufnahme fester Partikel (z. B. Gewebstrümmer, Fremdkörper, Mikroorganismen) in das Zellinnere. Dabei umfließt die Zelle das aufzunehmende Material, das auf diese Weise ins Innere der phagozytierenden Zelle gelangt und dort abgebaut wird. Zur Phagozytose sind insbesondere einige Zellen des Immunsystems befähigt (Makrophagen, Monozyten, neutrophile Granulozyten), aber auch Thrombozyten.

Phospholipide: Komplexe Lipide; Phosphorsäure-Ester, die wegen ihrer fettähnlichen Löslichkeitseigenschaften aufgrund der lipophilen und hydrophilen Komponenten zu den Lipiden gezählt werden und im Organismus als Membranlipide am Aufbau von Zellmembranen beteiligt sind.

Plasmazellen: Differenzierungsform der B-Lymphozyten, die die löslichen Antikörper (Immunglobuline) produziert.

polymorphkernig: Mit vielgestaltigem Kern.

Polyneuropathie: Siehe Neuropathie.

Polydipsie: Krankhaftes Durstgefühl.

Polysaccharide: Hochpolymere Kohlenhydrate, deren Molekül aus einer großen Zahl (mindestens > 10, meist jedoch erheblich mehr) glykosidisch (d. h. unter Wasserabspaltung) miteinander verbundener Monosaccharide besteht, z. B. Glykogen, Stärke, Zellulose (enthalten nur Glucosemoleküle).

Polyurie: Vermehrte Harnausscheidung.

Primaten: »Herrentiere«; die bei den Säugetieren höchststehende Ordnung. Zu den Primaten gehören die Menschen, Affen und Halbaffen.

Prolactin: Proteohormon des Hypophysenvorderlappens; wirkt auf die weibliche Brustdrüse und die Milchproduktion.

progressiv: = progredient; fortschreitend, sich verschlimmernd.

Proteinurie: Ausscheidung von Bluteiweißen mit dem Harn, z. B. bei Nierenerkrankungen.

Prostaglandine: Gewebshormone, Mediatoren der Entzündung; die sehr kurzlebigen Verbindungen werden aus Arachidonsäure gebildet, die wiederum bei Zellmembranschädigungen aus Phospholipiden freigesetzt wird (siehe Arachidonsäure und Arachidonsäuremetabolismus).

prosthetische Gruppe: »Hinzugesetzte« Gruppe = Coenzym.

Proteinbiosynthese: Aufbau körpereigener Eiweißstoffe anhand der in der DNA gespeicherten genetischen Information (siehe DNA); findet an den Ribosomen statt (siehe endoplasmatisches Retikulum). Dabei muß die Information in der DNS jederzeit abrufbar sein und bei Bedarf aus dem Zellkern zu den Ribosomen gelangen. Diese Aufgabe erfüllt die sogenannte m-RNS (von messenger = Bote), ein der DNS ähnliches, jedoch einsträngiges Molekül, das die genetische Information von der DNS abkopiert und aus dem Zellkern heraus zu den Ribosomen transportiert.

Proteine: Zu den wichtigsten Bestandteilen lebender Organismen gehörende, aus Aminosäuren zusammengesetzte Naturstoffe. Genau genommen bezeichnet man als Proteine nur Makromoleküle mit mehr als 100 Aminosäuren, < 100 Aminosäuren: Polypeptide, < 10 Aminosäuren: Oligopeptide. Für alle zusammen gilt der Begriff »Eiweiße«: z. B. Stütz- und Gerüsteiweiße, Strukturproteine, Plasmaproteine, Hormone (Peptid-, Proteohormone), Enzyme.

Proteoglykane: Sammelbezeichnung für Makromoleküle im Binde- und Stützgewebe, die, ähnlich wie Glycoproteine, aus einem Protein- und einem Kohlenhydratanteil bestehen, bei denen jedoch der Kohlenhydratanteil überwiegt. Durch ihr Wasserbindevermögen können sie feste Gele bilden und dem Stütz- und Bindegewebe Elastizität und Zugfestigkeit verleihen (Knorpel, Extrazellulärmatrix).

Provitamin: Vorstufe eines Vitamins, aus der sich im Körper durch Einwirkung von chemischen oder physikalischen Faktoren das eigentliche Vitamin bilden läßt.

Pruritus: Hautjucken

Psoriasis: Schuppenflechte. Epidermale Stoffwechselstörung mit überstürzter Epidermisbildung. Die Bereitschaft, psoriatisch zu reagieren wird autosomal-dominant vererbt. Die Manifestation der Erkrankung wird durch Infekte und Traumen gefördert. Die Psoriasis ist neben dem Ekzem die häufigste Hautkrankheit.

Puffer: Gemisch aus Salzen und Säuren, das das Säure-Basen-Gleichgewicht (Wasserstoffionenkonzentration) einer wäßrigen Lösung (z. B. Blutplasma) konstant hält, indem es überschüssige Mengen an Säuren und Basen, die z. B. bei Stoffwechselprozessen entstehen, neutralisiert.

R

Rachitis: Störung des Calcium- und Phosphatstoffwechsels bei Säuglingen und Kindern mit mangelhafter Kalkeinlagerung in die Grundsubstanz (Matrix) des wachsenden Knochens infolge unzureichender Vitamin-D-Zufuhr oder mangelnder Sonnenbestrahlung. Die Knochen bleiben weich, und es kommt z. B. zu Verbiegungen der langen tragenden Röhrenknochen, zu Auftreibungen der distalen Epiphysenfugengegend, zu Verdickungen am Knochen-Knorpel-Übergang der Rippen und zu weichen Schädelknochen am Hinterkopf.

Radikalfänger: Antioxidantien; Scavenger; Substanzen, die freie Radikale und reaktive Sauerstoffspezies inaktivieren.

Radioimmunassay: Abk.: RIA; Verfahren zur Prüfung der Immunitätslage eines Organismus durch Erzeugung von Antigen-Antikörper-Reaktionen mit Hilfe radioaktiv markierter Substanzen.

Redoxsystem: Reduktions-**Ox**idationssystem, wobei mit jeder Oxidation (Elektronenabgabe) untrennbar eine Reduktion (Elektronenaufnahme) verbunden ist. Beteiligt sind ein Reduktionsmittel, das Elektronen abgibt und so in einen stabileren, energieärmeren Zustand übergeht, und ein Oxidationsmittel, das die Elektronen aufnimmt. Auch für das Oxidationsmittel ist der erreichte Zustand stabiler, d. h. energieärmer als vorher. Dabei wird das Reduktionsmittel oxidiert und das Oxidationsmittel reduziert.
Im Stoffwechsel spielen Redoxsysteme eine wichtige Rolle: Beim entscheidenden Prozeß der Energiegewinnung im Stoffwechsel, in der Atmungskette, bilden zum Beispiel die beteiligten Enzyme kettenförmig hintereinandergeschaltete reversible Redoxsysteme. Auch Antioxidantien wirken als Redoxsysteme, genau wie viele Coenzyme (z. B. NAD, FAD) und Enzyme (Oxidoreduktasen).

Reduktion: Vorgang, bei dem ein Element oder eine Verbindung Elektronen aufnimmt (siehe Oxidation).

Resorption: Übertritt von Stoffen (z. B. verdaute Nahrungsbestandteile) aus dem Magen-Darm-Kanal durch die Schleimhaut in die Blut- und Lymphbahn.

retikuloendotheliales System: Siehe Monozyten/Makrophagensystem.

Retikulozyten: Junge, unreife Erythrozyten, die das Knochenmark verlassen; enthalten noch Reste von Zellorganellen. Nach 1 – 2 Tagen werden sie zu reifen Erythrozyten.

Retinopathie bei Frühgeborenen (Retinopathia praematurorum): Nicht entzündlich bedingte Netzhauterkrankung bei einem Drittel aller Frühgeborenen. Die künstliche Sauerstoffzufuhr scheint bei der Pathogenese eine entscheidende Rolle zu spielen.

Rigor: Rigidität, Versteifung, Starre der Muskulatur durch rigide Erhöhung des Muskeltonus.

RNA: Abk. für Ribonukleinsäure bzw. engl. -acid. Unterscheidet sich von der DNA im Zuckerbaustein und enthält eine in der DNA nicht vorkommende Base (siehe Proteinbiosynthese).

Romberg-Versuch: Prüfung der neurologischen Koordination (Zusammenwirken von Funktionen): Stehen mit geschlossenen Augen und Fußschluß; stärkeres Schwanken mit Fallneigung bei Störung der Koordination (positives Romberg-Zeichen).

S

Saccharose: Bekanntestes Disaccharid, bestehend aus jeweils einem Molekül Glucose und Fructose; wichtigste Quellen sind Zuckerrohr (»Rohrzucker«) und Zuckerrübe.

Saluretika: Diuretika, die eine vermehrte Natriumausscheidung bewirken.

Scavenger: Radikalfänger

Schizophrenie: Endogene Psychose mit unbekannter Genese, die eine seelische Spaltung im Sinne des Neben- und Miteinanders von gesunden und krankhaften Empfindungen und Verhaltensweisen beinhaltet.

Säure-Basen-Haushalt: Regelvorgänge zur Aufrechterhaltung einer für physiologische Stoffwechselvorgänge optimalen Wasserstoffionenkonzentration der Extrazellulärflüssigkeit (pH-Wert von ca. 7,4): Ausscheidung der durch Stoffwechselvorgänge anfallenden überzähligen H^+-Ionen und flüchtigen Säuren (CO_2) erfolgt nach kurzfristiger Pufferung über Niere und Lunge.

Schwermetalle: Metalle mit einer Dichte über 5. Es sind 68 Schwermetalle bekannt. Alle zu den Metallen zählenden lebensnotwendigen Spurenelemente gehören zur Gruppe der Schwermetalle.

Seborrhoe: Übermäßig bis krankhaft gesteigerte Absonderung der Talgdrüsen, sog. Schmerfluß.

Serotonin: Gewebshormon und Neurotransmitter; biogenes Amin, das aus der Amionsäure Tryptophan synthetisiert wird; wird in Thrombozyten und basophilen Granulozyten gespeichert; Wirkung: regt Darmperistaltik an, vasokonstriktorisch v. a. in Lunge und Niere, jedoch vasodilatatorisch in Skelettmuskulatur; spielt auch eine Rolle im Regelkreis Hunger/Sättigung, beim Auftreten von Schmerz, bei Lernen und Gedächtnis.

Sichelzellenanämie: Schwere Form einer erblichen Anämie, bei der sich, infolge einer Störung der Hämoglobinbildung, sichelförmige rote Blutkörperchen ausbilden. Die Prognose ist ungünstig, die Patienten sterben häufig im Kindes- und Jugendalter.

Somatotropin: Abk.: STH, somatotropes Hormon, Wachstumshormon; im Hypophysenvorderlappen gebildetes Polypeptidhormon, das das Wachstum und damit den Aufbaustoffwechsel fördert; Gegenspieler: Somatostatin.

Spektralphotometrie: Verfahren zum Nachweis und zur Konzentrations- und Mengenbestimmung chemischer Elemente in einer Probe aus ihrem Linienspektrum, bes. im sichtbaren Spektralbereich. Die zu untersuchenden Stoffe werden, sofern sie nicht gasförmig sind, verdampft und durch Energiezufuhr zur Aussendung von Licht angeregt. Mit Hilfe eines Prismas oder Beugungsgitters wird das Licht entsprechend der unterschiedlichen Wellenlängen seitlich abgelenkt, und es entsteht ein charakteristisches Linienspektrum, bei sichtbarem Licht ein Farbspektrum. Ein Photometer erzeugt monochromatisches Licht (Licht einer bestimmten einheitlichen Wellenlänge) und mißt die Lichtintensität in Abhängigkeit von der Wellenlänge, die eine genaue Konzentrationsbestimmung der enthaltenen Elemente erlaubt.

Spina bifida: Angeborene Spaltbildung der Wirbelsäule, meist dorsal im Lumbal- oder Sakralbereich. Ursache: mechanische, infektiöse, alimentäre oder toxische intrauterine Schädigung.

Spinalerkrankung, funikuläre: Funikuläre Myelose. Rückenmarkschädigung mit unsystemischer Demyelinisierung markhaltiger Nervenfasern v. a. im Bereich der Seiten- und Hinterstränge. Ursache: Vitamin-B_{12}-Mangel, auch bei Folsäuremangel, Pellagra, Beriberi. Symptome: neurologische Ausfälle in Form von Parästhesien, Störungen der Tiefensensibilität und des Vibrationsempfindens, Reflexabschwächung, Ataxie, motorische Lähmungen und psychische Symptome.

Sprue, einheimische: Erkrankung der Dünndarmschleimhaut, die durch das in allen Getreidearten vorkommende Klebereiweiß Gluten hervorgerufen wird. Die Ursache der Glutenunverträglichkeit ist noch ungeklärt. Das entsprechende Krankheitsbild im Säuglings- und Kindesalter heißt Zöliakie.

Stärke: Pflanzliches Speicherkohlenhydrat; deckt den Hauptteil des Kohlenhydratbedarfs beim Menschen; besteht nur aus Glucosemolekülen, die auf zwei verschiedene Arten miteinander verbunden sein können. Daraus ergeben sich zwei verschiedenen Komponenten der Stärke: Amylopektin (stark verzweigt, 5000 – 25 000 Glucosemoleküle) und Amylose (unverzweigt, 100 – 1400 Glucosemoleküle). Kartoffel- und Kornstärke enthält zu 70 – 80 % Amylopektin.

Staublungenerkrankungen: Pneumokoniosen, entstehen durch Speicherung organischer oder anorganischer Stäube im Lungengewebe:
– **benigne:** durch Eisen-, Kohlen-, Tabakstaub.
– **maligne:** mit bindegewebig-narbigem Umbau (Fibrosierung) des

Lungengewebes durch mineralische Stäube, z.B. Quarz, Asbest, Talkum, durch Metallstäube sowie pflanzliche Stäube von Gräsern und Getreide.

Steroide: Umfangreiche Gruppe von Verbindungen, die das Kohlenwasserstoff-Grundgerüst des Sterans (= Gonan), ein 4gliedriges Ringsystem aufweisen. Hierzu gehören u.a. die Sterine (z.B. Cholesterin), die Steroidbausteine u.a. der Nebennierenrinden- und Sexualhormone, der Herzglycoside (Digitalis und ähnlich wirkende, in anderen Pflanzen vorkommende Verbindungen), der Gallensäuren, der Vitamin D-Gruppe.

Stomatitis: Entzündung der Mundschleimhaut unterschiedlicher Ätiologie.

Stupor: Völlige körperliche und geistige Regungslosigkeit; krankhafter Stumpfsinn.

Superoxiddismutasen: Abk.: SOD; zu den Oxidoreduktasen gehörende Gruppe von Radikalfängerenzymen, die das Superoxid-Anion (Hyperoxid) in Wasserstoffperoxid und Sauerstoff umwandeln (Wasserstoffperoxid wird von der Glutathionperoxidase abgebaut). Metalloproteine, die in fast allen Geweben anzutreffen sind. Die intra- und extrazellulären SOD enthalten jeweils ein Zink- und ein Kupferatom, SOD in Mitochondrien enthalten Mangan. Das äußerst giftige, weil sehr reaktive Superoxid-Anion entsteht im Organismus aus molekularem Sauerstoff unter Aufnahme eines Elektrons.

Synapse: Der Erregungsübertragung dienende Kontaktstruktur zwischen zwei Nervenzellen bzw. zwischen Nervenzelle und Erfolgsorgan. Die Erregungsübertragung erfolgt biochemisch mit Hilfe von Neurotransmittern. Es werden Synapsen unterschieden, die nach Erregungsleitung eine erregende oder hemmende Wirkung aufweisen.

Synovialmembran: Membrana synovialis; Bezeichnung für die die Gelenkinnenflächen auskleidenden Membranen, die die Gelenkschmiere absondern.

Synovitis: Entzündung der Synovialmembran.

T

Tabes dorsalis: Degeneration der Hinterstränge des Rückenmarks und histologische Infiltration der Wurzeln der Rückenmarksnerven durch Lymphozyten und Plasmazellen. Symptome sind: Verlust des Lagesinns, Ataxie bei Augenschluß, positives Romberg-Zeichen, Astereognosie, Sensibilitätsstörungen, Verlust von Vibrationsempfindung und Diskrimination.

Tachykardie: Stark beschleunigte Herztätigkeit.

Testis: Hoden, Pl.: Testes

Tetanie: Syndrom neuromuskulärer Übererregbarkeit. Einteilung in hypokalzämische (z.B. bei Rachitis, Calciumresorptionsstörungen) und normokalzämische Tetanien (z.B. bei Magnesiummangel, in der Schwangerschaft, nach Erbrechen).

Thalassämie: Vorwiegend im Mittelmeerraum auftretende erbliche hämolytische Anämie. Die Patienten sterben meist im Kindesalter.

T-Helferzellen: Untergruppe der T-Lymphozyten, die zwischen Antigen-präsentierenden Zellen und T- sowie B-Lymphozyten vermitteln. Ohne sie ist keine Immunantwort möglich. Bei AIDS befallen die Viren nur die T-Helferzellen. Sie binden an einen bestimmten Rezeptor an der Zelloberfläche, über den sie in die Zellen gelangen.

Thrombopenie: Thrombozytopenie; Blutplättchenmangel, der zu verstärkter Blutungsneigung führt. Ursache: Bildungsstörung im Knochenmark.

Thrombose: Bildung von ortsständigen Blutgerinnseln (Thromben), die ein Gefäß ganz oder teilweise verschließen können. Risikofaktoren sind Gefäßwandschäden, erhöhte Blutviskosität, alle Faktoren, die die Blutströmung stören und dadurch die Thrombozytenaggregation einleiten können.
Bei der Embolie sind es in die Blutbahn verschleppte Gebilde, die an bestimmten, meist vorgeschädigten Stellen »hängenbleiben« und dort zum Gefäßverschluß führen. Dieser Gefäßpfropf (Embolus) kann aus abgerissenen Thrombusteilen, Zellhaufen (z.B. Tumorzellen), Bakterien, Parasiten, Fremdkörpern usw. bestehen.

Tremor: Muskelzittern

T-Supressorzellen: Untergruppe der T-Lymphozyten mit der Fähigkeit, die Immunreaktion anderer immunkompetenter Zellen zu unterdrücken bzw. in Grenzen zu halten. Auf diese Weise werden überschießende Reaktionen vermieden.

Thrombosegefahr: Die Gefahr des örtlichen Verschlusses eines Gefäßes besteht bei Schädigung der Gefäßwand (eine rauhe Gefäßwand behindert den Blutstrom), Verringerung der Strömungsgeschwindigkeit des Blutes oder erhöhter Gerinnungsneigung des Blutes.

Thrombozyten: Blutplättchen; Formbestandteile des Blutes von sehr kurzer Lebensdauer (10 Tage); entstehen durch Abschnürung aus Knochenmarksriesenzellen; im Mikroskop sichtbar als kernlose, runde oder ovale Scheiben; Funktion: Blutstillung und Einleitung der Blutgerinnung. Bei Verletzung eines Blutgefäßes lagern sie sich an der Gefäßwand ab und ballen sich zusammen (Blutstillung durch Thrombozytenaggregation). Bei ihrem nachfolgenden Zerfall werden Enzyme (z.B. Thrombokinase) freigesetzt, die zusammen mit weiteren Faktoren die Blutgerinnung einleiten.

Thymus: Primäres lymphatisches Organ; bildet sich nach der Pubertät größtenteils zurück (Umwandlung in Fettkörper); Funktion: Prägung vor allem der T-Lymphozyten, die hier nach der Reifung im Knochenmark ihre Immunkompetenz erlangen, d.h.: sie lernen, körperfremde Stoffe zu erkennen; Differenzierung u.a. von T-Helfer- und T-Suppressorzellen.

Toxizität: Giftigkeit, Giftwirkung; in der Regel bezogen auf chemische Substanzen und physikalische Faktoren. Toxizität ist grundsätzlich eine Frage der Dosis.

Traubenzucker: Siehe Glucose.

Triglyceride: Fette und Öle oder Neutralfette; chemische Bezeichnung für die Verbindung von einem Molekül Glycerin mit drei Fettsäuremolekülen (siehe auch Lipide, Lipoproteine, Cholesterin).

U

ungesättigte Fettsäuren: Fettsäuren, die Doppelbindungen enthalten.

UV-Bestrahlung: Einwirkung von UV-Strahlung, die von der Sonne oder von künstlichen UV-Lichtquellen ausgeht. In physiologischen Dosen wichtig für die Vitamin-D-Produktion, bei zu starker Einwirkung Schädigung der DNA und krebserregende Wirkung.

V

Vasodilatation: Gefäßerweiterung
Vasokonstriktion: Gefäßverengung
Vegetarismus: Ausschließlich oder überwiegend pflanzliche Ernährungsform und Lebensweise, bei der ursprünglich Produkte von toten Tieren (Fleisch, Fleischprodukte), nicht aber von lebenden Tieren (Milch, Eier, Honig) aus verschiedenen Gründen gemieden werden; Formen:
- streng vegetarisch oder vegan: völliges Meiden tierischer Produkte,
- lakto-vegetarisch: Verzehr auch von Milch und Milchprodukten,
- ovo-lakto-vegetarisch: Verzehr auch von Eiern, Milch und Milchprodukten.

vegetatives Nervensystem: Autonomes, nicht von der Willkür zu beeinflussendes Nervensystem (siehe Nervensystem).
vitaminähnliche Wirkstoffe: Wirkstoffe, die aufgrund ihrer Funktion und Wirkung im Organismus den Vitaminen zugordnet werden können, ohne selber Vitamine zu sein.
Vitaminbedarf: Menge an Vitaminen, die täglich zugeführt werden muß, um die Körperfunktionen aufrechtzuerhalten. Der Vitaminbedarf ist abhängig von Alter, Wachstumsintensität und Leistung.
Vitaminstatus: Aktuell vorhandener Körperbestand an Vitaminen.
VLDL: Abk. für Very Low Density Lipoproteins; Lipoproteine mit sehr geringer Dichte (siehe Cholesterin, Lipoproteine).

W

Wundheilung: Komplexer Vorgang zur Regeneration zerstörten Gewebes bzw. zum Verschluß einer Wunde, insbesondere Neubildung von Bindegewebe und Kapillaren; primäre Wundheilung: ohne Narbenbildung (bei kleinen Wunden mit sauberen Wundrändern); verzögerte sekundäre Wundheilung: mit Narbenbildung (größer bzw. infizierte Wunden), Auffüllung des Defektes mit Granulationsgewebe, das in Narbengewebe umgewandelt wird. Das Granulationsgewebe besteht vor allem aus Lymphozyten, Plasmazellen, Monozyten, Makrophagen, Fibroblasten und Fibrozyten.

Z

Zellorganellen: Aus Membranen aufgebaute intrazytoplasmatische Strukturen der Zelle als Kompartimente für spezifische Stoffwechselleistungen, z. B. endoplasmatisches Retikulum, Mitochondrien.
Zelluläre Abwehr: Steht im Gegensatz zur humoralen Abwehr. Zellen der zellulären Abwehr sind die phagozytierenden Zellen des unspezifischen Immunsystems (Granulozyten, Monozyten, Makrophagen) sowie die T-Lymphozyten (siehe Immunsystem).
Zivilisationskrankheiten: Krankheiten, die als Folge der Errungenschaften der Zivilisation auftreten. Als Zivilisationskrankheit Nr. 1 werden die koronaren Herzkrankheiten angesehen, die infolge falscher und zu reichhaltiger Ernährung und hohem Tabak- und Alkoholkonsum auftreten.
Zuckerstoffwechsel: Häufig für Kohlenhydratstoffwechsel.
Zöliakie: Siehe Sprue.
Zytoplasma: Der von der Zellmembran umgebene Teil der Zelle ohne Kern; besteht aus einer Proteinlösung (zu 90% Wasser), in denen Elekrolyte und niedermolekulare Stoffe (z. B. Kohlenhydrate; Aminosäuren) gelöst sind; enthält Anteile des Zytoskeletts (formgebende Strukturen wie Mikrotubuli und Mikrofilamente aus Strukturproteinen), die Zellorganellen sowie zahlreiche kleinere Zelleinschlüsse (z. B. Fettvakuolen, Sekretvesikel).
Zystische Fibrose (Mukoviszidose): Autosomal-rezessiv vererbbare Stoffwechselstörung mit einem genetischen Defekt am Chromosom 7. Vermehrte Produktion und erhöhte Viskosität des Sekrets der mukosen Drüsen (Bronchien, Verdauungstrakt) führen zu schweren Komplikationen im Bereich der Atemwege und zu Maldigestion und Malabsorption. Ca. 80% der Patienten erreichen mindestens das 19. Lebensjahr.

Literatur

Albina, J. F.; Caldwell, M. D.; Henry, W. L.; Mills, C. D.: Regulation of macrophage function by L-arginine. Exp. Med. 169 (1989) 1021–1029

Angier, N.: Chemists learn why vegetables are good for you – certain plant ingredients can inhibit cancer. New York Times, 13. April 1993

Bartsch, H.: Vitamin E schützt vor schädlichen Sauerstoffradikalen. Neue Ärztliche 64 (1989)

Bayer, W.; Schmidt, K.: Vitamine in Prävention und Therapie. Hippokrates, Stuttgart 1991

Begley, S.: Beyond vitamins. Newsweek, 25. April 1994

Best, C. H.; Hartroft, S. W.; Ridout; L. C. C.; Ridout, J. H.: Liver damage produced by feeding alcohol or sugar and its prevention by choline. Brit. Med. J., II (1949) 1001–1006

Bohles, H.; Michalk, D.; von Wendt-Goknur, E.: Der Einfluß einer L-Carnitin-Supplementierung auf den Lipidstoffwechsel niereninsuffizienter, dialysepflichtiger Kinder und Jugendlicher. 18 (1991) 224–226

Braverman, E. R.: The Healing Nutrients Within. Keats, New Canaan/USA 1987

Broquist, H. P.: Carnitine biosynthesis and function. Fed. Proc. 41 (1982) 2840–2842

Brucker, M. O.: Zucker, Zucker – Krank durch Fabrikzucker. EMU, Lahnstein 1991

Buddecke, E.: Grundriß der Biochemie. 8. Aufl., de Gruyter, Berlin 1989

Buddecke, E.: Pathobiochemie. 2. Aufl. de Gruyter, Berlin 1983

Burgerstein, L.: Heilwirkung von Nährstoffen. 5. Aufl. Haug, Heidelberg 1988

Cathcart, R. F.: Vitamin C and the Treatment of Acquired Immune Deficiency Syndrome (AIDS). Med. Hypothes. 14 (1984) 423–433

Daly, J. M.; Reynolds, J.; Signal, R. K.; Shou, J.; Liebermann, M. D.: Effect of dietary protein and amino acids on immune function. Crit. Care Med. 18 (2) (1990) 86–93

Daniel, H.; Benterbusch, R.: Ernährung und Immunsystem – Wirkungen essentieller Nährstoffe auf das Abwehrsystem. Dtsch. Apoth.-Ztg. 131 (1991) 61–71

Davis, A.: Let's Eat Right to Keep Fit. Allen and Unwin, London 1971

DeEds, F.: Flavonoid metabolism. In: Comprehensive Biochemistry. Vol. 20, Elsevier, Amsterdam 1968, 127–170

Derrick, J. P.; Ramsay, R. R.: L-Carnitine acyltransferase in intact peroxisomes is inhibited by Malonyl-CoA. Biochem. J. 262 (3), 1989, 801–806

Elstner, F. E.: Der Sauerstoff. Wissenschaftsverlag, Mannheim 1990

Esterbauer, H.; Gey, F. K.; Fuchs, M. R. C.; Sies, H.: Antioxidative Vitamine und degenerative Erkrankungen. Dtsch. Ärztebl. 87 (1990) 2620–2624

Evans v. Metternich, D. R.: Neue Perspektiven in der Selenforschung. Orthomolekular N 5 (1989) 189–195

Fabris, N.; Mocchegiani, E.: Arginin-containing compounds and thymic endocrine activity. Thymus 19 (Suppl.1) (1992) 21–30

Faller, A., Schünke, M.: Der Körper des Menschen. 12. Aufl. Thieme, Stuttgart 1995

Frei, B.; England, L.; Ames, B. N.: Ascorbate is an outstanding antioxidant in human blood plasma. Proc. Natl. Acad. Sci. (USA) 86 (1989) 6377–6381

Gabor, M.: The antiinflammatory action of flavonoids. Akademiai Kiado, Budapest 1972

Glomset, J. A.: Fish, Fatty Acids and Human Health. New Engl. Journ. Med. 312, (1985) 1253–1254

Goodnight, S. H.; Harris, W. S.; Connor, W. E.; Illingworth, D. R.: Polyunsaturated Fatty acids, Hyperlipidemia, and Thrombosis. Arteriosclerosis 2 (1982) 87–113

Hanck, A.; Weiser, H.: Analgesic and antiinflammatory properties of vitamins. In: Vitamins: nutrients and therapeutic agents. Hrsg. von Hanck, A., Hornig, D. Huber Bern 1985

Harborne, J. B.; Mabry, T. J.; Mabry, M.: The flavonoids. Chapman & Hall, London 1975

Hierholzer, K.; Schmidt, R. F. (Hrsg.): Pathophysiologie des Menschen. Edition Medizin, Weinheim 1991

Hoffer, A.; Osmond, H.: The Chemical Basis of Clinical Psychiatry. Thomas, Springfield/USA 1960

Kalbhen, B.: Arthrose im Einfluß von Ernährung und Stoffwechsel. pmi Frankfurt/Main 1990

Kaul, T. N.; Middelton, E.; Ogra, P. L.: Antiviral effects of flavonoids on human viruses. J. Med. Virol. 15 (1985) 71–79

Koolman J., Röhm, K.-H.: Taschenatlas der Biochemie. Thieme, Stuttgart 1994

Kuhnau, J.: The flavonoids – a class of semi-essential food components: their role in human nutrition. World Rev. of Nutrit. Dietet. 24 (1976) 297–309

Kuschinsky, G.; Lüllmann; H., Mohr, K.: Kurzes Lehrbuch der Pharmakologie und Toxikologie. 13. Aufl. Thieme, Stuttgart 1993

Löffler, G.; Petrides, P. E.; Weiss, L.; Harper, H. A.: Physiologische Chemie. 4. Aufl. Springer, Berlin 1988

Menden, E.: Wie funktioniert das? Die Ernährung. Meyers, Mannheim 1990

Pauling, L.: Linus Paulings Vitaminprogramm. Bertelsmann, München 1986

Pfeiffer, C. C.: Mental and Elemental Nutrients, Keats Publishing Inc., New Canaan, Conn., 1975.

Pfeiffer, C. C.: Zinc and other Micronutrients, Keats Publishing Inc., New Canaan, Conn., 1978.

Römpp, Chemielexikon. Hrsg. v. J. Falbe; M. Regitz In 6 Bde. 9. Aufl. Thieme Stuttgart, 1989–1992

Ruff, G.: Präventiv-medizinische Bedeutung von β-Carotin und der antioxidativen Vitamine E und C. VitaMinSpur 6 (1991) 13–22

Sanders, T. A. B.: Influence of fish-oil supplements on man. Proc. Nutr. Soc. 44 (1985) 391–397

Schacky, C.v.; Siess, W.; Lorenz, R.; Weber, P. C.: Ungesättigte Fettsäuren, Eicosanoide und Atherosklerose. Internist 25 (1984) 268–274

Scherak, O.: Vitamin E als nebenwirkungsfreie Alternative zu Antirheumatika. Neue Ärztliche 224, 1990

Schmidt, K.; Bayer, W.: Radikale. Vitamin Spur 6 (1991) 95 – 96

Scholz, H.: Mineralstoffe und Spurenelemente. 3. Aufl. TRIAS Stuttgart 1990

Steinberg, Ch.: Amer. Ass. Arch. Surgery 63 (1951) 824 – 833

Steinmetz, K. A.; Potter, J. D.: Vegetables, fruit and cancer. Cancer, Causes and Control 2 (1991) 427 – 442

Tannenbaum, S. R.; Wishnok, J. S.: Inhibition of nitrosamine formation by ascorbic acid. Ann. N. Y. Acad. Sci. 498 (1987) 316 – 354

Wiedemann, M.: Der Gesundheit auf der Spur. Ariston, München 1989

Williams. R. J.: Biochemical Individuality. University of Texas Press, Austin 1975

Yudkin, J.: Sweet and Dangerous. Wyden, New York

Zannoni, V. G., Hathcock, J. N., Coon, J. (Eds): Ascorbic acid and drug metabolism. In: Nutrition and drug interrelations. Academic Press, New York 1978, 347 – 370

Sachverzeichnis

A

Abwehrschwäche 42
Abwehrsystem 19
Acetylcholin 67
Achlorhydrie 60
ACTH 76
Acyl-Carrier-Protein 51
Acyl-CoA-Dehydrogenase 46
Akne 32, 61
–, vulgaris 94
Akrodermatitis enterohepatica 94
aktivierte Arthrose 37
Alkoholabusus 45
Alkoholgenuß 47
Alkoholismus 32, 48, 50, 55, 62, 101
Alkoholneuritis 45
Alkoxyradikal 17
Allergien 32, 43, 46, 52, 71, 98
Allicin 24, 78
Allium 24
Alopezie 62
Altersdiabetes 79
Alterspigment 15
Alterungsprozess 15
Altersflecken 91
Amalgam 91
Amine, biogene 53
Aminobenzoesäure 68
Aminosäuren 97
–, essentielle 9, 20, 97
–, nichtessentielle 100
Ammoniak, Entgiftung 101
Anämie 54
–, hämolytische 37
–, megaloblastische 56
–, mikrozytäre hypochrome 81
–, perniziöse 59 f
anaphylaktischer Schock 43
Angina pectoris 91
Anorexia nervosa 50
Anorexie 45 f
Antazida 35, 46
Antibabypille 85
Antibiotika 33
Antigen 19
Antigen-Antikörper-Reaktion 19
Antikoagulanzien 40
Antikörper 19
Antioxidans 7, 17, 40, 64, 91
Antioxidanzien, fettlösliche 31
–, körpereigene 15
antioxidative Enzyme 7
Apathie 35
Apatit 70, 74
Appetitlosigkeit 45, 49, 75
Arachidonsäure 10, 103

Arachidonsäuremetabolismus 36, 66
Arginase 86
Arginin 100
Arteriosklerose 12, 18, 91, 104
Arterioskleroseprophylaxe 32, 41
Arterioskleroserisiko 67
arteriosklerotische Plaques 18
Arthritis 14, 37, 42, 50, 78
Arthrose 42, 55
Ascorbinsäure (Vitamin C) 16, 17, 19, **40 ff**, 65
Asthma 43
Atemnotsyndrom 38
Atemstillstand 44
Atmungskette 12, 47, 80
Atomabsorption 27
Autoimmunerkrankungen 18
Avidin 62
Azathioprin 51

B

Bandscheibenbeschwerden 44
Bandscheibenschäden 86
Barbiturate 57
Beinkrämpfe 37
Beriberi 45
beta-Carotin 16, 31
Bilirubin 16
Bindegewebe 86
Bindegewebserkrankung 7
biochemische Individualität 6, 27
biogene Amine 24
Bios I 68
Biotin 61 ff
Blut, Cholesterin 50
Blutcalciumspiegel 70
Blutfließfähigkeit 67
Blutgerinnung 70
Blutgerinnungsstörungen 38
Bluthochdruck 35, 76
Blutviskosität 11, 104
Blutzuckerspiegel 21
B-Lymphozyten 20
Bohr-Effekt 81
Borsäure 48
Bronchien, Erkrankungen 32
Bulimia nervosa 39
burning-feet-Syndrom 52

C

Caeruloplasmin 13, 80, 85
Calcidiol 33
Calciferole 33

Calcitonin 34, 70
Calcitriol 33
Calcium 9, 70
Calcium-Phosphat-Verhältnis 74
Calciumunterversorgung 71
Calmodulin 70
Carboanhydrase 94
Carboxylierungsreaktionen 39
Carnitin (Vitamin T) 69
Carnitinsynthese 41, 43
Carotin, beta 16, 31
Carotinoide 31
Casein 100
Cheilosis 49, 54
Chemotherapeutika 57
Chlor 75 f
Chlorogensäure 24
Chlorpromazin 48
Cholecalciferol 33
Cholesterin 24, 34
Cholesterinspiegel 23
Cholesterinstoffwechsel 66
Cholin 67
Cholinsynthese 56
Cholsäure 101
Chondroitinsulfat 77
Chrom 9, 79
Chromanoxylradikal 17
Citratzyklus 59, 63, 72
Cobalamin (Vitamin B_{12}) 58 ff
Coenzym A 51
Coenzym Q10 (Ubichinon) 10, 16, **64 f**
Coenzym-A-Mangel 52
Colitis ulcerosa 39, 52, 57
Cumarin 24, 38
Cyanocobalamin 59
Cyclooxigenase 66
Cystein 88, 100
Cystin 100
Cytochromoxidase 85
Cytochrom-P-450-System 25

D

Darmatonie, postoperative 52
Darmerkrankungen, chronisch entzündliche 38
Darmkrebs 23
Darmtoleranz 42 f
Dehydroascorbinsäure 40
Demenz 50
Dentalfluorose 81
Depressionen 46, 50, 99
Dermatansulfat 77
Dermatitis 47, 88
–, seborrhoische 54

Dermatose 50
Desaturase 10, 103
Dexpanthenol 52
Diabetes mellitus 38, 46, 48, 55, 95
Diabetische Neuropathie 63
Diarrhoe 45, 53
Diazepam 51
Dioxygenase-Prozesse 40
Disaccharide 21
6,8-Dithiooctansäure 63
Diuretika 35
DNA-Methylierungsreaktionen 25
DNA-Stoffwechsel 57
Docosahexaensäure 11, 103
Dopamin 55
Dupuytrensche Kontraktur 7, 37
Durchblutungsstörungen 83
Dysmenorrhoe 37
Dystonie, vegetative 71

E

Eicosapentaensäure 11, 103
Eisen 9, 19 f, **80 f**
Eisenspeichererkrankungen 43, 80
Eisenstoffwechsel 40
Elastin 53, 99
Elektrolyte 8, 75
Ellagsäure 25
Endorphine 81
Enteritis 39, 49
Enterokolitis 36
Entgiftung 88
Entgiftungsreaktion 25
Entgiftungssysteme 24
Entzündungen 66
Entzündungshemmung 37, 64
Enzyminduktion 52
Epilepsie 58
Erbrechen 45
Ergocalciferol 33
Ergosterin (Provitamin D2) 34
Erkältung 32
Ernährung 21
–, proteinarme 67
Erregungsleitung 7, 75
Erythem 49
Erythropoese 85
Erythrozytenaktivierungstest 27
Exophthalmus 83

F

FAD 46
Fehl- und Mangelernährung 49, 62
Fenton-Reaktion 13
Ferritin 80
Fettleber 67
Fettoxidation 69
Fettsäuren 10
–, essentielle 10, 103

–, mehrfach ungesättigte 10
–, Omega 6 bzw. Omega 3 10
Fibrin 100
Flavonoide 25, **65 ff**
Flavoproteine 46, 87
Fluor 81
FMN 46
Folacin 55
Folsäure (Vitamin B$_9$) 20, **55 ff**, 59
freie Radikale 12, 19, 37, 47, 64, 90
Fructose 21

G

Gamma-Aminobuttersäure (GABA) 101
Gamma-Linolensäure 10
Gaschromatographie 27
Gastrin 96
gastrische Achylie 49
Gastritis 49
Gastroferrin 80
Gebärmutterkrebs 23
Gedächtnisschwäche 67
Gefäßpermeabilität 66
Gefäßspasmen 72
Gemüse 23
Genistein 25
Gerinnungsfaktoren 39
Germanium 9, 81
Getreide, Ausmahlung 21
Gewebsmakrophagen 19
Gewichtsverlust 49
Gicht 51, 58, 87
Globin 100
Glossitis 47, 54
Gluconsäure-6-O-Dimethylaminessigsäure (Pangamsäure) 61
Glucose 21
Glucosetoleranzfaktor 79
Glukane 81
Glutamin 101
Glutaminsäure 54
Glutathion-Peroxidase 7, 9, **15 f**, 89
Glutathion-S-Transferase 24
Glutathion-S-Transferase-Aktivität 26
Glycerin 10
Glycogen 21
Granulozyten 19
Grundumsatz 83
Gulonolacton-Oxidase 40

H

Haarausfall 62
Haare, Ergrauen 95
Hämochromatose 81
Hämoglobin 80
Hämolyse 36
hämolytische Anämie 37

Hämosiderin 80
Hämsynthese 53
Harnsäure 87
Harnstoffsynthese 101
Harnstoffzyklus 100
Hartnup-Syndrom 50
Hautallergien 87
Hautalterung 91
HDL 52, 67
Hepatitis 38, 42
hepatolentikuläre Degeneration 85
Hernien 86
Herpes simplex 97
Herzerkrankung, koronare 22
Herzinfarktprophylaxe 104
Herzinsuffizienz 51, 65
Herzrhythmusstörungen 51, 73
Herzstillstand 75
Hesperidin 65
Himbeerzunge 49
Histamin 100
Histaminabbau 41
Histidin 100
HMG-CoA-Reduktase (3-Hydroxy-3-Methylglutaryl-CoA-Reduktase) 66
HMG-CoA-Reduktasehemmer 65
Hochdruckflüssigkeitschromatographie (HPLC) 27
hormonabhängige Tumoren 23
Hörsturz 72
Hydroperoxylradikal 13
Hydroxycobalamin 59
Hydroxylradikal 13, 18
Hyperaktivität 54
Hyperästhesien 45
Hyperbilirubinämie 48
Hyperkeratose 49
Hyperlipidämie 50, 52
Hyperoxalurie 43
Hyperphosphatämie 35
Hyperthyreose 83
Hypertonie 18, 50, 73
Hypervitaminose D 35
Hypoglykämie 7
Hypoparathyreoidismus 34
Hypothyreose 83
Hypovitaminose D 35

I

Ichthyosis 32
Immunantwort 20
Immunglobuline 19
Immunität, humorale 19
–, zellvermittelte 19
Immunsystem 19, 41
Indol-3-Carbinol 24
Indole 24
Infektabwehr 33, 37, 42, 52, 54, 91
Infektanfälligkeit 32, **94 f**
Inosit 68

Inositol 68
Insulin 21, 79
Interferonsynthese 41
Intrinsic-Faktor 59
Isoflavonoide 25
Isoleucin 97
Isoniazid 51
Isothiocyanate 25, 77

J

Jod 83
Jodakne 83
Jodmangelstruma 83
Jodthyronin-Dejodase 89

K

Kaempferol 25, 65
Kalium 9, 75
Kalium/Natrium-Pumpe 76
Kamillenflavone 66
Kapillarblutungen 66
Kardiomyopathie 91
Karies 81
Kariesprophylaxe 88
Karpaltunnelsyndrom 54
Karzinogene 17, 24
Kashin-Beck-Erkrankung 8, 91
Katalase 7, 9, 15 f, 80
Katechin 65
Keloidbildung 7, 38
Keratansulfat 77
Keratin 77, 99 f
Keratokonjunktivitis 62
Keratosis follicularis 32
Keshan-Krankheit 8, 90
Ketoglutaratdehydrogenase 63
Kieselerde 92
Kieselsäureester 92
Knochenbrüche 35
Knöllchenbakterien 58
Kobalt 84
Kochsalzzufuhr 76
Kohl 24 f
Kohlenhydratstoffwechsel 88
Kollagen 53
Kollagensynthese 6, 41
Kontrazeptiva 33, 54
Konzentrationsstörungen 54
Kopfschmerzen 46
körpereigene Abwehr 19
Korsakow-Encephalopathie 45
Krampfadern 86
Kreatinurie 36
Krebs 12, 14
Krebsprophylaxe, -prävention 23, 32, 37, 42, 90
Krebstherapie 32, 42, 81
Kretinismus 84
Kropfbildung 83

Kupfer 9, 19, **85**
Kupferspeichererkrankung 63, 85
Kupferspiegel, erhöht 95

L

Lactat-Oxidase 46
Laxanzien 35
LDL 14, 18, 37, 41, 43, 67
L-Dopa 51, 55, 58
Lebererkrankungen 46, 55, 58
Leberfunktionsstörungen 50
Leberzirrhose 80
Lecithin 53, 67
Lecithin-Cholesterin-Acyltransferase (LCAT) 67
leere Kalorien 21
Leinersche Krankheit 62
Leistungsschwäche 43, 49
Lernschwierigkeiten 101
Lernstörungen 50
Leucin 97
Leukopenie 56 f, 60
Leukotriene 37, 103
Lichtdermatitis 50
Limonen 26
Linolensäure 103
Linolsäure 103
Lipidperoxidation 14, 36, 64
Lipidsenker 65
Lipidstoffwechsel 69
Lipofuscingranula, -pigment 15, 36
Liponsäure 63 f
Lipoproteinämie 38
Lipoxigenase 66
Löffelnagelbildung 80
Lovastatin 65
Lunge, Erkrankungen 32
Lungenfibrose 92
Lupus erythematodes 52
lymphatische Organe 19
Lymphknoten 19
Lymphozyten 19 f
Lysin 97

M

Magen-Darm-Trakt, Erkrankungen 32
Magen-Darm-Ulzerationen 51
Magensalzsäure 76
Magnesium 9, **72 ff**
Magnesiummangel, ernährungsbedingt 73
Makrophagen 20, 41
Malabsorption 47
Malondialdehyd 36
Mangan 9, 19, **86 f**
Mangel- bzw. Fehlernährung 33, 45, 52, 55
Medikamentenabusus 32

Medikamenteneinnahme 48, 61
Megadosen 6
Megavitamintherapie 6
Mehl, weißes 21
Melatonin 56, 99
Membranlipide 17
Membranpotential 76
Menopausebeschwerden 37
Mercaptopurin 51
Metastasen 32
Methionin 98
Methioninsynthese 59
Methylcobalamin 59
Methyl-tetrahydrofolsäure 56
Migräne 73
Milz 20
Mineralstoffe 70 ff
misch-funktionelle Oxidasen 24
Mitochondrien 12
Molybdän 9, 87
Monoamino-Oxidase 47
Monooxygenase-Enzyme 24
Monozyten 19, 41
Morbus Crohn 39
– haemorrhagius 39
– Wilson 63
Morin 65
Müdigkeit 43
Mundspeichel 81
Muskel- und Bindegewebserkrankungen 37
Muskeldystrophie 37
–, progressive 67
Muskelkrämpfe 71
Muskelschwäche 36
Muskelsteifheit 46
Myoglobin 80
Myricetin 65

N

Nachtblindheit 33
$NADPH_2$-Cytochrom-C-Reduktase 47
Nährstoffmängel 4
Nährstoffstatus 27
Nährstoffsupplemente 3
Natrium 75 f
Natriumselenit 89
Nebenniereninsuffizienz 76
Neoponcirin 65
Nerven, erhöhte Erregbarkeit 54
Neuralgien 44
Neuroleptika 46
neurologische Ausfälle 50
– Störungen 47
neuromuskuläre Störungen 38
Neuropathien 54, 60
Neutronenaktivierung 27
Niacin (Vitamin B_3, PP) 48 ff
Nickel 88
Nicotinamid 48

Nicotinsäure 48, 99
Nierensteine 73
Nitrat 24
Nitrit 24
Nitrosamine 17, 24, 41, 87
Nobiletin 65
Nucleinsäurestoffwechsel 56

O

Obst 23
Obstipation 75
Omega-6-Fettsäure 103
Ornithin 100
orthomolekulare Medizin 3
osmotischer Druck 76
Osteocalcin 39
Osteomalazie 34, 70
Osteoporose 71, 81
Osteosklerose 81
Östrogen 25
Oxalsäure 71
oxidativer Stress 2, 14, 36

P

PABA 68
Pangamsäure (Vitamin B_{15}) 61
Pankreas, Erkrankungen 33
Pankreaslipasen 38
Pankreatitis 35
Pantothensäure (Vitamin B_5) 51 ff
Paracelsus 8
Paracetamol 51
Parästhesien 52
Parathormon 34, 70
parenterale Ernährung 48, 52
Parkinsonsche Erkrankung 18, 38, 98
Parodontose 71
Pellagra 49 f
Penicillin 48
Permeabilitätsvitamine (Vitamin P) 66
Peroxidasen 15
Peroxidation 14, 89
Peroxovanadat-Komplex 93
Peroxylradikal 13
Petechien 66
Pflanzenwirkstoffe 22, 66
Phase-I-Reaktion 25
Phase-II-Reaktion 25
Phenäthyl-Isothiocyanat 25
Phenobarbital 51
Phenylalanin 98
Phenytoin 51, 57
Phosphatidylcholin 67
Phosphatidylinositol 68
Phosphor 9, **74**
Phylogenese 6
Phytinsäure 68
Phytochemikalien 23

Phytoöstrogen 25
Pilzvergiftungen 64
Plaques 81
Plasma-Emissionsspektralphotometrie 27
Pneumonie 42
Polysaccharide 21
praemenstruelles Syndrom 37
Primaten 6, 40
Primidon 57
Prostacyclin 103
Prostaglandine 10, 103
Prostaglandinsynthese 10
Proteine 9
Proteoglykane 77
Provitamine 5
Psoriasis 78
Pteroylglutamat 56
Pyridin-Nukleotide 48
Pyridoxal 53
Pyridoxamin 53
Pyridoxin (Vitamin B_6) 53 ff
Pyridoxinsäure 53
Pyruvat-Carboxylase 61
Pyruvat-Dehydrogenase 46, 63

Q

Quecksilber 90
Quercetin 25, 65
Quercitrin 65

R

Rachitis 34, 70
Radikale 19, 37, 47, 64, 90
Radikalfänger 7, 12, **16 f**, 40, 66, 86
Radikalfängerenzyme 15 f
Radikalkettenreaktion 17
Radioimmunassay 27
RDA (Recommended Dietary Allowances) 6
Rekonvaleszenz 50
Resorptionsstörungen 61
retikuloendotheliales System 80
Retinaldehydrogenase 94
Retinol (Vitamin A) 17, 20, **31 ff**
retinolbindendes Protein (RBP) 31, 94
Retinopathie 38
Rhagaden 49, 80
Rhagadenbildung 47
rheumatische Erkrankungen 35
Rhodopsin 31
Riboflavin (Vitamin B_2) 46 ff
Robinin 65
Rutin 65

S

Saccharose 21
Saponine 26
Sauerstoffradikale 14
Sauerstoffreduktion 12
Säure-Base-Gleichgewicht 75
Schaumzellen 14, 18, 37
Schilddrüse 83
Schizophrenie 50, 97
Schlaflosigkeit 49
Schlafstörungen 99
Schmerzzustände 46, 98
Schwangerschaft 33, 35, 56, 62, 71
Schwefel 77
Schwefeldioxid 77
Schwermetalle 9, 89
Schwermetallintoxikation 7, 37, 81, 91
Schwitzen 73, 76
second messenger 68
Selen 8, 19 f, 89
Selenite 89 ff
Selenocystein 89
Serotonin 99
Serotoninaufnahme, Gehirn 44
Sichelzellenanämie 38
Silicea 93
Silicium 92
Silikose 92
Singulett-Sauerstoff 17 f, 47
Skorbut 41
SOD (Superoxid-Dismutase) 7, 9, 15, 16, 47, 86, 93
Sojaprodukte 25
Sonnenbestrahlung 32, 34
Sonnenschutz 69
spastische Parese 49
Spinalerkrankung, funikuläre 60
Sprue 36, 50
Spurenelemente 18, 79
Stärke 22
Sterilität 86
Stomatitis 47, 49
Strahlentherapie 50
Streptomycinsulfat 53
Streß 73, 76
Sulfonamide 52
Sulforaphan 25
Sulfur 78
Superoxidanion 13, 17 f, 47
Superoxid-Dismutase 7, 15, 16, 47, 86, 93

T

Tabes dorsalis 36
Tachykardie 46
Taubheitsgefühl 45, 72
Taurin 101
Teerstuhl 39
Terpene 26

Tetanie 70
Thalassämie 38
T-Helferzellen 100
Theophylline 48
Thiamin (Vitamin B_1) 44 ff
Threonin 99
Thrombin 39
Thrombose 11
Thromboseneigung 50
Thromboseprophylaxe 73
Thromboxan 103
Thrombozytenaggregation 78
Thrombozytopenie 56, 60
Thymulin 100
Thymus 20
Thyroxin 83
T-Lymphozyten 20
Tocopherol (Vitamin E) 16, 17, 19, **35 ff**, 36, 40
Tocotrienole 35
Transferase 25
Transferrin 13, 80
Transketolasereaktion 44
Trijodthyronin 83
Trypsin 97
Tryptophan 48, 99
Tschernobyl 83
TSH (Thyroidea-stimulierendes Hormon) 83
Tumoren 25
-, epitheliale 23
-, maligne 24
Tumorerkrankungen 50, 55, 57
Tumorprävention 23
Tyrosin 98

U

Ubichinon (Coenzym Q10) 10, 16, 64
Unterernährung 8
Urat 16
USP-Einheiten (United States Pharmacopaeia) 36, 37

V

Valin 99
Vanadat 93
Vanadium 93
Vegetarier 59
vegetarische Ernährungsweise 98
Verbrennungen 32
Verdauungsstörungen 45
Vergiftungen 42
Vitamin A (Retinol) 17, 20, **31 ff**
Vitamin A-Intoxikation, akute 31
Vitamin B_1 (Thiamin) 44 ff
Vitamin B_2 (Riboflavin) 46 ff
Vitamin B_3, PP (Niacin) 48 ff
Vitamin B_5 (Pantothensäure) 51 ff
Vitamin B_6 (Pyridoxin) 20, 53 ff
Vitamin B_9 (Folsäure) 55 ff
Vitamin B_{12} (Cobalamin) 20, 58 ff
Vitamin B_{15} (Pangamsäure) 61
Vitamin C (Ascorbinsäure) 16, 19, **40 ff**, 65
Vitamin D **33 ff**, 70
Vitamin D_3 33
Vitamin E (Tocopherol) 16, 17, 19, **35 ff**, 36,
- Regeneration 40
Vitamin K 38 ff
Vitamin K_1 (Phyllochinon) 38
Vitamin K_2 (Menachinon) 38
Vitamin P (Permeabilitätsvitamin) 66
Vitamin T (Carnitin) 69
Vitamin-B-Komplex 43 ff
Vitamin-D-Mangel-Prophylaxe 35
Vitamine 5
-, fettlösliche 5
-, wasserlösliche 5
Vitamin-K-Mangel-Prophylaxe 39

W

Wachstumsschmerzen 86
Wasserhaushalt, Regulation 7
Wasserstoffperoxid 12 f, 89
Wernicke-Encephalopathie 45
Wilson-Erkrankung 85
Wundheilung 37, 42, 53, 95, 98
Wundheilungsstörungen 52

X

Xanthin-Oxidase 46, 87
Xanthurensäure 54

Z

Zahnentwicklung 81
Zahnfleischerkrankungen 65
Zellmembran, Oxidationsschäden 14
Zellschutz 19, 32, 37, 42, 90
zelluläre Immunantwort 20
Zink 9, 19 f, 93
Zinn 96
Zirrhose, biliäre 38
Zitrusfrüchte 65
Zivilisationskrankheiten 4
Zöliakie 50, 57
Zucker, raffinierter 21
Zuckerstoffwechsel 21, 101
Zungenbrennen 49
Zwergwuchs 84
zystische Fibrose 37 f
Zytostatika 57
zytotoxische Lymphozyten 20

Hippokrates

Stichwort Ernährung: Mit praxisorientierter Fachliteratur kompetent beraten

Bachmann, R. M. / Trautwein, W.
Vitalkost
1996, 80 S., 9 Abb., kt. DM/SFr 26.– / ÖS 190
ISBN 3-7773-1211-8

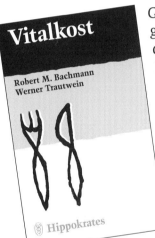

Genießen und sich gesund ernähren – das muß überhaupt kein Gegensatz sein. Die Vitalkost ist ein unkompliziertes Ernährungskonzept für unkomplizierte Leute. Hier geht es nicht um Ge- oder Verbote, sondern um eine vielseitige und ausgewogene Ernährung, die dem Körper alles bietet, was er für Jugendlichkeit, Energie und Gesundheit benötigt. Mit ansprechend gestalteten Kochrezepten.

Anemueller, H. (Hrsg.)
Lebensmittelkunde und Lebensmittelqualität in der Ernährungsberatung
1993, 356 S., 35 Abb., 112 Tab.,
geb. DM/SFr 112.– / ÖS 829
ISBN 3-7773-1054-9

Information Praxis: Lebensmittel – Was ist drin?

Watzl, B. / Leitzmann, C.
Bioaktive Substanzen in Lebensmitteln
Ernährung und Immunologie
1995, 176 S. 47 Abb., 65 Tab., kt. DM/SFr 49.– / ÖS 358
ISBN 3-7773-1115-4

Daß Fehlernährung krank macht, ist ebenso bekannt, wie die therapeutische Wirkung gezielter diätetischer Maßnahmen. Ob Ernährung vor Erkrankung schützen kann, konnten die Untersuchungen über die bioaktiven Substanzen zeigen.

Anemueller, H. (Hrsg.)
Das Grunddiät-System
Leitfaden der Ernährungstherapie mit vollwertiger Grunddiät
4., neubearbeitete und erweiterte Auflage 1993,
228 S., 35 Abb., 55 Tab., geb. DM/SFr 72.– / ÖS 526
ISBN 3-7773-1065-4

Ein System mit vielen Modulen. Das Prinzip ist einfach und in der Praxis gut und ohne großen Aufwand dem Patienten nahezubringen.

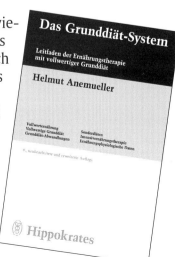

Preisänderungen vorbehalten!